耐药结核病
护理手册

名誉主编 王秀华
主　　编 付　莉　吴桂辉
副 主 编 万　彬　杨风勤　姚　蓉
编　　者 （以姓氏笔画为序）

万　彬（成都市公共卫生临床医疗中心）
马秀霞（新疆医科大学第八附属医院）
王　丹（四川大学华西医院）
韦汉芬（成都市公共卫生临床医疗中心）
付　莉（成都市公共卫生临床医疗中心）
代　莉（成都市公共卫生临床医疗中心）
冯世平（成都市公共卫生临床医疗中心）
刘晓莉（成都市公共卫生临床医疗中心）
刘晓娟（成都市公共卫生临床医疗中心）
刘颜蓉（成都市公共卫生临床医疗中心）
安洪霞（新疆医科大学第八附属医院）
杜金霞（成都市公共卫生临床医疗中心）
杨风勤（新疆医科大学第八附属医院）
吴桂辉（成都市公共卫生临床医疗中心）
何　畏（成都市公共卫生临床医疗中心）
何玲娟（成都市公共卫生临床医疗中心）
余巧林（成都市公共卫生临床医疗中心）
张　娜（成都市公共卫生临床医疗中心）
陈　晴（成都市公共卫生临床医疗中心）
陈晓凤（首都医科大学附属北京胸科医院）

陈雪宇（成都市公共卫生临床医疗中心）
邵晓利（成都市公共卫生临床医疗中心）
罗　佳（成都市公共卫生临床医疗中心）
周　艳（成都市公共卫生临床医疗中心）
赵　霞（成都市公共卫生临床医疗中心）
姚　蓉（成都市公共卫生临床医疗中心）
聂菲菲（首都医科大学附属北京胸科医院）
徐　艳（成都市公共卫生临床医疗中心）
徐园红（成都市公共卫生临床医疗中心）
黄　涛（成都市公共卫生临床医疗中心）
黄　敏（成都市公共卫生临床医疗中心）
矫晓克（首都医科大学附属北京胸科医院）
绳　宇（中国医学科学院北京协和医学院）
童丽涛（成都市公共卫生临床医疗中心）
曾涛涛（成都市公共卫生临床医疗中心）
谢芳晖（成都市公共卫生临床医疗中心）
谢利秋（成都市公共卫生临床医疗中心）
雷丽梅（成都市公共卫生临床医疗中心）
薛　秒（四川大学华西医院）

人民卫生出版社
·北京·

图书在版编目（CIP）数据

耐药结核病护理手册 / 付莉，吴桂辉主编 . —北京：人民卫生出版社，2023.1

ISBN 978-7-117-34425-8

Ⅰ.①耐… Ⅱ.①付…②吴… Ⅲ.①耐药性 —结核病 —护理 —手册 Ⅳ.①R473.5-62

中国国家版本馆 CIP 数据核字（2023）第 019744 号

人卫智网	www.ipmph.com	医学教育、学术、考试、健康，购书智慧智能综合服务平台
人卫官网	www.pmph.com	人卫官方资讯发布平台

耐药结核病护理手册

Naiyao Jiehebing Huli Shouce

主　　编：付　莉　吴桂辉
出版发行：人民卫生出版社（中继线 010-59780011）
地　　址：北京市朝阳区潘家园南里 19 号
邮　　编：100021
E - mail：pmph @ pmph.com
购书热线：010-59787592　010-59787584　010-65264830
印　　刷：北京顶佳世纪印刷有限公司
经　　销：新华书店
开　　本：787 × 1092　1/16　印张：16
字　　数：389 千字
版　　次：2023 年 1 月第 1 版
印　　次：2023 年 2 月第 1 次印刷
标准书号：ISBN 978-7-117-34425-8
定　　价：79.00 元

打击盗版举报电话：010-59787491　E-mail：WQ @ pmph.com
质量问题联系电话：010-59787234　E-mail：zhiliang @ pmph.com
数字融合服务电话：4001118166　　E-mail：zengzhi @ pmph.com

前　言

据估计 2020 年全球新发结核病患者约 990 万,因结核病死亡的 HIV 阴性患者约 130 万,是艾滋病死亡人数的两倍,退至 2017 年水平。此外,全球耐药结核病报告和接受治疗的病例数不升反降。2019 年至 2020 年间,全球耐多药 / 利福平耐药结核病报告病例数和接受治疗的人数从 17.7 万人下降至约 15 万人,下降了 15%,仅为需要治疗人数的 1/3。可见,耐药结核病的防控事业任重而道远。

耐药结核病防控事业需要社会各界以及广大医务工作者的共同努力。护士作为结核防控大军的重要力量,在耐药结核病例筛查、防治、感染控制以及全程督导等方面担负着重要任务,而要提高耐药结核病防控能力需要不断提升护士的理论水平和临床实战能力。鉴于此,本书以规范耐药结核病护理行为,提高护士对耐药结核病临床护理水平和感染控制能力为编写宗旨,通过传播耐药结核病新理念、新知识、新技术和新方法,不断缩小耐药结核病护理水平的区域性差异,达到全面提高我国耐药结核病护士的专业水平和实践能力的目的。

本书秉承科学性和实用性的编写原则,内容包括耐药结核病的流行、诊疗技术、内外科护理指导、标本的采集、药物不良反应处理、感染控制管理、患者的健康教育、心理护理和社会支持等,为广大耐药结核病护理工作者提供指导,为结核病的控制与护理发展做出贡献。

本书在编写过程中,得到了众多同道的支持和帮助,衷心感谢他们在繁忙的工作之余参与撰写,并给予鼓励与支持。由于编写时间仓促和水平所限,尤其是涉及临床的诊疗操作技术,疏漏和不足在所难免,敬请各位专家和读者批评指正。

编　者

2021 年 10 月

目 录

第一章 耐药结核病流行病学 1

第一节 耐药结核病的流行 1

第二节 耐药结核病定义与分类 6

第二章 耐药结核病诊断 8

第一节 耐药结核病的常规检测方法及其评价 8

第二节 耐药结核病的快速检测方法及其评价 12

第三节 耐药结核病的基因学诊断方法 15

第四节 耐药结核病的其他实验室检查 24

第五节 耐药结核病的影像学检查 26

第三章 耐药结核病治疗 30

第一节 耐药结核病的化学治疗 30

第二节 耐药结核病的辅助治疗 38

第四章 耐药结核病患者常见症状及护理 44

第一节 咯血 44

第二节 全身毒性症状 50

第三节 呼吸系统症状 52

第四节 疼痛 57

第五节 睡眠障碍 62

第五章 耐药结核病常见药物不良反应的观察与护理 66

第一节 概述 66

　　第二节　耐药结核病常用化疗药物的不良反应……………………………68
　　第三节　耐药结核病化疗过程中各类系统不良反应的观察与护理…………72

第六章　耐药结核病围术期护理……………………………………………82
　　第一节　耐药肺结核病围术期护理…………………………………………82
　　第二节　耐药脊柱结核病围术期护理………………………………………92

第七章　耐药结核病患者健康教育…………………………………………99
　　第一节　概述…………………………………………………………………99
　　第二节　耐药结核病患者营养管理…………………………………………101
　　第三节　耐药结核病患者活动与休息………………………………………109
　　第四节　耐药结核病患者随访………………………………………………130
　　第五节　耐药结核病患者的居家管理………………………………………132

第八章　耐药结核病患者心理护理与社会支持…………………………139
　　第一节　概述…………………………………………………………………139
　　第二节　耐药结核病患者心理评估及干预…………………………………139
　　第三节　耐药结核病患者社会支持…………………………………………144

第九章　耐药结核病医院感染与控制……………………………………146
　　第一节　耐药结核病病房布局与管理………………………………………146
　　第二节　医院内感染控制……………………………………………………148

第十章　结核病常见诊疗技术与护理……………………………………161
　　第一节　结核分枝杆菌感染皮肤试验技术及护理…………………………161
　　第二节　电子气管镜的检查及护理…………………………………………166
　　第三节　支气管动脉栓塞术及护理…………………………………………168
　　第四节　腰椎穿刺技术及护理………………………………………………171
　　第五节　胸腔穿刺术及护理…………………………………………………174
　　第六节　胸腔闭式引流术及护理……………………………………………177
　　第七节　腹腔穿刺术及护理…………………………………………………180
　　第八节　腹腔闭式引流术及护理……………………………………………182
　　第九节　心包腔引流术及护理………………………………………………185
　　第十节　脑室外引流术及护理………………………………………………188
　　第十一节　结核病患者咳嗽咳痰指导技术…………………………………190
　　第十二节　雾化吸入技术……………………………………………………197
　　第十三节　结核性伤口换药技术……………………………………………200

第十一章　常见标本采集 ·· 203

第一节　痰标本的采集 ·· 203

第二节　血标本的采集 ·· 205

第三节　尿液标本的采集 ·· 210

第四节　大便标本的采集 ·· 212

第五节　胸水标本的采集 ·· 215

附表 ·· 217

附表 1　营养风险筛查 2002 ·· 217

附表 2　简明疼痛评估量表 ·· 218

附表 3　简化 McGill 疼痛问卷 ······································ 219

附表 4　整体疼痛评估量表 ·· 220

附表 5　临床访谈问题 ·· 220

附表 6　睡眠日记 ·· 221

附表 7　简易睡眠质量测试 ·· 221

附表 8　匹兹堡睡眠质量指数量表 ···································· 222

附表 9　Epworth 嗜睡量表 ·· 223

附表 10　抑郁自评量表 ··· 223

附表 11　汉密尔顿焦虑量表 ··· 224

附表 12　汉密尔顿抑郁量表 ··· 227

附表 13　UCLA 孤独感量表 ·· 229

附表 14　患者术前护理评估及交接记录单 ····························· 230

附表 15　手术室压力性损伤斯卡特触发点评估表 ······················· 231

附表 16　手术压力性损伤 Munro 评估表 ······························ 232

附表 17　Caprini 血栓风险评估量表 ·································· 234

附表 18　焦虑自评量表 ··· 235

附表 19　八段锦 ·· 236

附表 20　24 式简化太极拳 ··· 237

附表 21　阿森斯失眠量表 ··· 238

附表 22　耐药结核病患者居家随访记录表 ····························· 239

附表 23　耐药结核病患者服药卡 ····································· 240

附表 24　Morisky 服药依从性量表 ··································· 241

附表 25　耐药结核病患者治疗足迹卡 ································· 241

附表 26　华西心晴指数问卷 ··· 242

参考文献 ·· 243

第一章 耐药结核病流行病学

第一节 耐药结核病的流行

结核病(tuberculosis,TB)是一种古老的传染病,最早可追溯至纪元前 1 万年,自 1882 年德国科学家罗伯特·科赫发现了结核分枝杆菌(*Mycobacteria tuberculosis*,MTB)后,人类便开始了同结核病持续至今的战斗。结核病是由结核分枝杆菌感染引起的慢性传染病,在新型冠状病毒肺炎(以下简称"新冠肺炎")出现之前曾长期占据全球单一传染病致死率首位,是存在巨大威胁的全球公共卫生问题。耐多药 / 利福平耐药结核病(multidrug-resistant/rifampicin-resistant tuberculosis,MDR/RR-TB)约占全球新发结核病的 3.4%、复治结核病的 18.2%,而全球治疗成功率仅有 59%,我国为 54%,较药物敏感结核病的治疗形势更为严峻,尤其在新冠肺炎席卷全球的当下,受疫情防控等因素影响,结核病的发现率和接受治疗率较往年下降,使耐药结核病的防控面临更大挑战。2014 和 2015 年,世界卫生组织(World Health Organization,WHO)和联合国制订了终结结核病策略(end TB strategy)和可持续发展目标(sustainable development goals,SDGs)以终止全球结核病流行,包括里程碑目标(2020 年和 2025 年)和战略目标(2030 年和 2035 年),其中 2035 年的战略目标为将结核病死亡率较 2015 年降低 95%、发病率降低 90%。然而,在 2018 年至 2022 年,MDR/RR-TB 患者的接受治疗比例仅为目标值的 32%,且由于近两年新冠肺炎疫情影响,2020 年 MDR/RR-TB 患者接受治疗的比例较 2019 年下降 15%,故而达到 2035 年终结结核病策略的目标较为困难。未来随着抗结核新药(如贝达喹啉、德拉马尼、PA-824 等)及新方案在全球范围的普及,以及新诊断方法的研发和对免疫机制的继续深入研究,将会重新加速被疫情拖慢的脚步,向终结结核流行迈出更坚实的步伐,而全面了解结核病的流行病学发展过程,可为结核病医护人员构建全球及我国结核病防控的大局观,为规范临床诊治和护理,最终终止结核流行起到引领作用。

一、全球结核病流行现状

（一）全球耐药结核病报告及监测

1. 全球结核病及耐药结核病报告趋势分析 自 1997 年以来，WHO 每年定期发布《全球结核病报告》，为全球结核病防控提供最新且全面的结核病疫情评估，含全球性、地区性和国家性具体数据，展示了结核病相关防控、诊治、预后和支出等的历年趋势。全球及中国结核病新发病例、新发 MDR/RR-TB 及死亡病例的近年报告数据见图 1-1、图 1-2 和图 1-3。

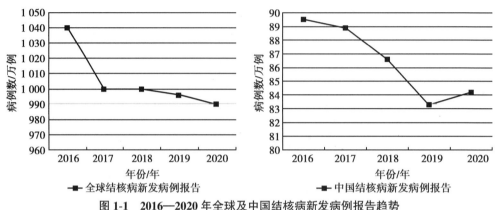

图 1-1 2016—2020 年全球及中国结核病新发病例报告趋势

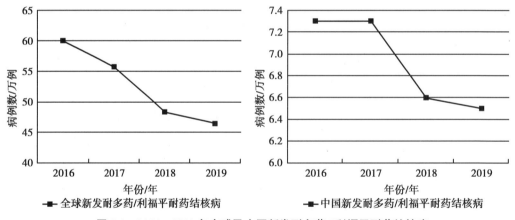

图 1-2 2016—2019 年全球及中国新发耐多药/利福平耐药结核病

2. 全球耐药结核病流行病学监测

（1）1994—1997 年，WHO/国际防痨与肺病联合会综合来自 5 大洲 35 个国家数据，从占世界人口 20% 以上的地区采集了大约 5 万例结核病病例进行了第一次耐药监测。结果显示，对任何一种抗结核药物耐药的原发性耐药（从未接受过抗结核治疗或抗结核治疗时间少于 1 个月的耐药结核病）率的中位值为 10.4%（2.0%~41.0%）；获得性耐药（至少接受过 1 个月抗结核药物治疗）率的中位值为 36%（5.3%~100%），其中 MDR-TB 获得性耐药的中位值为 13%（0%~54%）。

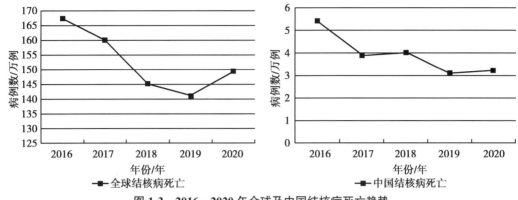

图 1-3 2016—2020 年全球及中国结核病死亡趋势

(2)2000 年,第二次全球耐药结核病监测报告涉及 72 个国家或地区(共 58 个国家)的结核病耐药性监测数据,其中 54 个国家或地区提供了新发结核病病例数据。结果显示,新病例中对至少一种抗结核药物的耐药率中位值为 10.7%(1.7%~36.9%);MDR-TB 的耐药率中位值为 1.0%(0%~14.1%)。综合 52 个数据齐全的国家或地区,对至少一种抗结核药物的耐药率中位值为 11.1%(2.9%~40.8%);MDR-TB 的耐药率中位值为 1.8%(0%~18.1%)。

(3)2004 年,第三次全球耐药结核病监测报告公布了涉及的 77 个国家或地区的结核病耐药性监测数据,75 个国家或地区提供了新发结核病病例数据。结果显示,新病例中对至少一种抗结核药物的耐药率中位值为 10.2%(0%~57.1%);MDR-TB 的耐药率中位值为 1.1%(0%~14.2%)。66 个国家或地区提供以前治疗病例的数据显示,对至少一种药物的耐药率中位值为 18.4%,最高耐药率是 82.1%;MDR-TB 耐药率中位值为 7%,最高耐药率是 58.3%。

(4)2007 年,第四次全球耐药结核病监测报告公布了涉及的 93 个国家或地区(共 81 个国家)的结核病耐药性监测数据,74 个国家或地区(72 个国家以及中国 2 个特别行政区)提供了新发结核病病例数据。结果显示,新病例中对至少一种抗结核药物的耐药率为 0%~56.3%;MDR-TB 的耐药率为 0%~22.3%。68 个国家或地区(66 个国家以及中国 2 个特别行政区)提供了以前治疗病例的数据显示,对至少一种药物的耐药率为 0%~85.9%;MDR-TB 最高耐药率是 60.0%。

(二) 全球耐药结核病挑战

1. **耐药结核病快速检测方法推广不足** 全球范围内,仅有 190 万(33.3%)患者在首次诊断时使用了 WHO 推荐的快速分子学检测方法,且在 49 个结核、人类免疫缺陷病毒(human immunodeficiency virus,HIV)相关结核和 MDR/RR-TB 高负担国家中,仅有 21 个国家有超过半数的报告患者在首次检测时使用 WHO 推荐的快速分子学诊断方法。其中利福平耐药检测的全球覆盖率较前有所改善,但氟喹诺酮类(fluoroquinolones,FQs)药物的耐药性检测全球覆盖率仍较低,可导致耐药结核病的延后诊断或漏诊,使预后不佳,但限于不同国家政策、经济等状况,在 MDR/RR-TB 高负担国家中推广 WHO 推荐的结核病快速检测方法仍面临着较为复杂的挑战。

2. **耐药结核病诊断及治疗新方法的探索** 在诊断上,现有诊断方法各有优劣,表型和基因型方法相结合是最优选择,尤其 Gene Xpert 和 Gene Xpert Ultra 的使用提高了 MDR/RR-TB 的诊断速度和敏感性,目前也有对异烟肼(isoniazid,H)、氟喹诺酮类和二线注射药物耐药检测的试剂盒,亦可结合探针及高通量测序技术等诊断方法,下一步将继续探索更加特异、灵敏的结核感染检测、用于诊断结核感染活动性进展的相关生物标志物等;在治疗上,随着抗结核新药的出现,全球已有数个临床试验正在进行,下一步将探索更进一步的优化方案(如缩短疗程、优化药物组合等),这既是耐药结核病治疗的机遇也是挑战。

3. 耐药结核病相关疾病的相互影响　如患者合并 HIV 感染、糖尿病、肾病等其他疾病时,疾病与疾病、药物与药物之间的相互作用可能影响耐药结核病的诊断阳性率、抗结核治疗方案的制订及预后,如有研究提出合并 HIV 感染的结核病患者获得性耐药概率增加,可高达 20%;而糖尿病患者感染结核病的风险是非糖尿病患者的 3 倍,死亡风险也增加了30%;慢性肾脏病是发生活动性结核病的独立危险因素之一。因此,未来加强共病的规范管理以及进行全球性的共病相关研究是耐药结核病的一大挑战。

4. 特殊人群的诊治　对孕妇、青少年和儿童 MDR/RR-TB 等特殊人群,尤其儿童结核病面临的最大瓶颈和挑战是诊断问题,现有诊断技术对儿童群体存在明显不足,亟须探索快速、敏感性和特异性更高的检测方法;而在治疗上,关于新药(如贝达喹啉、德拉马尼)和再利用药物(如利奈唑胺、氯法齐明),已有部分证据可支持用于儿童,但二线抗结核药物在孕妇、青少年和儿童中应用的安全性仍需进一步探索。目前针对以上特殊人群,尚缺乏较为高质量的全球多中心、大样本临床试验数据,因此,特殊人群的防控和诊治也是耐药结核病的挑战之一。

5. 新冠肺炎疫情影响　受新冠肺炎大流行影响,原本用于应对其他疾病的卫生系统基础设施,如诊断工具、人力资源等都将工作重心转移至应对新冠肺炎。部分结核病防治医院成为新冠肺炎定点收治医院,减少了为结核病患者提供的门诊和住院诊治资源,此外获得相关医疗服务的途径也因交通中断、行动受限、办公时间减少、人员配备不足、经济原因等受到限制。2020 年,占世界结核病病例数 60% 的 9 个结核高负担国家的结核病诊治数减少了23%,相当于漏诊了 100 万例患者,接受治疗的 MDR/RR-TB 患者较 2019 年下降了 15%。有研究预计新冠肺炎大流行在未来 5 年会使全球结核病死亡人数增加 20%,新冠肺炎大流行为结核病防控带来了巨大的负面影响和严峻挑战。

二、我国耐药结核病流行现状

我国在全球 30 个 MDR-TB 流行的高负担国家中排名第二,被 WHO 列为"特别引起警示的国家和地区"之一。根据 2018—2021 年全球结核病报告趋势,我国新发耐药结核病患者逐年减少,但其中 MDR/RR-TB 患者占比逐年增加。

(一) 我国耐药结核病总体状况

在 1979 年、1984—1985 年、1990 年、2000 年、2010 年的 5 次全国流行病学抽样调查报告中,我国结核病的初始耐药率分别为 26.2%、47.8%、28.1%、18.6% 和 42.7%,获得性耐药率分别为 61.8%、64.1%、41.1%、46.5% 和 38.5%。总体表明,我国获得性耐药率呈下降趋势,初治耐药率有所回升。根据《全国结核病耐药性基线调查报告(2007—2008 年)》显示,新病例中耐多药结核病比例为 5.7%,复治病例中的耐药比例为 25.6%。对至少一种抗结核药物的耐药率为 39.12%;涂片阳性的结核病患者总耐药率为 37.8%(95% CI 34.76~40.92%),初治患者耐药率为 35.2%(95% CI 31.92~38.55%),复治患者耐药率为 55.2%(95% CI 50.01~60.21%)。据此估算,全国将每年新发耐药肺结核患者 56.0 万例,其中初治患者为

45.9万例,复治患者为10.1万例。与全球相比,无论是任一耐药、异烟肼耐药还是MDR-TB,我国均高于全球平均水平。

在2010年全国第五次流行病学调查中,共对11种药物,异烟肼、利福平(rifampicin,R)、链霉素(streptomycin,S)、对氨基水杨酸钠(para-aminosalicylic acid,PAS)、丙硫异烟胺(protionamide,Pto)、氧氟沙星(ofloxacin,Ofx)、左氧氟沙星(levofloxacin,Lfx)、乙胺丁醇(ethambutol,E)、卡那霉素(kanamycin,Km)、卷曲霉素(capreomycin,Cm)和阿米卡星(amikacin,Am)进行了耐药检测,其中异烟肼耐药率最高,利福平耐药多发生于复治耐药,前五名耐药率所占比例如表1-1所示。

表1-1 2010年结核分枝杆菌分离菌株对抗结核药品的耐药前五名顺位

耐药顺位	药品(总耐药率/%)	药品(初治耐药率/%)	药品(复治耐药率/%)
1	H(28.6)	H(28.2)	H(30.8)
2	S(19.6)	S(20.7)	R(17.9)
3	PAS(16.8)	PAS(17.4)	S(12.8)
4	Pto(12.9)	Pto(12.9)	PAS(12.8)
5	Ofx(10.7)	Ofx(10.8)	Pto(12.8)

(二)部分省市流行病学抽样调查

我国一些省市开展了结核病耐药监测,耐药率在不同地区存在较大差异,结核病初治耐药率为4.97%~36.2%,复治耐药率为21.91%~67.70%,总耐药率为17.52%~61.91%,获得部分基础数据信息具体见表1-2。

表1-2 我国部分地区结核耐药监测情况

地区	实施年份/年	检测病例数/例	初治耐药率/%	复治耐药率/%	总耐药率/%
黑龙江	2004	1 995	36.20	67.70	42.8
北京	2004	1 197	17.90	35.10	20.10
新疆	2004—2005	1 083	25.9	30.7	26.40
西藏	2007—2009	1 000	16.50	23.60	40.10
深圳	2008	759	15.32	38.20	17.52
江苏	2008	1 824	32.80	55.90	40.96
重庆	2009—2013	2 271	16.70	43.38	61.91
辽宁	2012	912	33.63	51.28	38.16
云南	2012—2014	628	22.03	54.64	48.89
浙江	2013—2014	1 010	29.22	45.74	30.88
海南	2015	1 543	17.30	41.50	20.90

续表

地区	实施年份 / 年	检测病例数 / 例	初治耐药率 /%	复治耐药率 /%	总耐药率 /%
安徽	2015—2016	2 053	4.97	21.91	26.44
四川	2018	4 865	15.95	36.88	18.62
福建	2016—2019	1 434	17.68	28.90	19.04

　　资料来源：黑龙江(谢艳光,中国防痨杂志,2008 年);北京(安燕生等,中国防痨杂志,2007);新疆(吴卫东,新疆医科大学,2010 年);西藏(普布卓嘎等,西藏科技,2014 年);深圳(徐丽等,中国热带医学,2010 年);江苏(杨丹丹等,南京医科大学学报,2011 年);重庆(程曦,第三军医大学,2015);辽宁(钟威等,中国热带医学,2017);云南(杨星等,现代预防医学,2016 年);浙江(陈松华等,预防医学,2016 年);海南(黄静静等,中国热带医学,2017 年);安徽(王庆等,中国会议,2018);四川(高媛等,职业卫生与病伤,2020 年);福建(林建等,中国防痨杂志,2021 年)。

(三) 我国耐药结核病流行特点

　　1. 地区分布　我国结核病地区分布不平衡,考虑地区之间人口学和社会经济的差异为主要原因,同时这种地区分布特征也体现在耐药结核病的流行方面。我国 2007—2008 年首次耐药基线调查显示,中部地区初治涂片阳性肺结核患者菌株的广泛耐药率和西部地区复治涂片阳性肺结核患者菌株的单耐药率较高。而根据我国 2010 年全国第五次结核病流调结果显示,东部地区耐药率高于中、西部地区。从一定程度上说明我国耐药结核病分布具有广泛性,提示耐药结核病传播的严重性。

　　2. 人群分布　根据全国第五次结核病流调结果显示,女性分离结核分枝杆菌菌株的耐药率(43.5%)高于男性(41.7%),可能与女性经济地位较低、就医不够及时有关。耐药结核病患者不同年龄段的耐药率存在差别,中青年(30~60 岁)为耐药率发生较高的年龄段,其分离菌株的耐药率为 47.8%,高于 60 岁以上人群(39.7%)和 30 岁以下人群(29.2%)。其中,老年人群耐药多与免疫力下降、合并症较多有关,同时共病治疗和管理可能存在不规范的情况。

　　3. 耐药结核病的变化趋势　根据我国五次的结核病流调结果提示,我国结核病耐药率仍处于较高水平,且耐药性的发生逐渐趋向于对主要一线药物耐药和对多种药物耐药,尤其警惕有向 MDR-TB、广泛耐药结核病(extensively drug-resistant tuberculosis, XDR-TB)发展的趋势。

第二节　耐药结核病定义与分类

　　耐药结核病是指患者感染的结核分枝杆菌对一种或多种抗结核药物耐药。耐药结核病既是全球重要的公共卫生问题,也是实现终结结核病目标的主要挑战。MDR-TB 和 XDR-TB 的传播及流行,加剧了结核病疫情的严重性及复杂性。

一、耐药结核病的定义

　　耐药结核病是指结核病患者感染的结核分枝杆菌体外药物敏感试验(drug sensitivity

test,DST)证实对抗结核药物耐药的结核病。

二、耐药结核病的分类

根据 2019 年中国防痨协会制定的《耐药结核病化学治疗指南(2019 简版)》将耐药结核病分为以下几类。

1. 单耐药结核病(mono-resistant tuberculosis,MR-TB) 结核病患者感染的结核分枝杆菌经体外 DST 证实仅对一种一线抗结核药物耐药。

2. 多耐药结核病(poly-resistant tuberculosis,PDR-TB) 结核病患者感染的结核分枝杆菌经体外 DST 证实对一种以上一线抗结核药物耐药(但不包括同时对异烟肼和利福平耐药)。

3. 耐多药结核病 结核病患者感染的结核分枝杆菌体外 DST 证实至少同时对两种最重要的抗结核药物异烟肼和利福平耐药。

4. 准广泛耐药结核病(Pre-XDR-TB) 结核病患者感染的结核分枝杆菌经体外 DST 证实至少在耐多药的基础上对一种氟喹诺酮类或一种二线注射类抗结核药物耐药。

5. 广泛耐药结核病 结核病患者感染的结核分枝杆菌体外 DST 证实除对异烟肼和利福平耐药外,还对任何氟喹诺酮类药物以及 3 种二线注射类药物(卷曲霉素、卡那霉素和阿米卡星)中的至少一种耐药。

6. 利福平耐药结核病(RR-TB) 结核病患者感染的结核分枝杆菌体外 DST 证实对利福平耐药,包括利福平单耐药结核病(rifampicin mono-resistant tuberculosis,RMR-TB)、利福平多耐药结核病(rifampicin poly-drug resistant tuberculosis,RPR-TB)、MDR-TB 和 XDR-TB 等。

7. 异烟肼耐药结核病(isoniazid-resistant tuberculosis,HR-TB) 结核病患者感染的结核分枝杆菌体外 DST 证实对异烟肼耐药而对利福平敏感。

三、准广泛与广泛耐药结核病的定义更新

2020 年 10 月 27—29 日,WHO 组织了关于 XDR-TB 定义的专家线上研讨会。研讨会上,专家们根据目前的 MDR-TB 和 XDR-TB 流行病学数据、WHO 关于结核病诊疗的相关建议、基于患者个体数据库分析研究的结果,评估了在 WHO 最新指南更新的背景下,当前的 MDR-TB、XDR-TB 定义以及 Pre-XDR-TB 定义在区分疾病的不同严重程度、确定临床管理层级时,是否仍然适用。最终专家们就定义修订的原则达成一致,对 Pre-XDR-TB 及 XDR-TB 定义进行修订。

1. Pre-XDR-TB 在符合 MDR/RR-TB 定义基础上,同时对任意氟喹诺酮类药物耐药的结核分枝杆菌菌株引起的结核病。

2. XDR-TB 在符合 MDR/RR-TB 定义基础上,同时对任意氟喹诺酮类药物以及至少一种其他的 A 组二线抗结核药物(包括贝达喹啉、利奈唑胺)耐药的结核分枝杆菌菌株引起的结核病。

以上分类与定义适合于初治和复治的所有结核病患者,包括肺结核病和肺外结核病。

(余巧林 陈 晴 吴桂辉 黄 涛)

第二章 耐药结核病诊断

结核病依然是全球严重的公共卫生问题,耐药结核病,尤其是 MDR-TB 和 XDR-TB 是目前临床亟待解决的重大难题之一。因此,快速、准确地检测标本中结核分枝杆菌是否耐药对诊断耐药结核病至关重要。临床上耐药结核病的实验室诊断方法主要为传统的表型药敏试验,且仍是诊断耐药结核的金标准。近年来,一些新型的快速检测耐药结核病的方法,如分子药敏试验、显微镜观察药物敏感度检测技术(microscopic observation drug-susceptibility assay,MODS)、微量药敏最低抑菌浓度(minimal inhibitory concentration,MIC)检测、噬菌体药敏试验等也发展迅速。

第一节 耐药结核病的常规检测方法及其评价

近年来,结核分枝杆菌耐药性问题日趋严重,已经成为国内外结核病控制中亟待解决的问题。我国是结核病高耐药国家,第五次全国结核病流行病学抽样调查报告显示:肺结核患者痰标本的分离菌株对 4 种一线抗结核药物的任一耐药率为 36.8%,耐多药率为 6.8%。由于不规范治疗是产生耐药和耐多药结核病的根本原因,而规范化的治疗方案又取决于准确快速的耐药结核病诊断方法。耐药结核病的常规检测方法主要是表型药敏试验(phenotypic drug sensitivity test,PDST),包括固体药敏试验(比例法和绝对浓度法)和液体药敏试验。结核分枝杆菌传统药敏试验如固体药敏试验是在含一定药物浓度的固体培养基上接种一定数量的分枝杆菌,当分枝杆菌能在该培养基上生长时被界定为耐药菌株,反之则定为敏感菌株。

一、固体药敏试验

固体药敏试验方法包括传统的绝对浓度法和比例法,绝对浓度法是我国 30 多年来各级实验室普遍沿用的方法,比例法是 WHO 推荐的结核分枝杆菌药物敏感性检测的"金标准"。

这两种方法都可以使用直接法和间接法的药敏试验。直接法是将临床标本进行前处理后,直接接种到对照和含药培养基上的药敏试验方法,它适用于标本经抗酸涂片镜检含菌量较大的标本,由于直接法药敏的影响因素较多,现在越来越少使用。间接法是先对临床标本进行分离培养,得到菌株后再进行药敏试验的方法。虽然间接法获得结果的时间比直接法长,但间接法对菌量控制较容易,结果较准确,污染率低,故本节主要介绍间接法的比例法和绝对浓度法。

（一）比例法药敏试验

比例法是 1996 年 WHO 在我国开展耐药监测以来广泛在结核病实验室使用的方法。该方法是接种两种不同浓度的菌液在两支相同浓度的罗氏培养基上,计数对照培养基和含药培养基上细菌生长的菌落数,计算耐药百分比,从而确定测试菌株对该药的耐药性。由于比例法是通过计算耐药菌比例来解释结果的,对药敏试验中的重要变异因素——接种量进行了一定程度的校正,故结果较绝对浓度法更为稳定。

1. 试验原理　在含一定药物浓度的固体培养基上接种一定数量的分枝杆菌,当分枝杆菌能在抑制其生长的 MIC 下生长时被界定为耐药菌株,反之则界定为敏感,比例法通过计算耐药菌比例来解释结果。

2. 菌株选择　应尽量选择新鲜的原代纯培养物进行药敏试验,若培养物老化或有污染,则不能直接用于药敏试验操作。生长老化的菌落需要进行传代,待菌株重新恢复到对数生长期方可进行药敏试验;有部分杂菌污染的菌落,需要对菌株进行去污染前处理后传代,待获得纯培养物之后才能进行药敏试验。

3. 操作方法　先在磨菌瓶中加入 1~2 滴 10% 的吐温生理盐水,用无菌接种环刮取 2~3 周的新鲜菌落,置于磨菌瓶中;在旋涡振荡器上振荡 10~20s,静止 5min,用生理盐水悬浮,静止片刻取上清比浊至 1mg/ml 菌液,将该菌液稀释为 10^{-2}mg/ml 菌液和 10^{-4}mg/ml 菌液;用 22 SWG 标准接种环将不同浓度菌液均匀接种一满环(即 0.01ml)至对照及含药培养基表面,37℃恒温培养,4 周后报告结果。

4. 结果判读　根据含药培养基和对照培养基上菌落生长的数量来计算耐药百分比,耐药百分比>1%,则受试菌株对该药耐药;≤1% 则为敏感。(耐药百分比 = 含药培养基上生长的菌落数 / 对照培养基上生长的菌落数 ×100%)

5. 注意事项

(1)操作过程要严格按照标准操作规程操作,严格把关对照培养基、含药培养基及试验菌株的质量、严格监控孵箱及冰箱等的温度。

(2)每批试验以结核分枝杆菌标准菌株(H37Rv 全敏株)检测含药培养基的质量、稀释和接种量等因素。

(3)为避免由传代引起的可能变异,原则上使用原代分离培养物的新鲜菌落进行药敏试验。

(4)试验中若高浓度对照培养基上生长的菌落数少于 20 个,则应从对照管中挑取菌落重复试验。

（二）绝对浓度法药敏试验

绝对浓度法药敏试验是 19 世纪 60 年代以来我国各级实验室普遍沿用的方法,该法是在对照培养基和两支含不同药物浓度的罗氏培养基上接种一定量同一浓度(10^{-2}mg/ml)的菌液,最后计数对照、含药培养基上菌落的数量,在对照培养基菌落生长良好的前提下,含药培养基上菌落数量大于 20 个即为耐药。该法操作及结果判读简单,而且可以判定不同药物浓度耐药,在医院实验室得以广泛应用。但对接种量及菌悬液的制备浓度要求较高,不同操作者的操作可能差异较大。

1. 试验原理 在含一定药物的固体培养基上接种一定数量的分枝杆菌,当分枝杆菌能在抑制其生长的 MIC 下生长时被界定为耐药菌株,反之则界定为敏感菌株,绝对浓度法接种于含不同药物浓度的培养基。

2. 菌株选择 同比例法。

3. 操作方法 将试验菌株磨菌比浊得到 1mg/ml 菌液(同比例法),用 0.5ml 无菌吸管吸取 0.5ml 菌液,移至预先准备好的 4.5ml 灭菌生理盐水试管中,即稀释成 10^{-1}mg/ml 菌液;用相同方法再进行 10 倍稀释,即成 10^{-2}mg/ml 菌液。用一次性无菌吸管准确吸取 0.1ml 菌悬液分别接种于对照、高浓度和低浓度含药培养基斜面上,旋转培养基使菌液铺满整个斜面,每管接种菌量约为 10^{-3}mg,然后置于 37℃孵箱内保持斜面水平放置 24h 后,直立继续培养至 4 周后观察结果。

4. 结果判读 在对照培养基菌落生长良好的情况下,以低浓度含药培养基菌落生长数>20 个为耐药;若对照培养基菌落生长良好的情况下,低浓度含药培养基斜面无菌落生长则为敏感。若对照培养基菌落生长数 ≤20 个则需重复药敏试验。

5. 注意事项 同比例法。

(三) 方法学评价

比例法和绝对浓度法是目前普遍应用的分枝杆菌药物敏感性测定常规方法。国内多数文献报道按照 WHO 规定的绝对浓度法进行药敏试验,结果与比例法的差异无统计学意义。刘宇红等研究表明比例法和绝对浓度法结果存在明显差异的药物是异烟肼和乙胺丁醇,而浓度界限接近的利福平则差异不明显,有差异的菌株 MIC 均在比例法和绝对浓度法浓度界限之间。说明两种检测方法之间主要差异为耐药界限。有研究报道,异烟肼和乙胺丁醇两种方法的符合率均为 80% 以上,而链霉素和利福平的符合率均为 90% 以上,但比例法检测出的耐药率明显高于绝对浓度法,因此,为了更好地与国际接轨,便于信息交流,建议有条件的实验室可以开展比例法药物敏感性试验。目前,我国大多数结核病实验室使用比例法,使用绝对浓度法的实验室越来越少。虽然传统固体药敏试验方法如比例法和绝对浓度法为比较成熟的技术,也是耐药结核病的常规检测方法,但操作较为复杂,影响因素较多,主要存在以下问题:①需时久,4 周才能获得结果;②准确性低,与临床符合率差;③操作繁琐,传播风险大。因此,传统固体药敏试验方法越来越不能满足临床诊治需求,急需新的药敏检测方法。

二、液体药敏试验

(一) BACTEC MGIT 960 系统

BACTEC MGIT 960 系统是集分枝杆菌快速生长培养、检测及药敏技术为一体的全自动分枝杆菌培养仪。该仪器通过连续检测接种标本的 MGIT 分枝杆菌生长指示管所显示的荧光强度的变化从而判断是否有分枝杆菌生长。该方法是用类似于比例法的原理进行分枝杆菌的药物敏感性试验,其试验判断的临界度也为 1%,该方法药敏实验平均所需时间为

7~10d。与 BACTEC 460TB 系统比较,BACTEC MGIT 960 系统具有无放射性污染、可做二线抗结核药物的药敏试验等优点。

1. 试验原理　BACTEC MGIT 960 系统包含一种分枝杆菌培养管(MGIT),管内为 Middle brook 7H9 液体培养基,其原理是在培养管内的液体培养基中加入一种 O_2 敏感的荧光钌复合物,正常情况下管内的荧光能被溶解于培养基中的 O_2 所抑制。若培养管内有细菌生长时,培养管中的 O_2 将被细菌消耗,同时荧光被激发。在长波紫外灯或紫外透射仪 365nm 处可观测产生的荧光,如加入药物到培养管内的培养基中,若药物对分离的分枝杆菌有抗菌活性,则它会抑制细菌的生长并因而抑制荧光,而无药物对照的细菌生长不受抑制并会有荧光增加的现象。通过仪器来监测生长情况,该仪器会自动将结果解释为敏感或耐药。

2. 试验方法　在其中一个 MGIT 管内加入已知浓度的供试药物,将管内细菌生长的情况与接种 1/100 稀释菌液的无药 MGIT 管(生长对照)进行比较。将接种后的含药培养管和对照管,按照 BACTEC MGIT 960 仪器操作步骤放入仪器,进行培养。

3. 结果判读　仪器自动监测各管内分枝杆菌生长情况(GU 值),自动报告敏感或耐药。

4. 注意事项

(1)操作过程要严格按照标准操作规程操作。

(2)试验操作严格在Ⅱ级或以上生物安全柜内进行。

(3)每批试验以结核分枝杆菌标准菌株(H37Rv 全敏株)检测分枝杆菌培养管(MGIT)质量、稀释和接种量等因素。

(二)其他非放射性检测系统

近年来,除上述提到的 BACTEC MGIT 960 系统外,还有许多新的自动化检测系统(非放射性的)不断涌现,这些新的检测系统不断在临床推广应用。如 Bact/Alert 3D 系统、BACTEC 9000 MB 系统和 ESP Ⅱ培养系统,这些系统均是使用液体培养基和非侵入性的自动化检测仪器,且都不使用放射性试剂。

1. Bact/Alert 3D 系统　是利用分枝杆菌生长过程会消耗 O_2 释放 CO_2 的原理,利用颜色感应器感应颜色的变化来判断分枝杆菌的生长状况,颜色感应器的工作原理是:颜色感应器会随着 pH 值的改变由绿色变为黄色,培养管 CO_2 浓度随着细菌耗 O_2 的增加而升高,H^+ 浓度随着 CO_2 浓度的升高而升高,从而使 pH 值改变。印度学者 Nair 等报道 Bact/Alert 3D 系统与罗氏比例法检测利福平、异烟肼、乙胺丁醇、氨基糖苷类、环丙沙星(ciprofloxacin, Cpfx)的符合率分别为 100.0%、91.5%、72.4%、100.0%、100.0%。其检测时间明显快于罗氏比例法,约为 10d。目前,该系统是我国微生物培养系统中使用最多的一种,然而由于仪器及试剂的价格昂贵,其推广应用受到限制。

2. BACTEC 9000 MB 系统　是采用液/固双相系统,利用氧特异性的感应器来监测分枝杆菌生长过程中 O_2 浓度的变化来判断其生长情况。EPS Ⅱ系统是利用密封培养瓶中气体压力的变化,使用压力感应器来监测其变化,从而反映细菌生长情况,美国 FDA 认可 EPS Ⅱ自动化检测系统可应用于各类微生物(包括分枝杆菌)。

(三)方法学评价

传统液体药敏试验如 BACTEC MGIT 960 系统药敏作为比例法药敏试验的一种,因培养和药敏检测到出报告的时间大大缩短,由 4 周缩短到 4~14d,可以减少诊断延误,被越来越多的实验室采用。国外 Siddiqi 等报道用传统比例法与 BACTEC MGIT 960 系统药物敏感性试验检测链霉素、利福平、异烟肼、乙胺丁醇的符合率分别为 92.5%、100.0%、99.2%、93.3%，BACTEC MGIT 960 系统药物敏感性试验报告时间为 4~13d。国内陈忠南等以比例法为金标准，得到 BACTEC MGIT 960 法检测链霉素、异烟肼、利福平、乙胺丁醇、卷曲霉素、卡那霉素、氧氟沙星、乙硫异烟胺（ethionamide，Eto）的准确度分别为：99.0%、96.0%、99.0%、96.0%、100.0%、99.0%、96.0%、94.0%。全自动 BACTEC MGIT 960 系统是目前较为理想的快速培养系统，也是目前国际公认的液体培养耐药性检测系统，该检测系统具有敏感性高、仪器化、准确、快速等优点，但该系统需专用设备和专用试剂，成本较高，因此，限制了液体药敏方法的广泛推广，尤其是在中低收入国家或地区。目前，我国的结核病专科医院一般会使用该系统检测分枝杆菌耐药性，但综合性医院使用比较少。

第二节 耐药结核病的快速检测方法及其评价

耐药结核病常规检测方法绝大多数需要 MTB 纯培养物，其生长慢的特性决定了该方法需花费较长时间，而且可能因为生长不良或其他微生物污染而导致结果的不确定性。因此，为了满足临床治疗的需求，近年来，一些新型的快速药敏方法如微量药敏 MIC 检测及MODS 等技术发展迅速。

一、微孔板药敏检测技术

（一）不依赖显色剂的微量 MIC 药敏检测技术

微量 MIC 药敏检测技术是一种新的耐多药结核病的快速检测方法，是一种基于在液体培养基中进行的比例法测定药物的最低抑菌浓度，是将一定量的结核分枝杆菌接种于 96 孔微孔板内，孔内分别包被有连续稀释的不同抗结核药物，培养 7d 后，观察微孔内形成的细菌颗粒，从而判断结核分枝杆菌对不同药物的 MIC 值，准确获得药物敏感性结果。日本结核病研究所已将该技术成功的用于结核分枝杆菌的耐药性测定；我国上海市肺科医院、上海市结核病（肺）重点实验室王洁等，建立了用微量 MIC 值判断结核分枝杆菌药物敏感性的方法，徐园红等应用该方法进行了初步的临床应用评价（图 2-1）；专家推荐非结核分枝杆菌（non-tuberculous mycobacteria，NTM）在缺乏肯定的体外药敏试验方法前，建议体外药敏试验以 MIC 法检测菌株的耐药程度（图 2-2），因此微量药敏 MIC 检测技术也是目前较认可的一种检测 NTM 的药敏试验方法。

微量 MIC 药敏检测技术可以根据用户需求布局药物种类及药物浓度，包括一些新型的抗结核药物，如莫西沙星（moxifloxacin，Mfx），克拉霉素（clarithromycin，Clr），阿莫西林 - 克拉维酸钾（amoxicillin-potassium clavulanate，Amx-Clv）、氯法齐明（clofazimine，Cfz）等。但是该法结果判读存在较大的主观性，特别是 NTM 和污染菌不容易区分（图 2-2），且分枝杆菌是否生长及生长的速度直接受液体培养基质量影响，生物安全隐患较大，这影响了其商品化试剂的生产和研发。

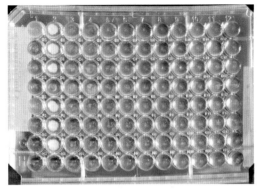

图 2-1 一株临床耐药的 MTB 的 MIC 结果

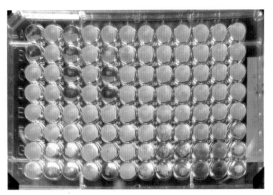

图 2-2 一株临床 NTM 的 MIC 结果

(二) 依赖显色剂 MIC 快速检测方法

依赖显色剂 MIC 快速检测方法的原理为在 MIC 测定体系中加入某些显色剂,只要有细菌生长显色剂即发生颜色变化,因此根据颜色变化来判断是否有细菌生长和细菌的耐药性。

传统的结核分枝杆菌药物敏感性检测——快速显色法有以下三种。

1. 刃天青法(rosazurin microtitre assay) 在不依赖显色剂 MIC 快速检测法结果判读前,加入指示剂刃天青,当细菌生长时,指示剂由蓝色变为粉色。

2. 阿拉莫尔蓝法(alamar blue microtitre assay) 结果判读前加入指示剂阿拉莫尔蓝,该指示剂是一种氧化还原指示剂,如果其颜色由蓝色变为粉色则说明有细菌生长(图 2-3)。

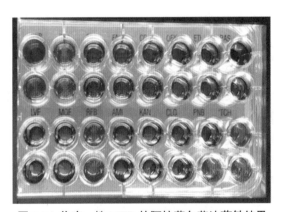

图 2-3 临床一株 MTB 的阿拉莫尔蓝法药敏结果

3. MTT(microtitre,MTT)法 培养结束后加入氧化还原指示剂 MTT,当有细菌生长时,指示剂颜色从黄色变为紫色。

这些方法不需要特殊的仪器,操作简单,已有很多成功应用显色法检测药物敏感性的报道。

(三) 方法学评价

微孔板法药敏试验是一种新的耐多药结核病的快速检测药敏方法,该检测技术操作简单,无需特殊仪器设备,7~10d 就可获得 10 余种抗结核药物的 MIC 测定结果,较常规药敏试验快速、简便、成本低,可在各基层单位推广应用。但该法结果判读存在较大的主观性,且分枝杆菌是否生长及生长的速度直接受液体培养基质量影响,生物安全隐患较大,这影响了其商品化试剂的生产和研发。徐园红等以绝对浓度法为金标准对四川地区 192 株临床 MTB 的微量药敏检测链霉素、异烟肼、利福平、乙胺丁醇、左氧氟沙星、阿米卡星和卷曲霉素的准确性分别达 85.9%、72.9%、97.4%、85.9%、84.9%、83.9% 和 72.9%。王芝等报道微量 MIC 药敏检测法与比例法检测链霉素、异烟肼、利福平、乙胺丁醇、氧氟沙星、左氧氟沙星、莫西沙星、卷曲霉素、阿米卡星和卡那霉素的一致率分别为 95.0%、95.9%、98.6%、94.5%、94.5%、95.9%、99.1%、95.0%、93.2% 和 98.2%。杨翰等报道以 MGIT 960 法为标准,微孔板法对链霉素、异烟肼、利福平、乙胺丁醇等 4 种药品的敏感度、特异度、Kappa 值分别为 88.7%(63/71)、100.0%(260/260)、0.93、93.9%(77/82)、98.8%(246/249)、0.94、93.8%(45/48)、99.6%(282/283)、0.95、66.7%(14/21)、99.0%(307/310)、0.72。微孔板法对一线抗结核药物的耐药性检测操作简便,与 MGIT 960 法一致性高,且可检测出低浓度耐药情况,可作为临床选择药物及使用剂量时的参考。

微量 MIC 药敏检测技术与传统比例法相比可以提供更确切的耐药信息,MIC 不仅可以判断是否耐药,还能判断耐药的程度,因此,该方法是目前较理想的一种快速检测耐药结核分枝杆菌的诊断方法,具有较高的临床应用价值,已有多个商品化试剂。因此,越来越多的结核病专科医院使用微孔板药敏检测方法。

二、显微镜观察药物敏感度性技术

MODS 技术是近年来建立的一种新的 MTB 耐药性检测技术,其原理是利用 MTB 在适宜的液体培养基中生长会形成的索状结构,且生长速度比固体培养基上快,把抗结核药物加入液体培养基中作为含药孔,未加入药物的液体培养基作为对照孔,耐药性判断依据是对照孔和含药孔中有无 MTB 特征性索状结构,使用倒置显微镜观察特征性索状结构来确定是否有 MTB 生长。

MODS 技术是将液体培养药敏试验与倒置显微镜观察技术结合的一种耐药性检测技术。该技术具有快速、简便、价廉等特点。随后,国外及中国开展了该法的临床应用研究,显示了良好的前景,但目前该方法还未用于常规的临床检测。该法既可用于菌株的药敏检测,也可用于痰标本的快速培养,7d 即可获得结果。但是药敏结果的时间和准确性受液体培养基质量的影响,早期结果观察时可能会出现人为因素的影响,特别是早期索状结构不典型时,观察结果人为因素影响较大,不容易质控及标准化。另外,由于是显微镜观察活菌,而生物安全柜内无法使用倒置显微镜,故每日观察结果都只能在生物安全柜外,生物安全隐患较大。

三、噬菌体生物扩增法

噬菌体生物扩增法是近年来建立的一种细菌学快速诊断新技术,其原理是特异性分枝杆菌噬菌体能感染活的分枝杆菌,未感染细菌的噬菌体被随后加入的杀毒剂灭活,已进入菌体内的噬菌体不受影响。噬菌体在感染菌体内大量增殖,并将菌体裂解,释放出子代噬菌体。释放出的噬菌体即可感染随后加入的指示细胞(一种快速生长的分枝杆菌),并将其裂解。指示细胞裂解后在琼脂平板上出现透亮的噬菌斑,其噬菌斑形态见图 2-4。该技术可用于 MTB 的耐药性检测,其原理为当抗结核药物与结核分枝杆菌作用一定时间后,敏感株因被抗结核药物杀死,耐药菌能继续生长,并被随后加入的噬菌体所感染,随后加入杀毒剂杀死未能感染结核分枝杆菌的噬菌体。而进入菌体内的噬菌体不受影响,从而在菌体内大量繁殖,并将结核分枝杆菌裂解,释放出的噬菌体可立即感染随后加入的耻垢分枝杆菌(指示菌)并使其裂解,由于指示菌繁殖迅速,所以 24h 观察到在培养皿上会出现明显噬菌斑。因此,只要根据噬菌斑的有无及数量的多少即可判断待检菌株的耐药性,或待检标本中是否存在活的 MTB。如菌株为耐药株,即可被噬菌体感染,噬菌体进入感染的菌体内,则随后加入的杀毒剂无法杀死菌体内的噬菌体,敏感株则相反。

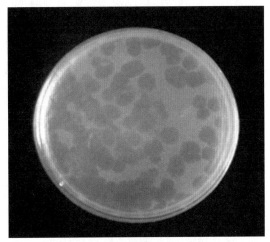

图 2-4　培养皿上噬菌斑的形态

在 MTB 表型药敏检测方法中,该法是目前最快的方法,2~3d 可获得药敏检测结果,且该法不需特殊仪器、检测成本低,与常规方法符合率达 85% 以上。该方法除可用于涂片阳性痰标本的直接药敏检测,也可用于临床菌株的耐药性检测。国外学者应用该法检测 MTB 药物敏感性,并与快速培养药物敏感性和 DNA 测序法的药敏结果进行比较,结果证明此法在检测 MTB 药物敏感性方面具有独特优越性。该法的生物安全性高,可降低操作者被感染的风险,因为该法是将耐药菌裂解,但该法容易污染、操作繁琐、易受噬菌体数量、活性和指示细菌活性影响。此外由于该法检测的是活菌,因此有可能作为评估抗结核疗效的一种手段,但尚需进一步研究证实其在监测抗结核药物治疗效果中的作用。

第三节　耐药结核病的基因学诊断方法

目前,随着分子生物学理论和技术的发展,结核分枝杆菌的耐药分子机制大部分已被阐明,主要有以下 3 种观点:①细胞壁结构与组成发生变化,使细胞壁通透性改变,药物通透性降低,产生降解或灭活酶类,改变了药物作用靶位;②结核分枝杆菌中存在活跃的药物外排泵系统,外排泵将菌体内药物泵出,使得胞内药物浓度不能有效抑制或杀死结核分枝杆菌,从而产生耐药性;③结核分枝杆菌基因组上编码药物靶标的基因或药物活性有关的酶基因突变,使药物失效从而产生耐药性。

利福平一直是结核病化疗方案中的一个关键药物。其作用机制为通过与 RNA 聚合酶的 β 亚单位结合,干扰转录的开始和 RNA 延伸。结核分枝杆菌耐利福平的机制有两种可能,一是药物作用靶分子 RNA 聚合酶 β 亚单位的编码基因突变所致;二是细胞壁渗透性改变导致药物摄入减少。

异烟肼是一种酰胺类化学合成药,结核分枝杆菌对其高度敏感。异烟肼在很早以前即作为结核病的预防用药及治疗方案的一线抗结核药物,但在单药治疗和不规范治疗期间易产生耐药性,其作用机制及耐药机制不清楚。

通过对结核分枝杆菌耐药机制的研究,专家普遍认为:抗结核药物作用的靶分子突变是引起结核分枝杆菌耐药的主要方面,其次是物理屏障——细胞壁结构改变减少对抗菌药物的摄取而产生耐药性,而药物外排泵系统则是耐药机制的重要补充。

目前已有多种结核分枝杆菌耐药性检测的分子生物学方法在临床上应用,如线性探针、基因芯片检测方法等,但须注意的是,以上方法均为依据结核分枝杆菌基因突变的分子机制建立的,而基因突变介导的分子机制仅为引起结核分枝杆菌耐药的一部分原因。

一、分子生物学诊断

分子生物学诊断是指利用现代分子生物学技术对结核分枝杆菌的核酸序列或分枝杆菌耐药位点突变片段进行检测,以获得是否存在结核分枝杆菌感染或是耐药基因突变的证据,从而对疾病作出诊断。核酸分子具有半保留复制以及碱基互补配对的高度精确性特性,这是分子生物学诊断方法的理论基础。聚合酶链反应(polymerase chain reaction,PCR)方法是目前应用最广的方法,还有 DNA 线性探针测定法(line probe assay,LPA)、环介导等温扩增(loop-mediated isothermal amplification,LAMP)、实时荧光核酸恒温扩增检测技术(simultaneous amplification and testing,SAT)、交叉引物恒温扩增技术(crossing priming amplification,CPA)以及高分辨率熔解曲线分析(high resolution melting curve analysis,HRM)等。

分子生物学、计算机生物信息技术的创新发展,极大地扩展了分子生物学与临床诊断技术的运用空间,过去十分繁杂的操作和浩瀚的数据处理变得简便易行,其内涵和外延都在深度和广度上不断地扩展。近年来兴起的数字 PCR 及微滴数字 PCR、微流控芯片技术等新技术使分子生物学诊断的灵敏度和特异性大大提高,另外基于针对不同患者体内存在的特有基因序列,如 NAT2 基因分型、miRNA 或全血 RNA 序列分析以及结核分枝杆菌宿主整合等检测也属于分子生物学诊断的范畴,对于人与细菌之间的细微关系,如患者个体的易感风险及疾病的转归差异等也得到深入研究。

当今分子生物学技术的发展呈现四大趋势。①高精度:高灵敏度、精密度的优势得以延续;②标准化:日趋完善的质量控制措施,减少了实验室、仪器、试剂及人员之间的误差,结果更加准确可靠;③自动化:不断推出的自动化检测系统,减少了繁琐的操作及人为影响,节约了时间;④简便化:仪器设备的小型化自动化程度不断提高,既减少了对实验室环境和人员的依赖,又降低了费用,易于普及,大有替代传统方法的趋势。但任何核酸检测方法都存在敏感性和特异性的问题,必须考虑环境和人员对检测结果的影响,其中标本的采集和处理是重要的影响因素,必须结合患者的实际情况对检测结果进行综合分析,并与实验室人员进行良好的沟通,避免造成漏诊与误诊。

(一) PCR 技术与定量 PCR

PCR 技术是利用核酸分子碱基互补配对的高度精确性的特性,在含有引物、多种单核苷酸、DNA 酶以及适宜的缓冲体系中,模拟核酸在体内复制的过程,通过 DNA 分子变性、退火、延伸等过程对标本中存在的特异性核酸序列进行半保留复制。接着又从第一步开始,新增的两条 DNA 均可作为模板,经过 25~30 次循环,最初的两条 DNA 模板可得到 2^n 倍的扩增,因而具有较高的灵敏度和特异性。

实时荧光定量 PCR(real-time fluorescence quantitative PCR,RT-PCR)是通过荧光标记的 DNA 分子序列对 PCR 产物进行标记跟踪,利用荧光信号积累实时监测整个 PCR 过程,可以得到一条或多条反应曲线,通过标准曲线进行定量分析,对样品模板的初始浓度进行计算实现其定量功能,避免了传统 PCR 主要针对线性增长期或平台期的缺陷。

因 PCR 方法灵敏度明显高于培养和痰涂片,当对 PCR 结果质疑时,应重复检测。三项试验的相互关系及结果解释见表 2-1。

表 2-1　痰涂片镜检、结核分枝杆菌培养及 PCR 检测结果的相互关系及结果解释

模式	痰涂片镜检	结核分枝杆菌培养	PCR 检测	结果解释
1	+	+/-	+	可确诊结核分枝杆菌感染
2	-	-	-	可排除结核分枝杆菌感染
3	-	-	+	可确诊结核分枝杆菌感染
4	+	+		可能为非结核分枝杆菌感染
5	+	-		可能为棒状杆菌或奴卡氏菌等其他抗酸菌的感染
6	-	+△		有污染可能,若再次培养阳性并经鉴定证实,可判断为结核分枝杆菌感染

注:"+"为阳性结果;"-"为阴性结果;"+/-"表示阳性或阴性结果;"+△"表示培养阳性,但菌落数少。

(二) DNA 探针技术

线性探针技术(LPA)是利用人工合成的带有荧光标记的一段核酸分子序列,能与待测的结核分支杆菌的核酸产生互补性特异结合,从而推断有相应的感染。带有荧光标记的 DNA 探针含有两个功能基团分别称为荧光基团(F)和淬灭基团(Q),通常设计为发卡型结构,当两个基团空间接近时,F 基团的荧光信号被 Q 基团吸收,荧光信号不能被检测到。检测时通过热变性,使 DNA 双股螺旋结构被打开变为两条单链,接着降温度退火,单链核酸重新互补结合成双链,此时探针与目标 DNA 序列结合,其原有的结构被破坏,当探针序列被水解后,游离的 F 基团荧光信号就能被检测到,表明有目标 DNA 存在。上述过程反复进行,最后通过检测荧光信号的强度可以推测样本中是否存在结核分枝杆菌。

将多条 DNA 探针固化于同一支持物表面,形成特定位置排布二维探针阵列,即为基因芯片,根据不同阵列的检测结果即可以推断出被测细菌的菌种或抗结核药物是否敏感的信息,可实现快速、并行、高效地检测。

使用分枝杆菌菌种鉴定试剂盒(DNA 微阵列芯片法只需 6h 即可检出结核分枝杆菌复合群和临床常见群 NTM),包括:胞内分枝杆菌、鸟分枝杆菌、戈登分枝杆菌、堪萨斯分枝杆菌、偶发分枝杆菌、瘰疬分枝杆菌、浅黄分枝杆菌、土分枝杆菌、龟分枝杆菌、脓肿分枝杆菌、草分枝杆菌、不产色分枝杆菌、海分枝杆菌、溃疡分枝杆菌、金色分枝杆菌、苏尔加分枝杆菌、玛尔摩分枝杆菌、蟾分枝杆菌、耻垢分枝杆菌等。较传统的生化鉴定方法,此检测具有耗费时间短,操作简单,结果准确性高的优点。

使用结核分枝杆菌耐药基因检测试剂盒(DNA 微阵列芯片法)对利福平、异烟肼两种一

线药物的多个耐药位点进行检测。临床标本中若检出的结核分枝杆菌为野生株,表示细菌未发生突变,对利福平和异烟肼敏感;若检出菌为突变株,则对利福平或异烟肼耐药。各个位点突变的临床意义可参考本节分子药敏试验的相关内容。

(三)高分辨率熔解曲线分析

高分辨率熔解曲线分析技术常用于检测单核苷酸多态性(single nucleotide polymorphism, SNP),无须使用序列特异性探针,而是利用一种饱和染料对 PCR 反应产物进行分析,多应用于单核苷酸多态性检测分析。其实质是在常规 PCR 的基础上加入饱和染料,在 PCR 反应扩增完后进行熔解分析而得到检测结果,温度升高能使 DNA 解旋,解旋后的 DNA 分子不能与荧光染料结合,荧光消失。而每个核酸分子的 GC 核苷酸的含量、分布及核酸长度都是不同的,温度升高能使 DNA 解旋所需的能量温度也就不同。若 DNA 序列发生碱基突变,其解旋所需的温度也会发生偏离,HRM 技术正是利用核酸分子的这种物理性质。通过实时监测升温过程中染料与 DNA 分子分离后形成独特的熔解曲线,根据其性质、位置与标准状态相比较而作出判断,通过仪器收集这些信息并进行数据分析,可以发现基因的突变。目前的研究发现导致结核分枝杆菌发生耐药主要是在药物相关基因发生突变所致。HRM 能有效地检测结核耐药的发生情况。当细菌的基因发生突变时,利福平和异烟肼的熔解曲线温度会出现偏移,根据检测位点的突变情况来判断其耐药性。HRM 技术具有高通量、高灵敏度、高特异性、快速、操作简单、重复性好、成本低廉、使用范围和检测范围广等优点。

(四)NAT2 基因型分析

N- 乙酰基转移酶(NATs)是一类具有同样生物化学功能酶类的总称,系统酶学名称为乙酰辅酶 A- 芳香胺 N- 乙酰基转移酶(E.C.2.3.1.5),该酶存在于真核细胞的染色体上,参与核酸的代谢。此类酶主要催化乙酰基从乙酰辅酶 A 转向芳香族伯胺或肼的功能基团,生成乙酰胺或乙酰肼。是大多数哺乳动物体内具有的一种参与 Ⅱ 相乙酰化反应的代谢酶,在芳香胺类外源化合物代谢中起重要作用。

乙酰化是目前研究得较早和较清楚的一种组蛋白修饰。组蛋白乙酰化是一个动态的和可逆的过程,由组蛋白乙酰基转移酶(histone acetyltransferase,HAT)和组蛋白去乙酰化酶(histone deacetyltransferase,HDAC)共同调节。HAT 能够将乙酰辅酶 A 的乙酰基(CH_3CO^-)转移到核心组蛋白(主要是 H3 和 H4)N 末端特定的赖氨酸残基的 ε- 氨基基团($NH3^+$)上。组蛋白乙酰化能够中和赖氨酸残基上的正电荷,减弱组蛋白与 DNA 的结合作用,使染色质结构松散,有利于转录因子或转录调节蛋白与 DNA 的结合,从而促进基因的转录。而HDAC 使组蛋白去乙酰化,与带负电荷的 DNA 紧密结合,染色质致密卷曲,基因的转录受到抑制。

人类 NATs 广泛分布于胃、小肠、结肠和肝脏,NATs 的多态性是在不同人群中普遍存在的现象,因编码基因不同将其分为 NAT1 和 NAT2 二个亚类。NAT2 基因定位于人类第 8 对染色体的短臂 2 区 2 带(8p22)上,全长 1 096bp,有 870bp 基因区段的变异。NAT2 的基因型与表型有着良好的相关性。NAT2 基因编码区存在多处单核苷酸多态性,所有变异的等位基因均是由 l~3 个核苷酸联合突变的结果。目前已发现有 26 种等位基因,常见的等位基因突变主要发生在 191、282、341、481、590、803、857 等 7 个位点。其中亚洲人以 481(M1)、590(M2)、857(M3)和 191(M4)等位点的基因突变为常见。研究不同人群或个体的 NAT2 多态性具有非常重要的临床意义,对抗结核药物的选择和使用有重要影响。

研究表明 NAT2 的基因多态性在人群中的分布存在种族和地域的差异,其活性也有明显的个体差异,直接影响芳香胺及杂环胺类物质在人体内的代谢。其中 NAT2 的基因型多态性与某些药物的临床疗效和不良反应的个体差异以及一些疾病的遗传易感性相关,如结核病的易感性、肺癌的发生、阿尔茨海默病、抗结核药物性肝脏损害等,但原因尚不明了,尚需大量样本做进一步研究。

表现型多态性由 NATs 催化的异烟肼乙酰化作用是最早在科学上确定的具有人群多态性特征的药物代谢过程。1952 年 Bon-icke 等发现,在接受异烟肼治疗的肺结核患者群体中,表现为外周神经症状的不良反应与患者异烟肼母体化合物血清浓度直接有关。1957 年人们发现根据异烟肼体内清除速度可将人群分为快速酰化者和慢速酰化者两大类,而现在使用 NAT2 等位基因序列测定,根据基因表型的乙酰化代谢能力的不同可分为快速乙酰化型、中间型、慢乙酰化型三种。快乙酰化型是野生纯合子型(NAT2*4/4),中间型是野生型和突变型的杂合子型(NAT2*4/5,NAT2*4/6,NAT2*4/7),而慢乙酰化型是纯合突变型,指突变中含有 NAT2*5,NAT2*6,NAT2*7 中的任意 2 个或 3 个等位基因突变。NAT2 基因的多态性具有显著的种族和地区差异,其等位基因突变的发生导致酶活性下降、稳性降低及表达量减少,使得乙酰化代谢能力受损,造成个体对疾病易感性的差异。

NAT2 基因型多态性分布与结核病的遗传易感性之间有着密切的关系。Gra OA 等发现,在俄罗斯本土人群中,NAT2*5/5 基因型在结核病患者中的出现频率显著高于健康对照人群;而 Adams 等的研究则显示,南非人群中 NAT2 快型基因型占有很高比例,这可能与南非人群结核病易感性有关。李昕洁等学者的研究发现,我国汉族结核病患者 NAT2 基因表型以中间型最为常见。

NAT2 在体内参与异烟肼、肼苯哒嗪、磺胺类等 20 多种药物的代谢。较多研究表明,某些不明性外源性胺类、芳香胺类或肼类物质如 β-萘胺、联苯胺、2-胺芴等经乙酰化作用代谢可产生细胞毒性物质,引起某些自身免疫性疾病和药源性疾病的发生。

目前,用于检测 NAT2 多态性的方法包括直接测序、PCR 结合限制性片段长度多态性(PCR-RFLP)、等位基因特异性扩增、熔解曲线对比以及反向点杂交等多种方法。也有采用高效液相色谱法测定血浆中抗结核药物异烟肼代谢产物浓度、时间等参数,研究不同基因型对药物的有效性以及与基因型相关的副作用对人体的影响。

采用 PCR-DNA 测序技术对结核病患者外周血淋巴细胞基因组 NAT2 基因的特定序列进行测定。对比分析常见位点的单核苷酸突变,可以了解结核病患者 NAT2 基因多态性的分布特征,并为进一步研究 NAT2 基因多态性与结核病易感性、抗结核药物性肝损害的关系等提供资料。

(五) 交叉引物恒温扩增检测

交叉引物恒温扩增技术是一种新的恒温扩增技术,利用两对结核分枝杆菌的特异性引物、一对特异性探针,以及 Bst DNA 聚合酶,在恒温条件下一次性完成结核分枝杆菌 DNA 扩增和杂交过程,然后利用免疫层析乳胶标记试纸条检测技术。

核酸序列 IS6110 仅在结核分枝杆菌复合群中存在,特异性较好,拷贝数较高(一般为 5~20 个拷贝),是临床上用核酸扩增方法来检测结核分枝杆菌的良好模板。IS6110 含有 28bp 的反向末端重复序列和 1 361bp 的核苷酸,有两个开放性阅读框架,隶属 IS3 家族。选择该片段作为靶序列,与常见 NTM 如鸟分枝杆菌、土分枝杆菌、亚洲分枝杆菌、堪萨斯分枝杆菌、戈登分枝杆菌、龟脓肿分枝杆菌、施氏分枝杆菌、偶发分枝杆菌、草分枝杆菌、胞内分枝杆菌、浅黄分枝杆菌、海分枝杆菌、溃疡分枝杆菌、龟分枝杆菌、脓肿分枝杆菌、蟾分枝杆菌无交叉反应。结果解释："阳性"表示标本中含有结核分枝杆菌;"阴性"表示无结核分枝杆菌检出或细菌含量低于检测灵敏度。该方法的主要优点为特异性高、灵敏度高、适应性强、检测结果可靠、时间短、成本低和操作简单。由于其模板 DNA 提取简便,不需要复杂的仪器设备,且可以通过肉眼判读结果,操作人员易于掌握,更适用于基层医院。

(六) 环介导等温扩增检测

环介导等温扩增法是利用链置换型 DNA 聚合酶在恒温条件下进行扩增反应,对结核分枝杆菌目的 DNA 片段进行检测。所需仪器设备有恒温设备,如金属浴和水浴箱或 PCR 仪以及环介导等温扩增检测试剂盒。现在已经有小型配套的一体机,其使操作和结果判读更为简便,适用于基层医院。在仪器自备的荧光灯下肉眼判读结果,当阳性对照显示蓝绿色荧光,阴性对照无荧光显示时,为可接受的检测结果,否则为无效,需要重新检测。结果判读:检测标本显示绿色荧光为阳性;无荧光显示为阴性,也可用机器判读,结果解释同 CPA。在检测过程中要防止样品间的交叉污染。

LAMP 技术主要优点在于对实验室仪器的依赖程度较小,标本前处理简便,结果准确,灵敏度和特异性较高,而且试剂成本较低,冻干试剂常温保存,无须冷链运输,操作相对简单,易于在基层医院开展。LAMP 主要适用于痰涂片阴性患者的痰标本检测。该方法还可用于支气管灌洗液、胃液、胸腹水、脑脊液、血液和粪便等其他标本的检测,只是标本前处理过程较痰标本检测更为复杂。

二、分枝杆菌分子菌种鉴定

菌种鉴定对于临床诊断、疾病的转归以及深入研究细菌与人体之间的细微关系十分重要。常用的分子生物学技术有 DNA 测序和质谱鉴定,但均较昂贵,目前在临床普及尚有困难。

(一) DNA 测序技术

DNA 测序技术是通过测序仪器对 DNA 分子碱基序列分析,真实地反映基因组上遗传信息的技术。自第一代 Sanger 测序技术诞生以来,DNA 测序技术经历了三代变革,产生了第二代到第四代测序技术,统称为新一代测序技术,具有高通量、低成本、长读取长度的优点,目前该技术已用于分枝杆菌的菌种鉴定。

测序仪通过比较同源基因/序列差异来进行菌种鉴定,是目前分枝杆菌菌种鉴定技术中分辨率最高、结果最可靠的技术,可作为其他鉴定技术的参考标准。用纯分离培养物作为检测样本,提取 DNA,扩增,电泳回收产物进行序列测定,用专用的分析软件进行与数据库同源序列比对,根据产物序列与数据库中已知靶序列的差异百分比,可产生一系列比对结果。数据库中序列相似性最高的菌种定义为未知菌种的归属菌种。

因 16SrRNA 编码基因序列保守性高,结果可靠,最常用于分枝杆菌菌种鉴定,但对于种间序列高度同源的一些菌种(如鸟分枝杆菌与胞内分枝杆菌、脓肿分枝杆菌和龟分枝杆菌等)则需要增加其他菌种鉴定分子标识(如 ITS、hsp60、ropB 等)以提高鉴别可靠性。随着更多分子标识出现和联合使用,可能将同一种分枝杆菌菌种分为更多的亚型。更细致的分型不仅有助于流行病学研究,而且对临床诊断和治疗具有重要的参考价值。

（二）质谱鉴定技术

发展最快且在临床应用较多的是基质辅助激光解吸电离飞行时间质谱（matrix-assisted laser desorption ionization time of flight mass spectrometry，MALDI-TOF MS），该技术在微生物鉴定方面不仅快速准确，而且自动化程度高。除常见细菌外，对于难以鉴定且培养困难的细菌，如结核分枝杆菌、厌氧菌、真菌等，具有独特优势。

方法原理：MALDI-TOF MS 主机由两部分组成，基质辅助激光解吸电离源和飞行时间质量分析仪。不同种类的微生物具有其独特的蛋白质指纹图谱，其工作原理和主要流程是将待测样品与基质分别点加在样品靶板上，溶剂挥发后形成样品与基质的共结晶，用激光照射样品与基质形成的共结晶薄膜，基质从激光中吸收能量传递给样品使样品解吸，基质和样品之间发生电荷转移并电离，电离后不同的离子具有不同的质量/电荷比（M/Z），离子的 M/Z 与离子的飞行时间成正比，在相同电场作用下会以不同的飞行速度经过飞行时间检测器。M/Z 最小的蛋白质最先被检测到，然后依据 M/Z 大小依次被检测，采集到达检测器飞行时间的不同数据，制成特异性蛋白质指纹质谱图谱，通过数据库处理软件，自动匹配菌株数据库中的已知菌株图谱，根据比对分值的高低，鉴定待测菌的属、种及株。鉴定微生物的基础是要有丰富而完整的蛋白质指纹图谱数据库。数据库应包含该微生物所有的属，也应包括种，甚至株。有时细菌未能被鉴定出来的可能原因为该细菌是新的物种或新的分类，因而利用庞大的数据处理系统，可使那些遗传背景相近、亲缘性高或同源性高度相近微生物的鉴别成为可能。另外，来自不同地域，不同分离培养基或者不同分离年限等因素都有可能使微生物的蛋白质构成产生差异。

目前全球主要有 4 种 MALDI-TOF MS 系统，分别为 MALDI Biotyper 系统（Bruker Daltonics，德国）、VITEK MS 系统（BioMérieux，Marcy l Etoile，法国）、the AXIMA@SARAMIS 数据库（Anagnos Tec，德国）和 the Andromas（Andromas，法国）。不同系统在微生物鉴定结果上有所差异。各型号质谱仪的数据库资源都是有限的，但都在不断地扩充之中。

分枝杆菌数据库的建立或扩充意义十分重要。有研究表明分枝杆菌在数据库扩充前后的鉴定正确率从 79.3% 提高到了 94.9%。扩充数据库必须遵循几个基本原则：①仪器必须经过标准品校正；②待入库细菌经过分子生物学、生化代谢精准鉴定；③培养分离获得单个菌落，制备菌株蛋白质；④多次重复能够得到相同的检测结果，菌株必须是已经用"金标准"方法（通常使用 16SrRNA 测序，也可以使用 ITS 序列、*hsp60* 和 *ropB* 基因等）鉴定无误。生物信息技术的不断发展也使得数据收集处理方式更科学、分辨更准确、效率更高。

三、分子药敏试验

利用分子生物学技术对结核分枝杆菌耐药突变检测。

（一）利福平耐药机制

利福平是结核病化疗方案中的一个关键药物。其作用机制为通过与结核分枝杆菌 RNA 聚合酶的 β 亚单位结合，干扰细菌 RNA 的合成。其耐药机制有两种可能，一是药物作用靶分子 RNA 聚合酶 β 亚单位的编码基因突变所致；二是细胞壁渗透性改变导致药物摄入减少，因鸟胞内分枝杆菌复合群耐利福平即由细胞壁的渗透屏障所致。

（二）异烟肼耐药机制

异烟肼是一种酰胺类化学合成药，其抗菌作用是抑制分枝杆菌酸合成，使细菌丧失耐酸性、疏水性和增殖能力而死亡。单药治疗和不适当治疗则很容易产生耐药性,其作用机制及耐药机制尚不清楚。

(三) 链霉素耐药机制

链霉素是一种氨基糖苷类抗生素,是治疗结核病的一线药物,主要用于复治结核病的治疗。它主要作用于结核分枝杆菌的核糖体,诱导遗传密码的错误,抑制信使核糖核酸的翻译,从而抑制蛋白质的合成。但结核分枝杆菌耐链霉素的机制尚未完全清楚,多数研究认为耐链霉素的产生是由于核糖体蛋白 S12 编码基因 *rpsL* 和 / 或 16SrRNA 编码基因 *rrs* 突变所致。

(四) 乙胺丁醇耐药机制

乙胺丁醇是一种具有抗结核分枝杆菌活性的合成药物,是治疗 AIDS 鸟分枝杆菌复合群机会感染的药物之一,其作用机制和耐药机制尚不完全清楚。乙胺丁醇是一种阿拉伯糖类似物,与利福平联合使用时具有协同作用。大部分研究认为结核分枝杆菌耐乙胺丁醇与阿拉伯糖基转移酶的编码基因 *embABC* 操纵子表达增高或突变有关,表达增高导致低度耐药,基因突变导致高度耐药。

(五) 吡嗪酰胺耐药机制

吡嗪酰胺(pyrazinamide, Z)是一种烟酰胺类似物。它与异烟肼和利福平联合治疗结核病可显著缩短化疗时间。吡嗪酰胺进入患者体内后,在结核分枝杆菌吡嗪酰胺酶的作用下转化为吡嗪酸,它可以结合结核分枝杆菌的核糖体蛋白 S1,并把 S1 作为靶标,不让其发挥作用。因吡嗪酰胺阻止了结核分枝杆菌产生维系其生存的蛋白,可将持续 9~12 个月的抗结核病疗程缩短数个月。

众多的研究表明结核分枝杆菌耐吡嗪酰胺是由于其编码基因(*pncA*)突变,导致吡嗪酰胺活性丧失或降低。72%~95% 的耐吡嗪酰胺分离株含有 *pncA* 突变,这种突变分布于编码基因和启动子,大多数为点突变,少数为插入或缺失突变,目前已经证实的突变形式至少有175 种,相对集中的突变区域位点有 132-142、69-85 和 5-12 等。

(六) 喹诺酮类药物的耐药机制

氟喹诺酮类药物包括环丙沙星、氧氟沙星、诺氟沙星、左氧氟沙星、莫西沙星、加替沙星等药物。

对氟喹诺酮的耐药包括靶蛋白的突变,药物主动外排泵的过度表达以及孔道蛋白的减少,药物作用靶标为细菌 DNA 旋转酶,拓扑异构酶。而 MTB 中只有 DNA 旋转酶,该酶有2 个 A 和 2 个 B 亚单位组成,分别由 *gyrA* 和 *gyrB* 编码。在临床 MTB 耐氟喹诺酮类分离株中,*gyrA* 的突变可以占到 42%~85%,未发现 *gyrB* 突变。

(七) 卡那霉素、卷曲霉素和阿米卡星的耐药机制

卡那霉素、卷曲霉素和阿米卡星是用于治疗 MDR-TB 的三种重要的二线抗结核药物,它们均抑制翻译,关于它们之间的交叉耐药性目前尚有争议。耐药性产生的原因有 3 种:一编码 16S 或 23SrRNA 的基因发生突变;二是编码 rRNA 修饰酶的 *tlyA* 基因突变;三是结核分枝杆菌本身存在的药物作用靶标发生改变。其中第二种原因是耐药性产生的重要原因。结核分枝杆菌耐药是由于 *rrs* 基因突变所致,突变率为 67.4%。最常见的突变是 A1410G,突变率为 60.5%,少数为 C1402T 或 A、G1484T,这些突变发生在高水平耐药株。

(八) 耐多药和广泛耐药的分子耐药机制

结核分枝杆菌染色体多个独立基因自发突变逐渐累加是产生耐多药和广泛耐药的分子

基础。目前已有多种结核分枝杆菌耐药性检测的分子生物学方法在临床上应用,如线性探针、基因芯片检测方法等,但这些方法均是根据结核分枝杆菌基因突变的分子机制建立的,而基因突变介导的分子机制仅是引起结核分枝杆菌耐药的一部分原因。

(九) 非结核分枝杆菌药敏试验

1. 缓慢生长分枝杆菌药敏试验　鸟分枝杆菌和胞内分枝杆菌有许多相似之处,故合起来称之为鸟 - 胞内分枝杆菌复合群(*M.avium* complex,MAC)。MAC 常可以从多种类型的临床标本中分离得到,是最常见的一种,从血液或者其他无菌部位分离到的 MAC 几乎均有临床意义。大多数 MAC 对现用的抗结核药物不敏感或耐药,特别是对异烟肼和吡嗪酰胺天然耐药。野生型 MAC 对大环内酯类药物敏感,但单独使用很快发展为耐药,95% 的耐药是由于其 23SrRNA 基因的第 V 结构域发生突变所致。目前,还没有关于 MAC 药敏试验的通用指南,常参考美国第 9 版《临床微生物手册》中描述的方法和加拿大多伦多大学基因分子实验室所使用的 MAC 进行改良的方法。然而,已经开始广泛研究 MAC 疾病的研究人员建议下列情况下应进行该菌株的药敏试验:①用大环内酯类药物治疗过的患者具有临床意义的菌株;②用大环内酯类药物治疗菌血症患者的菌株;③使用大环内酯类药物治疗复发患者的菌株;④具有基础实验数据,来自血液或组织(播散性疾病的患者)或具有临床意义呼吸系统的标本(如,痰或者支气管肺泡灌洗液)的菌株。如果未能开展基础实验,强烈建议应保留这些菌株以备将来检测。

播散性疾病患者治疗 3 个月以及患有慢性肺病的患者治疗 6 个月之后,治疗效果不佳或恶化以及培养仍为阳性,应重复药敏试验。如果基础实验未能开展,所有初始和近期菌株应同时被检测。

当医生对 MAC 的治疗具有丰富经验或须进行科研工作时,可对 MAC 进行其他类抗生素(如,阿米卡星、环丙沙星、阿莫沙星)的药敏试验。由于乙胺丁醇或利福平的 MIC 值不一定与临床反应性相关,因此不建议进行这两种药物敏感性试验。非大环内酯类的药物敏感试验结果只需列出 MIC 值即可。由于播散性 MAC 患者的血液、骨髓、脾脏或者其他组织中的巨噬细胞被 MAC 感染,因此抗菌药物是否有效取决于组织或细胞中蓄积的药物浓度是否超过了 MIC 水平以及药物潜在的活性和效力。

2. 堪萨斯分枝杆菌药敏试验　常规用于堪萨斯分枝杆菌的临床药物有异烟肼、利福平和乙胺丁醇,一般情况下不需要常规药敏试验。但在发生治疗失败或首选方案疗效不理想的情况下,有必要做药敏试验。目前推荐初次药敏试验时只测定利福平即可。若菌株对 1μg/ml 利福平耐药,即应当对 8 种二线药物(利福喷汀、乙胺丁醇、异烟肼、链霉素、克拉霉素、阿米卡星、环丙沙星、复方磺胺甲噁唑)进行药敏试验,推荐采用微量肉汤稀释法。

3. 海分枝杆菌药敏试验　海分枝杆菌感染所致疾病通常很局限,在器官中数量少(95%组织活检抗酸杆菌涂片阴性),使用单一药物(利福平、多西环素、米诺环素、复方磺胺甲噁唑和克拉霉素)治疗,或利福平和乙胺丁醇联合使用。海分枝杆菌对以上任何一种药物的 MIC 范围均很窄,故一般不推荐常规药敏试验。如确有必要时,可采用比例法检测利福平和乙胺丁醇。

4. 快速生长分枝杆菌药敏试验　快速生长分枝杆菌药敏试验流程是参考美国第 9 版《临床微生物手册》中描述的方法和加拿大多伦多大学基因分子实验室所使用的 MAC 进行改良的方法。这种方法不仅适用于偶发分枝杆菌、龟分枝杆菌和脓肿分枝杆菌,理论上也适用于其他快速生长分枝杆菌的药敏试验。本试验的 MIC 检测方法是经过修订而成,但药敏试验的药物种类及其浓度范围仍然参考微量肉汤稀释法。龟分枝杆菌还需要进行妥布霉素的检测,若治疗需要使用利奈唑胺或者一个新的氟喹诺酮(例如莫西沙星)还应该考虑到对此药物进行药敏试验,阿米卡星 ≥ 64μg/ml 时应重做。

快生长非结核分枝杆菌是环境中常见的细菌,一般是条件致病菌,可引起肺部疾病(特别是脓肿分枝杆菌),但也可仅是一过性感染和短暂寄居即可恢复,并不是所有的快生长非结核分枝杆菌都有临床意义。目前认为对人类致病仅有脓肿分枝杆菌、龟分枝杆菌和偶发分枝杆菌三种。这三种菌能引起皮肤及软组织感染,造成穿透性创伤。严重的感染常发生于免疫力低下的患者(如 HIV 感染者或大量使用糖皮质激素患者),且对此类患者造成机会性感染的病原菌的菌种会更多,该群细菌生长速度比结核分枝杆菌快,对抗结核药物天然耐药,故不适合常规的结核分枝杆菌药敏方法。多份痰标本中只有一份有低量细菌生长,一般不考虑为病原菌,没必要做药敏试验。但当多份标本或多次分离到同一种菌时,则应考虑为病原菌,有必要做药敏试验。临床上分离到的快生长非结核分枝杆菌需要鉴定到种,非结核分枝杆菌的骨关节感染、损伤也需要鉴定到种,因为不同菌种药物敏感性是不同的,例如脓肿分枝杆菌和龟分枝杆菌对复方磺胺甲噁唑耐药,而偶发分枝杆菌则对复方磺胺甲噁唑敏感。

第四节 耐药结核病的其他实验室检查

一、外泌体

(一)外泌体与结核分枝杆菌感染

外泌体是释放到细胞外的直径为 30~100nm 的膜性胞外囊泡,1983 年 HESSVIK 等在成熟绵羊网织红细胞中首次发现。几乎所有的细胞类型都释放富含血浆及其他体液的外泌体,并在血液、乳液、尿液等各种体液中循环。外泌体作为新的研究领域,已成为多种疾病诊断与治疗的突破点。

(二)外泌体非编码 RNA 与结核病诊断

众所周知,RNA 的拷贝数大于 DNA,在生命力旺盛的病原体中 RNA 较 DNA 更活跃。由于 RNA 易降解、半衰期短,因此对活的结核分枝杆菌的诊断具有极大的优势。非编码 RNA 是指不编码蛋白质的 RNA,包括微小 RNA(micro RNA,miRNA)、长链非编码 RNA(long non-coding RNA,lncRNA)和环状 RNA(circular RNA,circRNA)等。近年来,非编码 RNA 在结核病诊断方面受到越来越多的关注。随着对结核病研究的不断深入,发现 miRNA、lncRNA 和 circRNA 在结核病患者外周血单个核细胞及 MTB 感染组织器官中存在差异性表达,这些差异性表达的 RNA 可能参与结核病的发生、发展过程,经过筛选及研究发现一些稳定差异性表达的 RNA 可作为结核病早期的新型生物诊断标志物。

1. 微小 RNA miRNA 在结核病的诊断与治疗上吸引着越来越多研究者的关注。如 *mir-140* 通过调节肿瘤坏死因子受体相关因子 6(tumor necrosis factor receptor-associated

factor 6，TRAF6）表达，*mir-1178* 通过靶向 Toll 样受体 4（TLR-4）的调节，减弱结核分枝杆菌感染所诱导的炎性细胞因子 IL-6、IL-1β 和 TNF-α 的表达水平，*mir-20a-5p* 通过靶向 c-Jun 氨基末端激酶 2（c-Jun N-terminal kinase-2，JNK2）信号抑制巨噬细胞凋亡，*mir-2a* 通过靶向内质网定位的 Ca^{2+} 转运蛋白 CACNA2D3 抑制结核分枝杆菌自噬，促进结核分枝杆菌的存活。另外，利用差异表达 miRNA 可进行结核感染进展与疾病预测，如 *mir-769-5p*、*mir-320a* 和 *mir-212-3p* 在结核病患者和健康对照者之间的差异表达。总之，miRNA 在结核感染过程中可调节炎症反应和免疫应答，积极参与自噬与凋亡反应，维持结核分枝杆菌在体内的存活。

2. 长链非编码 RNA　在结核分枝杆菌感染期间，单核细胞中的 lncRNA 核富集转录体 1（nuclear-enriched autosomal transcript 1，NEAT1）表达增加，其水平随着治疗而逐渐下降，表明 *lncRNA NEAT1* 与结核病的疗效监测和预后判断有关。活动性结核病患者单核细胞中 *lncRNA PCED1B-AS1* 表达下调，同时单核细胞凋亡减弱、自噬增强，提示它们可以作为肺结核的新潜在治疗靶标。*lncRNA（AC079767.4）*是结核病高度易感基因，Zhao 等研究进一步探讨了 *lncRNA（AC079767.4）*基因多态性与中国汉族人群易感性的关系，发现该基因 *rsl2477677* C 等位基因携带者患肺结核的易感性明显降低。*lncRNA（AC079767.4）*基因多态性可能是结核治疗效果评估的潜在分子生物标志物。Yang 等发现了 2 个可能作为结核病诊断标志物的潜在 lncRNA，分别是 *MIR3945HG V1* 和 *MIR3945HG V2*。由于 lncRNA 发挥功能的作用机制十分复杂，其功能的研究十分困难，目前仅有少数 lncRNA 的功能被阐明。寻找具有结核潜伏感染发病预警诊断潜能的 lncRNA，对结核病的防治具有重大意义。

3. 环状 RNA　尽管 circRNA 研究起步较晚，但 circRNA 的特征表明它们可能是疾病潜在有价值的生物标志物。①稳定性：circRNA 可形成不具有 5′ 末端帽子和 3′ 末端 poly（A）尾的共价闭合环状结构，这使 circRNA 可免受核糖核酸酶和 RNA 核酸外切酶的降解，因此 circRNA 具有比线性 RNA 更长的半衰期、更强的稳定性，更适合作为生物标志物；②丰富性：circRNA 是分布在人类细胞中最普遍的分子，在各种组织和体液中表达丰富，包括血液、血浆、血清及外泌体中，这使其成为体液活检生物标记物的理想候选者。因 circRNA 的广泛分布，有望使用血液、脑脊液、胸水、腹水乃至无创性标本唾液、尿液等样本进行检测；③组织特异性：它是 circRNA 具有特定功能的证据，也是将 circRNA 作为开发临床疾病诊断标记物的基础。一部分 circRNA 只会在特定的组织中检测到，而在其他组织中不表达，且 circRNA 的表达量还会随着组织细胞的发育程度或病理变化而改变；④保守性：研究发现，多数 circRNA 在不同物种间进化过程中具有高度保守序列，仅少数在进化上不保守。这些特点显示 circRNA 在转录水平与转录后水平可能发挥着重要作用。同时研究人员通过对人血液中外泌体的检测，发现血清样品中的 circRNA 在室温条件下能够维持至少 24h 的稳定。

巨噬细胞是宿主对 MTB 免疫防御的第一道防线，Huang 等证明了 circRNA 的改变与人类巨噬细胞对结核感染的反应有关。有研究者利用微矩阵的分析方法分析 MTB 感染后的巨噬细胞衍生单核细胞中差异表达的 circRNA，其中 32 个上调，110 个下调，且 *has-circ-0043497* 和 *has-circ-0001204* 可能是结核病的有效诊断生物标志物，在未来可能成为治疗靶点。莫森等的研究证明 *has-circRNA-100632*、*has-circRNA-103747*、*has-circRNA-102051*、*has-circRNA-104375*、*has-circRNA-405571* 表达上调，*has-circRNA-104791*、 *has-circRNA-400770*、*has-circRNA-403882*、*has-circRNA-104936*、*has-circRNA-404758* 等表达下调,这些差异表达的 circRNA 可能对脊柱结核的诊断和治疗有重要的意义。Qian 等发现 *has-circ-0000414*、*has-circ-0000681*、*has-circ-0000681*、*has-circ-0002113*、*has-circ-0002362*、*has-circ-0002908*、*has-circ-0008797*、*has-circ-0063179* 是诊断活动性肺结核的潜在可靠的标记分子。

有学者利用受试者工作特征曲线(receiver operating characteristic,ROC)更深层次分析了其作为生物标志物的可靠性并对其作用机制做了更进一步的研究。信号转导及转录激活因子 1(signal transduction and activator of transcription 1,STAT1)及其相关分子 *SAMD8-has-circRNA994* 和 *TWF1-has-circRNA9897* 可能是活动性肺结核病发生发展的潜在生物标志物,而且 STAT1 与干扰素信号通路以及免疫系统中的细胞因子信号高度相关,在结核病的发生发展中发挥重要作用。

另外有研究发现,*circRNA-101128* 可能通过调节 LET-7a 参与丝裂原活化蛋白激酶和磷酸肌醇 -3 激酶 / 蛋白激酶通路,在 MTB 感染的应答中可能起重要作用。*Has-circRNA-103571* 对活动性肺结核诊断具有重要价值,且可能与 *miR-29a* 和 *miR-16* 存在靶向关系调节,构成 has-circRNA-103571-miRNA-mRNA 相互作用参与活动性结核病的发生发展。

二、全基因组测序

全基因组测序检测耐药具有高敏感度、高特异度、可重复分析数据,以及可依据研究进展进一步优化分析的特点,目前其已成为 MTB 耐药分析的重要方式,在欧洲已普遍应用于耐药结核病的检测。目前使用的参考数据库,一线抗结核药品耐药突变数据库是以 10 290 株临床分离菌株的表型药敏试验结果作为标准,对异烟肼、利福平、乙胺丁醇、吡嗪酰胺耐药有着良好的预测效果(检测敏感度分别达到 97.1%、97.5%、94.6% 和 91.3%,特异度分别为 99.0%、98.8%、93.6%、96.8%),其不仅收录了目前已知的所有耐药突变,还对耐药基因上的敏感突变进行了注释,可以同时预测菌株对一线抗结核药品的耐药性和敏感性。二线抗结核药品耐药数据库则整合了 TBDreaMDB 和 MUB Ⅱ-TB-DB 中收录的经 GeneXpert MTB/RIF、MTBDRplus、MTBDRsl 检测的耐药突变,该数据库以表型药敏试验结果为标准,预测菌株对二线抗结核药品耐药性的准确度都达到 70% 以上(除卷曲霉素外),在国际上具有较高权威性。

第五节　耐药结核病的影像学检查

一、影像学检查技术

(一)X 线检查

1. 透视　简单易行,最适用于人体天然对比较好的部位。胸部透视可观察肺、心脏和大血管。

2. 普通 X 线摄影　是临床上过去最常用、最基本的检查手段,适用于人体各个部位,其主要优点是应用范围广,照片空间密度分辨力高、图像清晰,并可作永久性资料保存,患者接受的 X 线量也较透视少。其主要缺点是检查区域为胶片大小所限制,不能观察运动功能。

3. 计算机 X 线摄影(computed radiography,CR)　是使用可记录并由激光读出 X 线影像信息的成像板(imaging paler,IP)作为载体,经 X 线曝光及信息读出处理,形成数字式平片影像。其优点在于 CR 实现了常规 X 线影像信息的数字化,能够提高图像的分辨和显示能力,可实施各种图像后处理功能,增加显示信息的层次,降低 X 线辐射剂量,CR 的密度分辨力明显高于普通 X 线片,因此对胸部病变的显示优于普通的 X 线片。CR 的主要缺点是时间分辨力较差,不能满足动态器官和结构的显示。另外,CR 的空间分辨力低,对于肺部细微结构(如肺纹理)的显示不如普通 X 线摄影。

4. 数字 X 线摄影(digital radiography,DR)　平板探测器将 X 线信息直接转换成电信号,再进行数字化。因此,X 线信息损失少,噪声小,图像质量好,图像质量优于 CR 系统。DR 图像具有较高分辨力,图像锐利度好,细节显示清楚,放射剂量小。同时可根据临床需要进行各种的像后处理,也能够直接进入图像存储传输系统,便于临床应用、教学和远程会诊。

(二) 计算机体层成像

计算机体层成像(computed tomography,CT)与 X 线检查相比,其密度分辨力更高,因其为断层图像,能更好显示病变内部及周围结构情况。同时可进行不同方位的数据重建,提高了病灶诊断率及检出率。

1. CT 成像原理　CT 是用 X 线束对人体检查部位一定厚度的层面进行扫描,由探测器接收该层面上各个不同方向的人体组织对 X 线的衰减值,经模 - 数转换输入计算机,通过计算机处理后得到扫描层面的组织衰减系数的数字矩阵,再将矩阵内的数值通过数 - 模转换,用黑白不同的灰度等级显示出来,即构成 CT 图像。

2. CT 成像的基本概念

(1)空间分辨力:又称为高对比度分辨力,在保证一定的密度差前提下,显示待分辨组织几何形态的能力。CT 图像的空间分辨力不如 X 线图像高。

(2)密度分辨力:指能分辨两种组织之间最小密度差异的能力。CT 的密度分辨力比普通 X 线高 10~20 倍。

(3)CT 值:体素的相对 X 线衰减度(该体素组织对 X 线的吸收系数),表现为相应像素的 CT 值,单位为亨氏立(hounsfield unit,HU)。

(4)窗宽与窗位:窗宽指图像上 16 个灰阶所包括的 CT 值范围,在此 CT 值范围内的组织均以不同的模拟灰度显示,CT 值高于此范围的组织均显示为白色,而 CT 值低于此范围的组织均显示为黑色,窗宽的大小影响图像的对比度,加大窗宽图像层次增多,组织对比减少,缩窄窗宽图像层次减少,对比增加。窗位是窗宽的中心 CT 值。窗位的高低影响图像的亮度,提高窗宽图像变黑,降低窗宽图像则变白。

二、耐药结核病的影像诊断

(一) 概述

耐药结核病(drug-resistant tuberculosis,DR-TB)是由耐药结核分枝杆菌所引起的呼吸道传染病,严重威胁着人类健康。耐药菌株的出现和传播,造成耐药结核病的流行,不仅对社会公共卫生造成巨大影响,同时昂贵的治疗费用和不良的预后对个人、家庭均造成巨大心理和经济负担,是严重危害人们身心健康的疾病。因此早期诊断及早期治疗显得尤为重要。通过影像学检查快速准确地诊断DR-TB,对于患者的治疗管理具有重要的临床价值。

(二) 临床表现

耐药结核病临床表现与普通结核病无明显差别,临床症状多种多样,轻重不等,与患者的年龄、机体的免疫状态、营养状态、并存疾病、入侵的结核分枝杆菌的毒力、菌量、病变部位及严重程度等均有关系。

1. 多数患者表现为反复咳嗽、咳痰,部分患者可伴有咯血、胸痛,病变广泛时可有呼吸困难、气促等呼吸道症状。

2. 具有一般结核中毒症状,如发热、乏力、盗汗、消瘦、食欲减退、月经紊乱等。

3. 部分患者肺部体征不明显,病变较为严重时,可出现胸廓塌陷、肋间隙变窄、胸部扩张受限。听诊呼吸音减弱,并可闻及干湿啰音等。

(三) 基本病理改变

1. 渗出性病变

(1)小叶性渗出性病变:如同一般的支气管肺炎,小斑片状,中央密度高,多呈支气管分布,称为小叶性结核性肺炎。

(2)大叶性渗出性病变:渗出性病变迅速产生组织坏死,形成以变质为主的病变(液化区、溶解区),这种空洞的出现是结核性肺炎的特征。

(3)肺段性结核浸润:超出小叶范围,见于浸润性肺结核、原发综合征。

2. 增殖性病变 结核结节为典型的增殖性病变,小者为粟粒,大者超过小叶,梅花瓣状为典型的腺泡增殖性病变。

3. 变质性病变 结核分枝杆菌毒力较强,机体变态反应高,坏死成干酪样,引流支气管排出成空洞;可经支气管、血管播散。

上述三种病变可同时存在于一个肺部病灶中,但通常以一种为主。例如在渗出性及增生性病变的中央,可出现少量干酪样坏死,而变质为主的病变,常同时伴有程度不同的渗出与结核结节的形成。

(四) 影像学表现

影像学检查有助于肺部病灶的客观评估及并发症的早期诊断,对结核患者预后至关重要。耐药结核病现已成为临床的棘手问题,目前检测结核病耐药菌株的标准是结核分枝杆菌培养和药物敏感试验,但这两种方法的周期较长,往往错过了最佳的诊疗时机。胸部影像检查,尤其是CT检查可以在早期诊断方面发挥重要作用,同时也能对比观察治疗前后病变变化情况。

X线检查是诊断肺结核的常规首选方法。胸部X线检查可以发现早期轻微的结核病变,确定病变范围、部位、形态、密度、与周围组织的关系及伴随影像,同时判断病变性质、有无活动性、有无空洞、空洞大小及洞壁特点等。

CT能提高分辨率,对病变细微特征进行评价减少重叠影像,易发现隐匿的胸部和气管、支气管内病变,早期发现肺内粟粒阴影和减少微小病变的漏诊,能清晰显示各型肺结核病变特点和性质、与支气管关系、有无空洞以及进展变化和吸收好转的变化,能准确显示纵隔淋巴结有无肿大。常用于肺结核的诊断以及与其他胸部疾病的鉴别诊断。

肺结核病影像特点是病变多发生在上叶的尖后段、下叶的背段和后基底段,呈多态性,即浸润、增殖、干酪、纤维钙化病变可同时存在,密度不均匀、边缘较清楚和病变变化较慢,易形成空洞和播散病灶。

根据研究结果显示,耐药结核病胸部影像表现包括常规肺结核的表现,如双肺广泛渗出、干酪、纤维空洞、钙化、胸膜增厚或胸腔积液等不同时期的病变,其中空洞可单发或多发,以纤维空洞为主;中晚期可出现肺叶毁损、胸廓塌陷、肋间隙变窄等表现,上述影像表现可同时也可单一存在。而耐药结核病是多形态及多性质病变并存的,主要表现为肺内多发性厚壁空洞、大小不等的结节影、斑片状实变影、纤维条索状影及部分表现为淋巴结肿大和胸腔积液,病变累及范围广泛、迁延时间长,空洞、支气管扩张和肺叶毁损等结构性破坏更多见。

(张 娜 罗 佳 徐园红 谢利秋)

第三章 耐药结核病治疗

第一节 耐药结核病的化学治疗

一、耐药结核病的化疗原则

1. 对所有诊断明确的耐药结核病患者应给予及时治疗,治疗前应征得患者的知情同意。

2. 在治疗前需进行 DST,包括一线及二线抗结核药物,有条件时应同时采用快速分子药敏检测。

3. 基于患者药敏试验结果、药物的可及性以及既往用药史制订治疗方案。

4. 对所有耐药结核病患者应采取全程督导治疗。

5. 耐药长程治疗方案可为标准化,也可为个体化,并可全程口服用药;而短程治疗方案为指南标准化治疗方案。

6. 需对所有纳入 MDR-TB 治疗的患者积极开展抗结核药物安全性监测和管理,及时发现和处理不良反应。

7. 药物剂量应根据患者的体重而定。

二、耐药结核病的化疗药物

20 世纪 90 年代,"耐多药结核病"的概念被正式提出,1996 年 WHO 发布了第一个《耐药结核病管理规划指南》,对耐药结核病的药物选择和方案设计提出了指导性建议。根据抗结核药物的杀菌活性、临床疗效和安全性,将抗结核药物分为五组:①一线口服抗结核药物;②注射用抗结核药物;③氟喹诺酮类药物;④二线口服抗结核药物;⑤疗效不确切的抗结核药物。

为了更好地规范耐药结核病的治疗,制订更有效的治疗方案,同时基于抗结核药物临床应用证据的不断更新,2008 年、2014 年、2016 年、2018 年 WHO 不断更新 MDR-TB 和

RR-TB 治疗指南,形成了目前的三组药物:① A 组为首选药物,包括左氧氟沙星或莫西沙星、贝达喹啉(bedaquiline,Bdq)和利奈唑胺(linezolid,Lzd);② B 组为次选药物,包括氯法齐明、环丝氨酸/特立齐酮(cycloserine,Cs/terizidone,Trd);③ C 组是 A 组和 B 组药物不能组成有效方案时可以添加的药物,排序依次为吡嗪酰胺、乙胺丁醇、德拉马尼(delamanid,Dlm)、丙硫异烟胺、阿米卡星或卷曲霉素、对氨基水杨酸、亚胺培南-西司他丁(imipenem-cilastatin,Ipm-Cln)或美罗培南(meropenem,Mpm)。

新的药物分组颠覆了既往应用多年的分组方法,贝达喹啉、利奈唑胺、氯法齐明等口服药物的优先等级大大提升,注射剂的地位一降再降,并且卡那霉素被新指南剔除。通过上述抗结核药物分组变化以及近年来指南更新的频率来看,未来对 MDR/RR-TB 患者治疗的发展趋势是首选疗效佳、安全性好的抗结核药物或新药,注射类药物将逐渐被口服药物替代。

三、耐药结核病的化疗方案

(一)异烟肼耐药结核病化疗方案

1. 对利福平敏感、异烟肼耐药者,给予 6~9REZLfx 方案治疗。

2. 若因不能耐受左氧氟沙星或出现对左氧氟沙星耐药时,可给予 9REZ 替代方案;若病灶广泛或伴有空洞,可使用注射剂替代左氧氟沙星,方案为 6REZAm(Cm)。

3. 对于有广泛空洞性病变的患者或涂片/培养阴转缓慢的患者,可考虑延长疗程。对于后者必须排除利福平耐药,若可能还需同时排除对氟喹诺酮类和吡嗪酰胺耐药。

4. 目前尚无数据研究针对异烟肼耐药的肺外结核、HIV 阳性、老年、儿童患者,上述患者可以使用 6REZLfx 方案,但须根据患者情况进行个体化调整。

(二)MDR/RR-TB 化疗方案

根据 2019 年中华医学会制定的《中国耐多药和利福平耐药结核病治疗专家共识(2019年版)》MDR/RR-TB 推荐治疗方案如下。

1. 长程治疗方案 长程 MDR/RR-TB 治疗方案是指由至少 4 种有效抗结核药物组成的 18~20 个月的治疗方案,可为标准化或个体化。该方案适合于所有 MDR/RR-TB 患者。

(1)选药原则

1)应根据药物的有效性和安全性、药物敏感性试验结果及可靠性、群体耐药性水平、患者既往用药史、药物耐受性及药物间相互作用等来选用药物。

2)选药顺序:应优先选用所有的 A 组 3 种药物及 B 组 2 种药物。若由于各种原因导致不能在 A 和 B 组药物中选出 4 种有效药物组成方案时,应顺序选用 C 组药物以组成有效的治疗方案。

3)口服药物优先于注射剂。

4)同一类药物不能联合使用,如氨基糖苷类药物和多肽类药物之间、氟喹诺酮类药物之间等。

5)具有完全性双向交叉耐药的抗结核药物,当其中任一药物耐药时,不能再选用同类中的另一药物。如氨基糖苷类中的卡那霉素和阿米卡星、硫胺类中的丙硫异烟胺和乙硫异烟胺、环丝氨酸和特立齐酮以及利福霉素类药物之间。不完全交叉耐药的药物,应根据 DST 结果进行选药,如卷曲霉素和氨基糖苷类药物之间、氟喹诺酮类药物之间。

6)使用碳青霉烯类需要添加克拉维酸,此时可以用阿莫西林-克拉维酸,但其不能单独算作一种药物,也不能单独使用。

7)只有 DST 结果证实敏感时,才能考虑使用阿米卡星或卷曲霉素,同时应进行严格的听力监测。

(2)方案推荐:根据上述原则推荐两种治疗方案,并结合《耐药肺结核全口服化学治疗方案中国专家共识(2021 年版)》对 MDR/RR-TB 推荐方案进行补充。由于各种原因不能组成合适方案时,可根据耐药结核病的化疗原则以及方案的选药原则组成个体化治疗方案。

1)推荐方案一(全程口服方案):6Lfx(Mfx)BdqLzdCfzCs/12Lfx(Mfx)LzdCfzCs;6Lfx(Mfx)Bdq(Lzd)CfzCsZ(E,Pto)/12~14Lfx(Mfx)CfzCsZ(E,Pto)(数字代表时间:月)。

方案注解:①若以上方案中的某种药物因故不能使用时,可以在 C 组中选用有效的口服药物;②总疗程 18~20 个月。强化期 6 个月,每日使用 Lfx(或 Mfx)、Bdq、Lzd、Cfz 和 Cs;巩固期 12~14 个月,每日使用 Lfx(或 Mfx)、Lzd、Cfz 和 Cs;③ Mfx、Bdq、Cfz 均有使心脏 QT 间期延长的作用,应尽量避免同时使用。原则上使用 Bdq 的患者选用 Lfx 而非 Mfx。

2)推荐方案二(含注射剂方案):6Lfx(Mfx)Bdq(Lzd)Cfz(Cs)Am(Cm)PtoZ(E)/12Lfx(Mfx)Cfz(Cs)PtoZ(E)。

方案注解:①若以上方案中的某种药物因故不能使用时,可以在 C 组中选用有效的药物;②总疗程 18 个月。强化期 6 个月,每日使用 Lfx(或 Mfx)、Bdq(或 Lzd)、Cfz(或 Cs)、Am(或 Cm)、Pto 和 Z(或 E),对于病变范围广泛的复治患者及强化期结束时痰菌未转阴者,强化期可延长至 8 个月,此时巩固期的时间相应缩短,巩固期 12 个月,每日使用 Lfx(或 Mfx)、Cfz(或 Cs)、Pto 和 Z(或 E)。

2. 短程 MDR/RR-TB 化疗方案 短程 MDR/RR-TB 治疗方案是指疗程为 9~12 个月的 MDR/RR-TB 治疗方案。这种方案大部分是标准化方案,其药物组成和疗程可因背景及证据不同而异。

(1)适用人群为未接受或接受二线抗结核药物治疗不足 1 个月的新诊断 MDR/RR-TB 患者,以下人群不适合使用短程方案。

1)对 MDR-TB 短程方案中任何一种药物耐药或可疑无效(H 耐药除外)。

2)使用过方案中一种或多种二线药物超过 1 个月(除非已经证实对这些二线药物敏感)。

3)对短程 MDR-TB 方案中的任何药物不能耐受或存在药物毒性风险(如药物间的相互作用)。

4)妊娠。

5)合并血行播散性结核病、脑膜或中枢神经系统结核病,或合并 HIV 感染的肺外结核病。

(2)方案推荐

1)推荐方案一[《耐药肺结核全口服化学治疗方案中国专家共识(2021 年版)》推荐用于 RR-TB 的方案]:4~6BdqLfx(Mfx)CfzPtoZEH$^{\text{high-dose}}$/5Lfx(Mfx)CfzZE。

方案注解:①总疗程为 9~11 个月,强化期 4~6 个月,药物包括 Bdq、Lfx(Mfx)、Cfz、Pto、Z、E、H$^{\text{high-dose}}$ [此处指高剂量 H,16mg/(kg·d)~20mg/(kg·d)];②可用 Mfx 替代 Lfx,但需考虑与 Cfz、Bdq 联用可能引起的 QTcF 间期延长;③方案中如有不能使用的药品,可选择 Lzd、Cs、口服 PAS 等替代,对于无法获得 Bdq 的地区,可参考推荐方案二;④某些情况下全口服短程方案可能需要转换为长程方案,如对方案中关键药品(例如 Bdq、Lfx、Cfz)耐药、治疗反应欠佳、治疗超过 1 个月后中断 2 个月以上或出现其他不适合短程方案的情况(例如妊娠、不能耐受此方案或临床恶化),如患者治疗中断小于 2 个月,则结合临床表现和药敏试验综合考虑。

2)推荐方案二(WHO 推荐):4~6Am(Cm)Mfx(Lfx)PtoCfzZH$^{high-dose}$E/5Mfx(Lfx)CfzZE。

方案注解:①总疗程为 9~12 个月,强化期 4 个月(若痰抗酸杆菌涂片不能阴转,可延长至 6 个月),药物包括 Am、Mfx(Lfx)、Pto、Cfz、Z、H$^{high-dose}$[此处指高剂量 H,16mg/(kg·d)~20mg/(kg·d)]和 E;巩固期为 5 个月,药物包括 Mfx、Cfz、Z 和 E;②可用 Cm 替代 Am,高剂量 Lfx(750mg/d~1 000mg/d)替代 Mfx;③在 H 敏感或低浓度耐药或分子药敏不存在 katG 突变时才可使用高剂量 H。

3)推荐方案三(基于 Z 敏感的方案):有可靠 DST 结果显示患者感染的 MTB 菌株对 Z 敏感时,且符合短程治疗其他条件的情况下,可采用 6Am(Cm)Lfx(Mfx)PtoZLzd(Cfz/Cs)/6Lfx(Mfx)PtoZLzd(Cfz/Cs)。

方案注解:总疗程 12 个月,强化期 6 个月,药物包括 Am(Cm)、Lfx(Mfx)、Pto、Z、Lzd 或 Cfz 或 Cs。巩固期为 6 个月,药物包括 Lfx(Mfx)、Pto、Z、Lzd 或 Cfz 或 Cs。

3. 准广泛耐药结核病和广泛耐药结核病化疗方案 根据《耐药肺结核全口服化学治疗方案中国专家共识(2021 年版)》,对准广泛耐药结核病的全口服推荐方案为:6BdqLzdCfzCsZ(Pto)/12~14LzdCfzCsZ(Pto)。对于准广泛耐药结核病和广泛耐药结核病患者,化疗方案的选药原则同 MDR-TB,尽量包括所有 A 组和 B 组药物,对于广泛耐药结核病,建议强化期 6 个月 ~1 年,总疗程至少 2 年。

4. 特殊人群耐药结核病的治疗 儿童、老年、孕妇以及合并 HIV 感染的 MDR/RR-TB 患者均可采用长程及短程 MDR-TB 化疗方案,但不能选用有禁忌证的药物,如孕妇不能使用氨基糖苷类药物、卷曲霉素、乙硫异烟胺或丙硫异烟胺等。目前,卷曲霉素、氯法齐明、贝达喹啉和德拉马尼治疗上述人群的研究资料有限。

四、抗结核药物不良反应的预防及处理原则

MDR/RR-TB 的化疗需要多种二线抗结核药物联合使用,二线药物比一线药物可能导致更多的不良反应,若对不良反应处理不当将导致患者治疗中断、治疗失败、耐药程度加重,甚至危及生命。二线抗结核药物引起的不良反应的及时发现、监测和管理是耐药结核病防治规划的必要内容。因此,正确认识、准确判断、及时处理药物的不良反应具有重要意义。

(一)不良反应的预防

1. 对所有纳入 MDR-TB/RR-TB 治疗的患者积极开展抗结核药物安全性监测和管理。

2. 在实施 MDR/RR-TB 化疗前应向患者及家属介绍所用抗结核药物的不良反应的表现,并告知出现不良反应及时到医院就诊。

3. 医务人员应掌握抗结核药物常见的不良反应及处理措施。

4. 在治疗前医生应了解患者及其家族的药物过敏史,避免使用已知的引起严重不良反应的同类药物。同时了解患者肝肾功能、血尿常规及患者的基础疾病情况。

5. 识别可能出现抗结核药物不良反应的高危人群,在不影响疗效的前提下根据患者的体重及全身的营养状况等适当调整药物的剂量和种类,即高危人群抗结核治疗的个体化。

6. 对于药物不良反应的高危人群,合理使用预防性措施,如肝损害的高危人群给予保肝等治疗,肾损害者不选用氨基糖苷类和卷曲霉素等。

7. 所有服用环丝氨酸或特立齐酮的患者应给予维生素 B_6 预防神经毒性,推荐剂量为每 250mg 环丝氨酸或特立齐酮,给予 50mg 维生素 B_6。

(二)不良反应的处理原则

1. 对于轻度不良反应,无明显脏器功能损害,可继续治疗,不需特殊处理。

2. 如果不良反应不严重,可以继续治疗,同时给予辅助药物治疗。对耐药种类较多、病情严重的患者,如没有合适的替代药物,而少一种药物将造成治疗方案的有效性下降,部分不良反应可能随着时间的推移逐渐消失或减轻,如果给予充分的鼓励及对症处理,患者可能会继续接受治疗,同时予以密切监测。

3. 一些二线抗结核药物不良反应与药物剂量密切相关。在不影响药物血清浓度和疗效的情况下,减少药物剂量是处理不良反应的另一种方法。例如使用环丝氨酸和丙硫异烟胺,某个剂量时患者如完全不耐受,但降低剂量时可能完全耐受。但这些药物剂量可调节范围狭小,减小剂量可能会影响疗效。所以应尽可能维持按体重制定的足量治疗,避免减少的剂量超过一个体重级别。

4. 对于中度(指有较明显的药物不良反应表现,重要器官或系统功能损害)及重度(严重)不良反应者(指引起死亡、致畸、导致人体永久伤残或器官功能永久损害以及导致住院治疗或住院时间延长等)需及时治疗处理,并停用相关抗结核药物等。

5. 应给患者提供社会心理支持,鼓励他们坚持治疗。

(三)常见耐药结核病抗结核药物所致不良反应

1. 氟喹诺酮类药物 氟喹诺酮类的药物不良反应具有一定的共性,最常见的是胃肠道反应及中枢神经系统的反应(比如头痛、头晕)、心电图异常(比如 QT_C 间期延长)、糖代谢紊乱、光毒性、肌腱与关节疼痛、皮肤超敏反应以及一定程度的肝肾毒性,亦有肌腱损伤或断裂的报道。左氧氟沙星停药指征界定为:严重的过敏反应、跟腱炎、药物引发的肾功能异常。一般的肌肉酸痛不应作为停药的指征。莫西沙星停药指征除了与左氧氟沙星相同外,发生 QT_C 间期延长而超过 480ms 时应停止使用。加替沙星目前在我国已较少应用。

2. 贝达喹啉 贝达喹啉是一种全新的抗结核药物,全球多中心临床研究使用贝达喹啉治疗 MDR-TB 的治疗成功率达 71.3%,仅 5.8% 患者由于不良反应的发生而中断使用。最常见的不良反应为 QT_C 间期延长,但鲜有心律失常及有症状心血管疾病发生的报道。其他不良反应为胃肠道反应(恶心、呕吐、腹痛、食欲缺乏)、关节疼痛、头痛、咯血和胸痛。其他少见的不良反应有高尿酸血症、磷脂在身体组织中的积累表现、氨基转移酶增高、胰腺炎等。

3. 利奈唑胺 该药物引起的不良反应主要是对血液系统的影响,如骨髓抑制作用(血红蛋白、白细胞或血小板的减少)及乳酸酸中毒。其他的不良反应有腹泻、头痛、恶心、视力下降甚至失明,以及神经系统的不良反应,有时还可引起低血糖。罕见发生的不良反应有皮肤黑棕色及毛舌的报道。不良反应的发生与用药剂量有关。发生严重的骨髓抑制及周围神经炎等表现则需要停药处理。轻度的不良反应可对症处理,同时需要密切观察症状的变化。

4. 氯法齐明 不良反应包括:①光敏反应、皮肤黏膜着色为其主要不良反应。服药 2 周后即可出现皮肤和黏膜红染。着色程度与剂量、疗程呈正比,停药 2 个月后逐渐减退,约 1~2 年才能褪完,该药可使尿液、汗液、乳汁、精液和唾液呈淡红色,且可通过胎盘使胎儿着色,但未有致畸的报道,发生皮肤色泽的改变不是停药指征;② 70%~80%的患者用药后会发生皮肤鱼鳞病样改变,尤以四肢和冬季为主,停药后2~3个月可好转;③可致食欲减退、恶心、呕吐、腹痛、腹泻等胃肠道反应。

5. 环丝氨酸　该药物可能发生的不良反应依次为神经系统、精神类症状及胃肠道反应。神经系统常见的不良反应为头痛、眩晕、嗜睡、定向或记忆障碍、震颤等;精神类症状常见行为异常、精神抑郁、幻觉、错觉、抽搐、自杀倾向,甚至精神病发作。上述不良反应较其他二线抗结核药物的发生频率高;除此以外偶见胃肠道反应,少数可有肝功能异常。服药前应对患者的精神状态进行评估,无原发性精神异常者先予以小剂量服用,同时观察有无相关的不良反应发生;若无异常,可在2~4周后逐步调整剂量至足量。一旦发生精神、神经症状,则需立即停药。

6. 丙硫异烟胺　该药物不良反应比较常见的为胃肠道反应、肝功能损伤、流涎、口中金属味,其中以恶心、呕吐、厌食、腹泻、腹痛及肝功能损伤较为常见。上述反应多为剂量依赖性,如不能耐受,酌情减量或暂停服药后症状能缓解。除此以外,尚有精神抑郁、步态不稳或麻木、针刺感、烧灼感、手足疼痛(周围神经炎)、精神错乱或其他精神改变(中枢神经系统毒性)、可逆性甲状腺功能减退等。轻症不良反应给予对症处理、减少剂量即可,严重不良反应则应停药。停药指征:严重药物性肝损伤、严重超敏反应。一般的胃肠道反应及轻度过敏反应症状不是停药指征。

7. 对氨基水杨酸　该药不良反应以胃肠道反应及肝功能损伤居多。亦可发生超敏反应,如皮肤瘙痒、皮疹、剥脱性皮炎、药物热及嗜酸粒细胞升高等,应立即停药;此外尚有肾脏刺激症状,如结晶尿、蛋白尿、管型尿、血尿等不良反应。

8. 德拉马尼　该药是一种全新的抗结核药物。根据前期治疗MDR-TB的Ⅱ期临床试验显示,患者对该药具有良好的耐受性,不良反应多以胃肠道反应、失眠为主,虽QT间期延长可见,但较少有晕厥、心律失常等临床症状。其他不良反应尚有:心血管系统反应(如心悸)、神经系统反应(如头痛、感觉异常、震颤、头晕、耳鸣等)、精神症状反应(如精神不振)、骨骼肌肉不良反应(如关节或肌肉疼痛)、血液系统反应(如网织红细胞增多),以及低血钾、高尿酸血症等。

9. 二线注射剂　目前耐药结核病常用二线注射剂药物包括:阿米卡星和卷曲霉素。其中阿米卡星属于氨基糖苷类药物,对MTB有强大的抗菌作用,为杀菌药。该药物不良反应发生率较高者有听力减退、耳鸣或耳部饱满感等耳毒性,血尿、排尿次数减少或尿量减少、极度口渴等肾毒性,或出现步态不稳、眩晕(耳毒性:影响前庭)、食欲减退、恶心或呕吐(肾毒性);发生率较少者有呼吸困难、嗜睡或软弱、过敏反应。卷曲霉素为环多肽类药物,与氨基糖苷类药物抗菌机制类似,抑制结核分枝杆菌蛋白质合成,对结核分枝杆菌有一定的抗菌作用,可考虑用于治疗耐药结核病。该药不良反应发生率相对较多的为血尿、尿量或排尿次数显著增加或减少、食欲减退或极度口渴;发生率较少的为过敏反应、耳毒性、肾毒性、电解质紊乱(包括低钾血症、低钙血症、低镁血症)及神经肌肉阻滞等。

(四)耐药结核病治疗过程中常见不良反应处理

耐药结核病患者在整个治疗过程中可发生各种不良反应,有报道统计MDR-TB的各种药物不良反应发生率约为58.0%~69.2%,据报道发生频率由高到低依次为耳毒性、精神神经反应、胃肠道反应、关节疼痛、癫痫、肝损害、皮肤过敏反应等。当患者出现异常症状,首先判断与药物的相关性；其次判断药物不良反应的严重程度及可能涉及的药物种类；最后，应在上述判断的基础上进行及时、合理的处理。

1. 胃肠道不良反应

(1)消化系统不良反应包括：恶心、呕吐、腹痛、腹胀、腹泻以及肠道菌群失调等。常见药物为：乙硫异烟胺、丙硫异烟胺、对氨基水杨酸、吡嗪酰胺、利福平、乙胺丁醇、异烟肼、氟喹诺酮类、贝达喹啉、阿莫西林-克拉维酸、氯法齐明或其他药物。

(2)处理方法：评估症状的严重性，症状为轻、中度的，可对症处理，不必停药；若轻、中度症状经过处理后无好转且症状逐渐加重而出现严重症状者，则停止可疑药物，并观察停药后症状的改善情况。

2. 肝损害

(1)常见的可疑药物为吡嗪酰胺、利福平、异烟肼、乙硫异烟胺或丙硫异烟胺、对氨基水杨酸等。

(2)处理方法：参考中华医学会编写的《抗结核药物性肝损伤诊治指南(2019年版)》，①仅丙氨酸转氨酶(alanine transaminase，ALT)<3倍正常值上限(upper limits of normal，ULN)，无明显症状、无黄疸，可在密切观察下行保肝治疗并酌情停用肝损伤发生频率高的抗结核药物；②若ALT≥3倍ULN，或总胆红素≥2倍ULN，应停用肝损伤发生频率高的抗结核药物，行保肝治疗，同时进行密切观察；③ALT≥5倍ULN，或ALT≥3倍ULN并伴有黄疸、恶心、呕吐、乏力等症状，或总胆红素≥3倍ULN，应立即停用所有抗结核药物，积极进行保肝治疗，严重肝损伤患者应住院采取综合治疗措施，有肝功能衰竭时应积极抢救；④如果重新使用某种药物导致再次出现肝损伤症状和肝氨基转移酶升高，应考虑永久性停用此药物；⑤待患者肝功能恢复正常后，需要选择对肝功能损伤影响较小的抗结核药物以组成新的方案进行治疗及评估，同时加强监测肝功能的变化，防止再次发生药物性肝损伤。

3. 神经及精神系统不良反应

(1)常见的神经及精神系统不良反应包括：周围神经麻木、头痛、精神症状(如抑郁、自杀倾向)、癫痫、前庭功能障碍(耳鸣、眩晕、站立不稳)、视觉损伤及视神经炎、味觉损伤。常见的可疑药物有：异烟肼、环丝氨酸、链霉素、卡那霉素、阿米卡星、卷曲霉素、利奈唑胺、氟喹诺酮类、乙硫异烟胺或丙硫异烟胺、乙胺丁醇等。

(2)处理方法：①针对周围神经病，可选用维生素B_6(10mg/片)，每次1~2片，每天3次口服，可逐渐加量，最大总量200mg/d；同时减少可疑药物的用量，必要时停用可疑药物。须警惕神经炎可能不可逆转，但有些患者在停止使用可疑药物后情况会有所改善。②针对精神症状(如抑郁)，需及时对患者进行心理评估，降低可疑药物的用量或停用可疑药物；若有自杀倾向须住院治疗并停用环丝氨酸，进行专科治疗。患者以前的抑郁病史并不妨碍上述抗结核药物的使用，但有增加治疗时发生抑郁的可能性。若治疗初期抑郁症状明显者，应避免使用环丝氨酸。③针对癫痫，一旦发生，应立即停用可疑药物，同时须排除中枢神经系统感染。抗癫痫(惊厥)治疗常用左乙拉西坦、卡马西平或丙戊酸，增加维生素B_6至最大剂量(200mg/d)。通常持续应用抗癫痫(惊厥)药物直到抗结核治疗疗程结束或停用可疑药物。④针对前庭功能和听力障碍者，若采用注射类抗结核药物，可将该药调整为每周2次或3次给药；若经过调整后患者症状继续进展时，应停用注射类抗结核药物。耳塞和间断耳鸣是前庭功能障碍的早期症状，有耳塞症状时应立即进行电测听力检查，测听力可发现高频听力表失。前庭功能损伤不可逆,不会随停药而改善,故早期发现、早期处理非常重要。⑤针对视觉损伤及视神经炎,最常引起该反应的药物是乙胺丁醇、利奈唑胺,这种症状随着药物减量或停用通常可获得缓解,若出现视力减退应减量或停用。⑥对于味觉损伤(金属味),吮硬糖或嚼口香糖都有效,停药后味觉即可恢复,鼓励患者耐受这种不良反应。

4. 皮肤药物不良反应(过敏反应)

(1)常见可疑药物:吡嗪酰胺、氟喹诺酮类、氯法齐明、利福布汀或任何药物。在 HIV 阳性的结核病患者中可发生由氨硫脲引起的严重皮肤反应。

(2)处理方法:①反应轻微者,给予对症治疗后可缓解,不必停药,也可适当使用抗组胺药;②严重过敏反应者,伴随全身症状,如发热、内脏功能异常,严重者累及黏膜,以及产生皮肤松解剥脱,应立即停用所有治疗药物,直至过敏状态好转;③患者过敏状态完全恢复正常后,逐一试用治疗药物,从最不易引起过敏反应的药物开始,对高度可疑的过敏药物原则上不推荐再次使用;④消除其他潜在的可能引起皮肤过敏反应的因素;⑤在制订抗结核药物治疗方案之前,需仔细询问患者既往的药物过敏史;⑥特殊情况必须使用某类药物者,可使用脱敏疗法,但不推荐对链霉素、利福平等药物使用该方法。

5. 肾脏毒性及电解质异常

(1)常见可疑药物:链霉素、卡那霉素、阿米卡星、卷曲霉素等。

(2)处理方法:①停用可疑药物;在密切监测血肌酐的前提下试用间歇疗法(2~3 次 / 周),若血肌酐仍持续上升,则停止使用注射剂。同时建议根据肾小球滤过率(基于血清肌酐的公式)调整相应的抗结核药物,建议每 2 周检测 1 次尿常规及肾功能。一旦发生肾脏损伤可能是永久性的;②针对电解质异常,若血钾降低,同时应检查血镁、血钙浓度,按需补充电解质,如不能检测血镁浓度,对低钾血症患者可行经验性的补镁治疗;若为严重的低钾,须住院治疗,同时停止可能引起血钾降低的药物,如卷曲霉素。口服电解质治疗应与氟喹诺酮类药物治疗分开,因为口服电解质会影响氟喹诺酮类药物的吸收。

6. 血液系统损伤

(1)常见可疑药物:利奈唑胺、氟喹诺酮类、利福霉素类药物。

(2)处理方法:①若骨髓抑制程度较轻,可暂不停药,但须加强监测血常规的变化;若出现骨髓抑制逐渐加重,则立即停用利奈唑胺等可疑药物;②若骨髓抑制解除且利奈唑胺对治疗方案很重要,则可考虑重新低剂量使用利奈唑胺(300mg/d,顿服),但需加强监测。但氟喹诺酮类及利福霉素类药物则不同,除非其对方案的组成及制订非常重要,否则停药后一般不考虑再次使用;③严重贫血、血小板减少时,可输注红细胞悬液或单采血小板;④注意排除非药物相关因素引起的血液系统损伤。

7. 心血管系统不良反应

(1)常见表现为 QT_C 间期延长和心律失常。可疑药物:贝达喹啉、氟喹诺酮类、克拉霉素、氯法齐明。氟喹诺酮类药物中,莫西沙星和加替沙星最有可能延长 QTc 间期,而左氧氟沙星和氧氟沙星引起该反应的风险较低。

(2)处理方法:①若 QT_C 值超过 500ms,应停用贝达喹啉;② QT_C 间期延长应考虑停用相关药物,检查血钾、钙及镁水平,建议保持血钾高于 4mmol/L,血镁高于 0.74mmol/L;③同时避免使用可能延长 QT_C 间期的药物,如西沙必利、红霉素、抗精神病药物和三环类抗抑郁药等;④若患者有发生尖端扭转型室性心动过速的危险,风险超过了药物带来的益处,则不建议使用莫西沙星。

8. 内分泌系统及代谢异常

(1)常见表现为甲状腺功能异常、糖代谢障碍、高尿酸血症、男性乳房发育、脱发等。常见可疑药物为：丙硫异烟胺、对氨基水杨酸、乙胺丁醇、吡嗪酰胺、异烟肼。

(2)处理方法：①针对甲状腺功能低下，一般可继续服用抗结核药物，同时给予左甲状腺素治疗。多数患者停用对氨基水杨酸、丙硫异烟胺后可完全恢复。建议自抗结核药物治疗开启时定期检测甲状腺功能；②针对糖代谢障碍，多为加替沙星所致，一旦发生立即停止使用，可用莫西沙星代替；③针对尿酸升高患者，嘱患者多饮水及饮食控制，必要时可口服苯溴马隆对症。若患者出现关节肿胀、疼痛等时，须先排除痛风等自身免疫疾病，若考虑为药物所致，立即停用可疑药物；④针对男性乳房发育，必要时停药，症状可立即改善，同时对患者进行心理指导；⑤针对患者脱发，一般不严重，无需特殊处理，鼓励患者耐受不良反应，一般停药后毛发可重新生长。

9. 运动系统损伤

(1)常见表现为肌肉和关节疼痛、肌腱炎和肌腱断裂。常见可疑药物包括：吡嗪酰胺、氟喹诺酮类、乙胺丁醇和贝达喹啉等。

(2)处理方法：①针对肌肉和关节疼痛，可使用非甾体抗炎药对症，若不能缓解，则停用可疑药物；②针对肌腱炎和肌腱断裂，首先应对患者进行健康宣教，合理运动，必要时减少药物剂量或停用。

第二节　耐药结核病的辅助治疗

一、经气管镜介入治疗

(一)概述

经气管镜介入治疗常用于气管支气管结核(tracheobronchial tuberculosis,TBTB)的治疗。TBTB是指发生在气管、支气管黏膜、黏膜下层、平滑肌、软骨及外膜的结核病。根据中华医学会结核病学分会2012年发布的《气管支气管结核诊断和治疗指南(试行)》，活动性肺结核患者10%~40%合并TBTB，依据气管镜下观察到的主要大体改变及组织病理学特征，将TBTB分为Ⅰ型(炎症浸润型)、Ⅱ型(溃疡坏死型)、Ⅲ型(肉芽增殖型)、Ⅳ型(瘢痕狭窄型)、Ⅴ型(管壁软化型)和Ⅵ型(淋巴结瘘型)。

TBTB是国内最常见的导致成人获得性良性气道狭窄的病因之一，其治疗的主要目的是治愈结核病患者、减少结核病传播、防止耐药性发生、预防结核病复发，治愈和预防TBTB合并的气道狭窄、闭塞、软化及引起的肺不张，纠正肺通气功能不良。目前，经气管镜介入治疗已逐渐成为处理良性气道狭窄的主要手段之一。经气管镜介入治疗支气管狭窄的方法主要包括：气道内局部应用抗结核药物、冷冻术、球囊扩张术、热消融术、气道内支架置入术等措施。

(二)气道内局部应用抗结核药物

在全身有效应用抗结核药物治疗的基础上，气道内局部给予抗结核药物可使药物直达病灶区域,使病灶部药物浓度高,有效杀菌、抑菌,促进气道内病灶吸收、减少气道狭窄、闭塞、软化等并发症的发生。方式包括病灶表面局部药物喷洒和病灶内抗结核药物加压注射,前者主要针对Ⅰ型和Ⅱ型TBTB,后者主要适用于Ⅲ型和Ⅵ型TBTB。

此法优点在于可视化操作、部位准确、操作简便。常用的局部应用抗结核药物主要包括异烟肼和利福平,在耐药结核患者中,可根据药敏结果选用阿米卡星或左氧氟沙星等。缺点在于目前并无局部应用抗结核药物在气道内病灶处的药物浓度和抗菌效果的基础研究数据,故经气道局部应用抗结核药物的剂型、剂量和频次仍需进一步探索。

(三)冷冻治疗

1. 原理、适应证　冷冻术最早经气管镜在气道内的应用为治疗支气管肺癌。目前冷冻术也可用于TBTB。常用于Ⅱ、Ⅲ、Ⅳ和Ⅵ型TBTB,也可用于气道支架置入后再生肉芽肿的消除。其原理为产生低温(如N_2O -89℃、CO_2 -69℃等)或超低温使局部肉芽肿组织及结核分枝杆菌菌体细胞内外的水分子迅速结晶成冰、细胞停止分裂并溶解坏死,同时引起微血栓形成而致坏死。冷冻术包括冷冻消融和冷冻切除两种方式。冷冻消融即冷冻和自然融化,作用较慢并具有延迟效应,远期疗效较好;冷冻切除为直接切除坏死组织以达到消减病灶的目的,更易致大出血。国内指南推荐冷冻消融治疗TBTB,建议冷冻消融每次持续时间5~6min,一般不超过10min,间隔0.5~1min后可重复1~3个冷冻-解冻循环周期,一般每周进行1次,但目前国内对冷冻消融的时机和具体操作尚无较为统一的具体标准,仍待进一步探讨。较大的结核性肉芽肿基底部可采用冷冻疗法,能使气道黏膜损伤更易修复、同时彻底消除肉芽肿再生。针对Ⅳ型TBTB,因瘢痕组织不适于采用冷冻切除治疗,故可采用冷冻消融治疗,有利于减轻瘢痕再狭窄发生的速度与程度。

2. 并发症　冷冻治疗术是一种比较安全的介入治疗方法,较少出现并发症。治疗后组织坏死脱落,较大时可阻塞气道,引起咳嗽甚至呼吸困难,长时间冷冻可导致气道冻伤。

3. 注意事项　建议冷冻治疗后8~10d,复查气管镜清除坏死组织、引流分泌物。如果有严重的中心气道狭窄,在开通气道前不要使用冷冻消融,因其可引起气道水肿,可能加重气道狭窄甚至导致窒息。

(四)球囊扩张治疗

1. 原理、适应证　球囊扩张术适用于Ⅳ型TBTB。此法原理是将球囊导管送至气道狭窄部位,球囊内注水使球囊充盈膨胀,使狭窄部位气道形成多处纵行撕裂伤,从而使狭窄气道得以扩张。根据国内指南,球囊扩张压力可选择2~8个大气压,扩张气管时球囊持续膨胀时间短于15s,扩张气管以下部位时球囊持续膨胀时间1min左右,若无明显出血,间隔15~30s,可重复1~2次。目前国内各家医院仍无统一的球囊扩张治疗操作标准,标准的确立仍待探讨。

2. 并发症　球囊扩张术是一项比较安全的治疗方法,患者可能会在进行球囊扩张时有轻微的胸骨后隐痛和一过性血氧饱和度下降,一般随着治疗结束可自然缓解;部分患者扩张后会有少量的局部出血,仅需采用1:10 000肾上腺素生理盐水溶液局部喷洒止血;若气道严重撕裂,可能出现较严重的并发症,如大出血、纵隔气肿、皮下气肿、气胸、气道软化、气管胸膜瘘、气管食管瘘等;球囊扩张治疗后可能出现肉芽组织增生致气道再狭窄。

3. 注意事项　根据狭窄部位气道正常状态时的直径选择球囊的大小和长短(一般2~4cm),以防出现自发性气胸或纵隔气肿等。球囊扩张时注意即时监控,以防脱落或移位;

扩张中如瘢痕组织较硬,不可骤增扩张压力,以免出现较大撕裂伤,对于瘢痕挛缩、韧性较强的瘢痕组织,可先用针形电刀切割以松解瘢痕,再行球囊扩张治疗;气管及距隆突较近部位主支气管狭窄扩张时,须注意主气道是否通畅,评估肺通气功能;若有多部位的较大气道狭窄,球囊应由近端向远端扩张;60 岁以上老年患者慎重选择球囊扩张治疗;住院患者需在术后 24h 内密切观察病情变化,门诊患者术后应留院观察 4h。

(五) 热消融术治疗

1. 原理、适应证　热消融术主要适用于Ⅲ、Ⅵ型 TBTB,或处理难以清除的干酪样坏死物,此法作用快,但有气道出血、穿孔、着火、促进瘢痕增生的风险,故对Ⅳ型 TBTB 不宜作为首选。方法包括高频电治疗、氩气刀(argon plasma coagulation,APC)、激光、微波等。

2. 并发症　热消融术可导致气道黏膜烧伤、穿孔、刺激肉芽增生再狭窄、大出血、低氧血症、气胸、纵隔和皮下气肿等,汽化烟雾可引起咳嗽。

3. 注意事项　高频电治疗禁用于已安装心脏起搏器的患者和管外型病灶、通电时患者禁止接触金属;热消融治疗时禁止高流量吸氧;操作时应选用耐高温纤维支气管镜;若中心气道或较大气道存在严重瘢痕狭窄或管腔闭塞,如评估后选择使用热消融疗法,推荐使用针形激光刀或针形高频电刀,慎重选择 APC 或高频电凝,以免造成气管及周围血管透壁伤而危及生命;每次电刀或电凝时间建议不长于 1h,间隔时间为 7~10h。

(六) 气道内支架置入

1. 原理、适应证　TBTB 引起的气管、主支气管等中心气道重度狭窄可能导致严重的阻塞性通气功能障碍,重者可出现呼吸衰竭,甚至窒息、死亡。气道内支架置入原理是利用支架的支撑作用重建气道壁的支撑结构,保持呼吸道通畅,支架置入后可支撑气道,迅速解除梗阻症状。主要适应证为中央气道阻塞、气道软化或塌陷且无法或不准备行外科手术治疗的 TBTB 患者,此外还包括结核造成的瘘管、外压性气道狭窄等,球囊扩张术失败或反复多次治疗效果不佳时可选用。目前适用于治疗良性气道狭窄的支架为硅酮支架、可回收的全覆膜金属支架和金属裸支架,治疗 TBTB 引起的狭窄首选 Dumon 硅酮支架,但硅酮支架须经硬质气管镜置入,对技术和硬件要求较高,限制了临床应用,一般情况下良性气道狭窄禁止使用不可回收的金属裸支架。

2. 并发症　支架置入可能引起刺激性咳嗽、气道局部异物感、出血、感染、气道再狭窄、支气管管壁瘘、支架移位、支架疲劳、支架断裂及支架无法取出等。

3. 注意事项　TBTB 患者首选 Dumon 硅酮支架,当无硬件或条件不合适时,可选用覆膜金属支架,两者疗效相似,金属覆膜支架不易发生移位且放置简单,但放置后肉芽增生率较硅酮支架更高,且不能长时间放置,价格较硅酮支架偏高,不建议放置不可回收的金属裸支架;气道软化患者适用自膨胀式金属网眼支架;推荐金属支架置入时间为 30d 内,最长不应超过 60d,最适合时间尚待进一步探索;建议支架置入后 24~48h、第 1 个月内应每周气管镜检查 1 次,1 个月后每月气管镜检查 1 次;若患者合并呼吸困难、呼吸功能不良、气道反复感染,或者临床评估生存期较短、临时性支架效果可能不佳,又无外科手术指征,才可考虑永久性支架置入;气道雾化吸入、应用祛痰药可降低气道再狭窄发生率。

(七) 各型 TBTB 个体化介入治疗

综上所述,不同的介入方法可根据病灶情况单独或联合应用。

1. Ⅰ型 TBTB　经气管镜吸引清除气道分泌物,气道内局部应用抗结核药物。

2. Ⅱ型 TBTB 经气管镜吸引、钳夹等清除气道分泌物,局部应用抗结核药物,冷冻治疗去除坏死物、促进溃疡修复。

3. Ⅲ型 TBTB 经气管镜局部应用抗结核药物,冷冻治疗肉芽组织,采用热消融治疗消除较大的肉芽组织。若使用热消融治疗,电刀、APC 或激光均可选择,为避免治疗引发新的肉芽增生,处理小病变或接近肉芽基底部时,不建议使用 APC、YAG 激光,因其烧灼范围或深度不易控制。

4. Ⅳ型 TBTB 以球囊扩张术为首选和主要治疗手段。标准治疗流程:针形电刀或激光松解瘢痕组织;球囊或硬质气管镜扩张狭窄气道;冷冻处理狭窄段表面;狭窄部位局部应用药物(具体仍需探讨)抑制瘢痕肉芽组织增生。此外,对中心气道等较大气道完全闭塞,肺不张形成时间较短、末梢侧肺呈致密改变无毁损者,可尝试冷冻或审慎评价后采取的热消融疗法打通闭锁,联合球囊扩张术和暂时性支架置入术。

5. Ⅴ型 TBTB 治疗较为困难。无症状的动力性气道塌陷患者建议观察为主,如保守治疗、短期应用持续正压通气均无效时,应选择外科切除软化气道或气管支气管成形术,如无手术指征,则可选用经气管镜支架置入术,首选硅酮支架。

6. Ⅵ型 TBTB 在淋巴结瘘破溃前期及破溃期可经气管镜局部应用抗结核药物、冷冻术及热消融疗法;破溃期若有肉芽肿形成,则可给予冷冻术或热消融疗法;若瘘口愈合仅气道黏膜遗留碳末沉着则无需特殊处理。冷热消融联合治疗中央气道淋巴结瘘型支气管结核可减少平均治疗次数,提高治疗有效率;支气管内超声引导下淋巴结穿刺注射异烟肼联合冷冻治疗破溃期Ⅵ型 TBTB,有助于加快坏死物清除、减少介入治疗次数、缩短介入治疗时间。

(八) 糖皮质激素的应用

国内指南建议,在全身强有力的抗结核治疗方案下,有下列情况时,可酌情短期雾化吸入或气道内局部应用糖皮质激素。

1. 各种介入治疗后的气道局部、喉头急性水肿。

2. 介入治疗后气道明显挛缩。

3. 呼吸道严重炎症反应,常发生于Ⅰ型和Ⅱ型。

(九) 介入治疗后气道再狭窄的药物治疗

气道狭窄在介入治疗后常因瘢痕或肉芽组织增生导致气道再狭窄,少数轻度气道再狭窄不影响通气、气道狭窄部分的口径已稳定,即不需再处理,而大部分狭窄需要反复介入治疗以解除狭窄。目前可选用的抑制瘢痕肉芽组织增生的药物包括糖皮质激素、丝裂霉素 C、曲尼司特、5-氟尿嘧啶、常山酮、抗反流药、生长因子调节药及紫杉醇等,但以上药物使用的具体方法与剂量尚待进一步研究。

二、中医药治疗

中医药通过辨证论治,针对 MDR/RR-TB 患者进行机体调节,来提高其免疫功能,改善患者的全身状况及临床症状,从而达到辅助治疗的目的。部分中药如黄芪、白芷等可以抑制结核细菌生长,增强免疫功能,促进病灶吸收、修复,发挥扶正固本功效。建议以中成药辅助治疗为主,采用中药方剂进行调理,以滋阴为主,同时兼顾益气、温阳,并适当结合清火、祛痰、止血等法进行兼症治疗。同时中药白术、云苓可健脾胃、助消化,从而减轻抗结核药物所致胃肠反应。

三、营养支持治疗

MDR-TB 患者为营养不良的高危人群,国内报道显示,MDR-TB 患者营养不良发生率为 39%。MDR-TB 患者的治疗周期较非耐药结核病患者要长,营养不良风险更大,损失的蛋白质较多。由于抗结核药物引起的一系列胃肠道反应、肝功能受损等不良反应,进一步削弱了患者的营养素摄入水平及其吸收利用,从而导致营养不良。因此,对 MDR-TB 患者进行营养风险筛查,进行合理的营养支持治疗,对患者疾病恢复十分重要。营养支持治疗包括高蛋白、高不饱和脂肪酸、低碳水化合物,通过口服、鼻饲或静脉营养补充。所有服用 Cs/Trd、Lzd 的患者应给予维生素 B_6,预防神经系统不良反应的发生。在维生素(尤其是维生素 A)和矿物质缺乏地区,要补充维生素和矿物质。服用矿物质(锌、铁、钙等)的时间应与服用氟喹诺酮类错开,因为它们会影响这些药物的吸收。

四、外科治疗

外科手术治疗结核病由来已久,从 1882 年 Forlanini 首创人工气胸治疗肺结核至 20 世纪 40 年代抗结核药物出现这一时期,外科手术曾是治疗肺结核的唯一手段。目前,外科手术在结核病的诊断及治疗方面依然发挥着重要作用。手术切除是治疗复杂结核病的一种安全、有效的方法,特别是近年来耐多药、广泛耐药结核病的流行,使结核病外科手术治疗更受重视。外科手术治疗也相应地提高了结核病的治疗效果和患者的生命质量。就耐药结核病治疗而言,在严格掌握适应证的同时,还需合理选择手术方式并联合化学治疗,以降低患者术后并发症发生率及疾病复发率。针对胸部结核病及肺外结核病的外科治疗,着重介绍耐药肺结核病手术治疗和耐药脊柱结核病手术治疗。

(一)耐药肺结核病手术治疗

肺结核的外科治疗原理为手术切除病灶部位,促进肺复张,其手术方式为肺切除术、胸廓成形术及脓胸清除术等。

1. 适应证

(1)在正规治疗过程中痰菌持续阳性或反复阳性且病灶局限。

(2)存在结核空洞、毁损肺等可引起结核病复发病灶的病原学阴性患者。

(3)肺结核引起支气管胸膜瘘、脓胸、大咯血或合并恶性肿瘤等并发症。

2. 注意事项

(1)手术时机的选择需要满足三个标准:①具有可切除的局限性病变和足够的呼吸储备;②具有广泛的耐药性,使治疗失败或复发的可能性增加;③有足够数量的二线药物以确保手术后的治愈。对于双侧病变的病例,应在有较大病变的一侧进行切除。

(2)存在以下情况的患者应慎重考虑手术:①肺结核正在扩展或处于活动期,全身症状严重,血沉等基本指标不正常,或肺内其他部位出现新的浸润性病灶者;②肺外其他脏器结核病未得到有效控制者;③严重心、肝、肾疾病未得到控制,代偿能力差,肺功能测定提示病肺切除后将严重影响患者呼吸功能;④糖尿病患者血糖未得到良好控制者;⑤极度营养不良者,体重指数仅为正常范围的 40%~50%。

(3)术中将病灶清除的标本送病理检查,并行药物敏感试验,以便后期选择合理的化疗药物。

(二) 耐药脊柱结核病手术治疗

肺外结核病中最常见的是骨与关节结核,约占结核病的 1%~3%,其好发部位是脊柱,约占 50%,如诊治不及时,极易导致脊髓、神经压迫而出现瘫痪。脊柱结核病外科治疗的原理为手术清除病灶部位,解除脊髓受压,重建脊柱稳定性,其采用的手术入路有前路手术、侧前方入路、后路手术和前后入路联合手术等术式。手术方式包括彻底病灶清除术、椎管扩大减压术、植骨融合术、畸形矫正术、内固定器械置入术等。

1. 适应证

(1)脊髓受压、神经功能障碍。

(2)脊柱稳定性明显破坏,脊柱严重或进行性后凸畸形。

(3)病灶有较大死骨或空洞。

(4)较大的寒性脓肿、流注脓肿。

(5)经久不愈的窦道。

2. 注意事项

(1)手术时机的选择,至少规范抗结核治疗 2~4 周,结核中毒症状得到明显控制,体温 ≤ 37.5℃,局部疼痛缓解,血红蛋白>100g/L,红细胞沉降率<60mm/h,或者具有明显下降趋势时方可进行手术。对合并神经功能障碍或脓肿即将破溃应尽早手术,也可先行脓肿置管引流以减轻结核中毒症状,避免脓肿破溃造成混合感染,至病变稳定后再手术。

(2)脊柱结核手术方式多样,具体应根据病变节段、病灶位置、神经损伤程度、患者全身状况、术者擅长术式等方面综合考虑,制订个性化手术方案。

(3)术中将病灶清除标本送病理检查,并行药物敏感试验,以便后期选择合理的化疗药物。

(刘晓娟　吴桂辉　何畏　陈晴　黄涛)

第四章 耐药结核病患者常见症状及护理

第一节 咯　血

一、概述

咯血指喉及喉以下呼吸道任何部位出血经口腔排出,是肺结核最常见的并发症之一,发生率可达90%。窒息是肺结核大咯血患者最常见的死因之一。大咯血来势凶猛,如不能及时发现和实施有效抢救,患者易出现窒息导致突然死亡。因此,熟悉和掌握咯血,尤其是大咯血的处理具有重要的临床意义。

（一）肺结核大咯血的原因及发病机制

1. 直接作用　①肺结核或支气管内膜结核病灶直接侵蚀临近血管致使血管破裂出血;②钙化的陈旧性结核病灶刺破临近血管导致出血;③钙化灶脱落致使病灶处出血。

2. 间接作用　①结核病灶释放的炎症因子和毒素刺激周围血管,血管壁通透性增加,红细胞外渗,出现痰中带血;②空洞型肺结核空洞壁内形成血管瘤,当血管瘤受侵蚀破裂可导致大咯血;③慢性肺结核可继发支气管扩张形成动静脉瘘破裂,继而引起大咯血。

（二）发生窒息的危险因素

咯血发生窒息危及生命通常与下列因素有关。

1. 单次咯血量。

2. 咯血时患者高度紧张、焦虑、恐惧,不敢咳嗽。

3. 反复咯血,咽喉部受血液刺激,加上患者情绪高度紧张,容易引起支气管痉挛,血液凝块淤积在气管、支气管内,堵塞呼吸道。

4. 长期慢性咯血导致混合性感染,慢性纤维空洞性肺结核以及毁损肺会导致呼吸功能衰竭。

5. 不合理应用止咳药物抑制咳嗽反射或老年体弱患者咳嗽反射减弱。

6. 反复咯血的患者,当其处于休克状态再次咯血时,虽然咯血量不大,但因无力将血咳出,容易造成窒息死亡。

7. 咯血的并发症,如气道阻塞窒息、肺不张、失血性休克、感染播散和继发性感染等。

二、护理评估

(一) 咯血量的评估

根据 24h 咯血量的多少将咯血分为三个等级,即小量咯血、中等量咯血、大量咯血,可提示医务人员及时发现和实施有效抢救(表 4-1)。

表 4-1 咯血分级

咯血程度	咯血量 /ml
小量咯血	24h 内咯血<100
中等量咯血	24h 内咯血 100~500
大量咯血	24h 内咯血>500 或 1 次咯血量>100

(二) 咯血和呕血的鉴别

咯血与呕血的区别见表 4-2。

表 4-2 咯血和呕血鉴别

鉴别要点	咯血	呕血
病种	肺结核、支气管扩张症、肺癌、二尖瓣狭窄等	消化性溃疡、肝硬化、胃癌等
出血先兆	咯血前咽喉部痒感、胸闷、咳嗽等	呕血前上腹部不适及恶心
出血方式	咳出	呕出
颜色	泡沫状、色鲜红	无泡沫,呈暗红或棕色
混杂内容物	常混有痰	常有食物及胃液
酸碱性	碱性	酸性或弱碱性
出血后黑便	如未咽下血液,则无	粪便带黑色或呈柏油状
出血后痰液性状	血痰	无痰

临床咯血还应注意与鼻部和口咽部疾病引起的出血进行鉴别:口腔与咽部出血容易观察到局部出血灶;鼻腔出血多从前鼻孔流出,常在鼻中隔前下方发现出血灶,当鼻腔后部出血量较多,可能被误诊为咯血,如用鼻咽镜检查可见血液从后鼻孔沿咽壁下流,即可明确诊断。

(三) 咯血综合评估

疾病的严重程度与咯血量有时并不是完全一致,对于咯血评估除了咯血的持续时间、量,还应考虑是否有异常生化指标及机体的状况,综合评估咯血的预后和危险性,具体评估见表 4-3。

表 4-3　咯血综合评估单

咯血综合评估单
咯血程度：　小量□　中等量□　大量□
咯血量：　单次最大咯血量（　）ml　24h（　）ml
咯血次数：（　）次
咯血性状：　痰中带血丝□　鲜红色□　暗红色□　血脓痰相混□
伴随症状及体征：喉痒□　发热□　胸闷□　胸痛□　咳嗽咳痰□　出汗□　心悸□　呼吸困难□ 　　　　　　　　发绀□　消瘦□　贫血貌□　皮肤黏膜状况（　）　肺部体征（　）
心理反应：　恐惧□　高度紧张□　焦虑□　其他（　）
生命体征：T　℃　P　次/min　R　次/min　BP　mmHg　SPO_2　%
神志：　清醒□　嗜睡□　意识模糊□　昏睡□　昏迷□
实验室异常结果：血常规　出血/凝血时间　血生化　尿常规　大便常规　痰液
其他检查异常结果：X线检查、CT、支气管动脉造影、肺动脉造影、纤维支气管镜、其他（　）

三、护理诊断

1. 清理呼吸道低效或无效　与气管、支气管和肺内积血无法咳出有关。
2. 恐惧　与生命或健康受到威胁有关。
3. 知识缺乏　缺乏结核病咯血的相关知识。
4. 潜在并发症　窒息、感染、血容量不足。

四、护理措施

(一) 常规护理

1. 体位　一般静卧休息能使小量咯血自行停止。但大量咯血时应绝对卧床休息，就地抢救，避免不必要的搬动。出血部位明确者采取患侧卧位，有利于健侧通气，防止病灶扩散，咯血停止后呼吸困难者可采用半坐卧位。

2. 建立静脉通道　迅速建立静脉通道，以保证抢救药物和液体顺利输入。

3. 加强护理　密切观察、加强巡视、定时监测生命体征，并做好护理记录，警惕窒息的发生。窒息表现为：①患者突然出现两眼凝视、表情呆滞，甚至神志不清，或突然躁动不安、急坐欲咳，又咳不出，迅速出现发绀者；②咯血突然不畅、停止，或见暗红色血块，或仅从鼻、口流出少量暗红色血液，随即张口瞪目、面色青紫、四肢乱动者；③咯血中突然呼吸加快，出现"三凹征"、一侧肺呼吸音减弱消失等。

4. 吸氧　对缺氧者，给予鼻导管吸氧。

5. 心理支持　患者咯血时，医护人员应守候在其床旁，耐心解释，安抚患者情绪，减少患者的恐惧，使其放松身心，能够积极配合治疗。

6. 口腔护理　可采用经生理盐水浸润的棉球帮助咯血患者清洁牙齿、舌面及口腔内分布的血渍,清除口腔内的血腥味,以减少咯血对患者口腔组织产生的刺激。

7. 饮食指导　大咯血应暂时禁食,小量咯血者可进食少量温凉的流质饮食,待患者咯血停止后逐渐过渡至普食,选择易消化、高营养、高热量的食物及新鲜水果。禁止食用咖啡、浓茶、酒类等刺激性饮品,饮食遵循"少食多餐"原则。保持大便通畅,忌用力排便,以防腹压增加而再次发生出血。

(二) 大咯血的抢救

1. 保持呼吸道通畅　立即取头低足高患侧卧位,利于血液排出,防止窒息。若出血部位不明确则取平卧位,头偏向一侧,指导患者咳出口腔内积血,昏迷、不合作者可使用开口器或安置口咽通气管,通过负压吸引,吸出口腔及呼吸道内血液,同时给予高流量吸氧。

2. 建立静脉通道　立即通知医生,迅速建立两条及以上静脉通道,遵医嘱使用止血药、呼吸兴奋剂等药物。

3. 病情观察　安置心电监护,观察患者生命体征及神志的变化,记录咯血的颜色、性状及量。留取标本送检,必要时进行交叉配血。

4. 抢救物品的准备　在床旁准备急救药品、抢救车、负压吸引器、气管插管、气管切开包等急救物品。

5. 窒息　大咯血患者一旦发生窒息,立即终止各项操作,保持呼吸道通畅。窒息抢救及处理包括:①立即将患者俯卧位倒置于床旁,或呈头低足高患侧卧位,叩击背部,使血块排出,或迅速用吸痰管接吸引器插入气道内抽吸,吸出口腔及呼吸道内血液;对年老体弱、无力咳嗽者,一旦出现窒息,立即用开口器撬开口腔,将咽喉、鼻部血块清除,必要时立即行气管插管或气管切开,保持呼吸道通畅;②气管血块清除后,若患者自主呼吸未恢复,应行辅助通气,窒息解除后应增加氧流量给氧、遵医嘱适当给予呼吸中枢兴奋剂、止血、纠正酸中毒、补充血容量等对症处理。同时仍需密切观察病情变化,监测血气分析,警惕再窒息的可能;③观察患者呼吸的频率、深浅度及发绀的情况,根据病情给予不同流量氧气吸入,并观察给氧效果,做好护理记录;④患者恢复意识后,指导患者进行有效咳嗽,禁用呼吸抑制剂、镇咳剂,以免抑制咳嗽反射及呼吸中枢,使血块不能咳出而发生窒息。咯血抢救流程,见图4-1。

(三) 用药护理

肺结核伴咯血患者在进行药物止血期间应注意观察有无药物不良反应,常见止血药物包括垂体后叶素、酚妥拉明、氨甲苯酸、酚磺乙胺等,见表4-4。

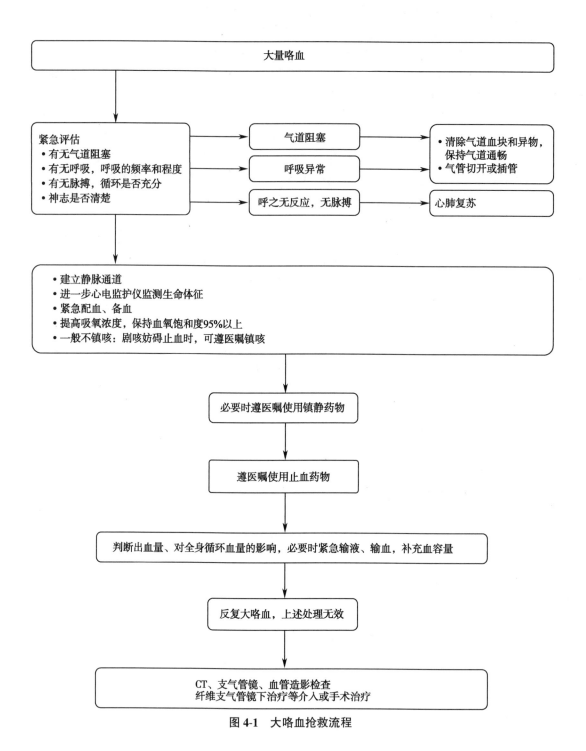

图 4-1 大咯血抢救流程

表 4-4 常见止血药物

药物	药理作用	常用方法剂量	常见不良反应	禁忌证
垂体后叶素	含有催产素及加压素,具有收缩支气管动脉和肺小动脉的作用,是大咯血的首选药物	肌内注射/皮下注射/静脉滴注:6~12U/次(稀释后使用)	常见血压升高、尿量减少、尿急、心悸、胸闷、心绞痛、出汗、面色苍白、恶心、呕吐、腹痛	妊娠高血压综合征、高血压、心力衰竭、冠心病、肺源性心脏病者禁用。由动物神经垂体中提取的制品中含有微量的异性蛋白而易致过敏,有过敏反应史者
酚妥拉明	α-受体阻断剂,可以直接舒张血管平滑肌,降低肺动静脉血管压力,主要用于垂体后叶素禁忌或无效时	静脉滴注:10~20mg+5%GS 250~500mL,qd,连用5~7d	常见直立性低血压、心律失常、鼻塞、恶心、呕吐	对本品过敏者,已知对亚硫酸酯过敏者;低血压、心肌梗死或有心肌梗死史者;冠脉功能不全、心绞痛、冠心病、胃炎、消化性溃疡、严重动脉硬化者;严重肝肾功能损害者
氨基己酸	通过抑制纤维蛋白溶解起到止血作用	口服:2g/次,tid或qid;静脉滴注:4~6g + 0.9%NS 100ml 或 5%~10%GS 100ml,(15~30min内滴完),持续剂量为1g/h	常见恶心、呕吐和腹泻;其次为眩晕、瘙痒、头晕、耳鸣、全身不适、鼻塞、皮疹等	有血栓形成倾向或血栓栓塞史、弥散性血管内凝血高凝期患者
氨甲苯酸	促凝血药物,通过抑制纤维蛋白溶解起到止血作用	口服:0.25~0.5g/d,bid或tid,最大剂量不超过2g/d;静脉注射或静脉滴注:0.1~0.3g/次,不超过0.6g/d	长期应用未见血栓形成,偶有头昏、头痛、腹部等不适	对氨甲苯酸过敏者
酚磺乙胺	增强毛细血管抵抗力,降低毛细血管通透性,增强血小板的聚集性和黏附性,促进血小板释放凝血活性物质,缩短凝血时间	静脉注射或肌内注射:0.25~0.5g/次,0.5~1.5g/d;静脉滴注:0.25~0.75g/次,bid或tid	可有恶心,头痛、皮疹、暂时性低血压等,静脉注射后偶可发生过敏性休克	对本品及其中任何成分过敏者;急性卟啉症患者

其他药物:包括肾上腺色腙、维生素K₁、鱼精蛋白等

49

第二节　全身毒性症状

一、概述

耐药结核病病程较长,迁延不愈,临床表现与普通结核病无明显差异,临床表现可多种多样,轻重不等,其影响因素包括患者的年龄、机体的免疫、营养状况、并存疾病及有无接种过卡介苗、入侵结核分枝杆菌的毒力和数量、病变的部位及严重程度等。肺外耐药结核病的临床表现依据不同发病部位而不同。结核分枝杆菌侵入人体后4~6周,身体组织对结核分枝杆菌及代谢产物所发生的敏感反应称为变态反应。局部出现炎性渗出,甚至干酪样坏死,常伴有发热、乏力、食欲减退等全身症状。随着疾病的慢性消耗和进展,身体素质下降,会表现出体重减轻及盗汗。急性血行播散性肺结核患者表现为高热或昏睡等全身症状。

二、护理评估

(一) 发热的评估

1. 发热的概念　发热是指病理性体温升高超过高限,是机体对致病因子的一种全身性防御反应,发热是结核病最常见症状之一,约有37%~80%结核病患者可有不同程度的发热。

正常体温在不同的个体之间略有差异,且受机体内外环境因素的影响稍微有波动。24h以内,下午的体温略高,运动、劳动、进餐以后、女性月经前及妊娠期体温可以略高,但正常人一般体温波动范围<1℃。发热是一种症状而非独立的疾病,在临床上分为感染性发热与非感染性发热。以感染性发热为多见,发热是对感染的反应,对感染的防御有重要的作用,非感染性发热常见于无菌性坏死性物质的吸收引起的吸收热、变态反应性发热等。

2. 发热的诊断标准　发热按程度可分为四种:经口腔或者直肠测温5min或腋下10min,以口温为准,体温在37.5~37.9℃为低热,38.0~38.9℃为中度发热,39.0~40.9℃为高热,≥41.0℃为超高热。

3. 发热的体征　体温上升期由于皮肤血管收缩表现为皮肤苍白甚至有皮温下降,因皮肤散热减少刺激冷觉感受器并传至中枢引起畏寒,继而引起寒战及竖毛肌收缩,常伴有疲乏无力、肌肉酸痛等症状;在高热期,寒战消失,皮肤潮红而灼热,呼吸加快加深,开始出汗并逐渐增多;体温下降期,体温中枢的体温调定点逐渐恢复正常,患者大量出汗,皮肤潮湿。高热患者可出现谵妄、惊厥、昏迷及水、电解质紊乱等并发症。

4. 结核病患者发热的特点　结核病发热常缓慢起病,长期或较长期午后或傍晚低热或中等度发热。急性血行播散性肺结核患者常表现为高热。

(二) 乏力的评估

1. 乏力的概念　乏力是临床常见的主诉之一,是非特异性的疲惫感觉,表现为自觉疲劳、肢体软弱无力。生理情况下,在过强劳动、长时间工作、睡眠不足、饥饿时也可感到乏力,但休息或进食后很快恢复。病理性乏力根据程度分为轻、中、重度。轻度乏力患者精神不振,常感疲乏,但能坚持体力劳动,休息后疲乏虽有所减轻,但不能恢复正常;中度乏力患者精神疲乏,勉强能坚持日常工作和生活,但是从事轻体力劳动即感异常疲乏,长时间休息也不能恢复;重度乏力患者精神极度疲乏,不能坚持日常活动,即使在休息状态下也感疲倦,懒于言语。

2. 乏力的分类　乏力可分为生理性乏力和病理性乏力。病理性乏力与血液系统、呼吸系统、循环系统等疾病有关,需根据病因对症治疗。

3. 结核病患者乏力的特点　乏力是结核病的全身毒性症状之一,休息后疲劳乏力也不能缓解,同时乏力、无力也是抗结核药物常见的不良反应。主要表现为精神不振,四肢无力,全身疲乏,行动无力,嗜睡等。结核感染引起的乏力需要积极的抗结核治疗方可缓解。

(三) 体重减轻的评估

1. 体重减轻概念　体重在 6 个月内减轻达原体重的 5% 以上,即为有临床意义的体重减轻。造成体重减轻的原因如下:慢性感染,包括结核分枝杆菌、霉菌、阿米巴原虫等,少见的亚急性细菌性心内膜炎感染也会引起体重减轻。

2. 评估工具　最常用体重指数(body mass index,BMI)进行评估,计算公式为 BMI= 体重(kg)/ 身高(m)的平方,其正常范围为 $18.5\sim23.9kg/m^2$,$BMI \leqslant 18.4kg/m^2$ 为体重过轻,BMI 在 $24.0\sim27.9kg/m^2$ 为超重,$BMI \geqslant 28.0kg/m^2$ 为肥胖。

3. 结核患者体重减轻的特点　结核病是一种消耗性疾病,体重减轻为典型的临床表现之一,结核病引起的体重减轻常伴随其他症状,如疲劳、食欲减退、盗汗及低热等。

(四) 盗汗的评估

1. 盗汗的概念　盗汗是中医的一个病症名,是以入睡后汗出异常,醒后汗泄即止为特征的一种病症。"盗"有偷盗的意思,古代医家用盗贼每天在夜里鬼祟活动,来形容该病症,即每当人们入睡、或刚一闭眼而将入睡之时,汗液像盗贼一样偷偷地泄出来。

2. 盗汗的临床表现　盗汗的临床表现分为轻型、中型和重型三种。轻型盗汗的患者,多数在入睡已深,在清晨 5 时或醒觉前 $1\sim2h$ 时汗液易出,出汗量较少,仅在醒后觉得全身或身体某些部位稍有汗湿,醒后则无汗液再度泄出。中型盗汗的患者,多数入睡后不久汗液即可泄出,甚者可使睡装湿透,醒后汗即止,揩拭身上的汗液后,再入睡即不再出汗。这种类型的盗汗,患者常有烘热感,热作汗出,醒觉后有时出现口干咽燥的感觉。重型盗汗的患者,汗液极易泄出,入睡后不久或刚闭上眼即将入睡时,即有汗液大量涌出,汗出后即可惊醒,醒后汗液即可霎时收敛,再入睡可再次汗出。出汗量大,汗液常带有淡咸味,或汗出同时混有汗臭。汗出甚者可使被褥浸湿,一夜非数次替换睡装则无法安睡,有个别重症患者能使被褥湿透,被褥较薄或用席子时,汗液可在床板上印出汗迹。这些患者常伴有明显的烘热感,心情烦躁,汗后口干舌燥,喜欢凉水。平时可伴有低热或潮热,五心烦热,颧红,头晕,消瘦,疲乏不堪,尿色深,尿量少,大便干燥。

3. 结核病患者盗汗的特点　肺结核因慢性消耗导致机体虚弱,植物神经功能紊乱从而表现为盗汗的症状,中医认为是肺肾阴虚,肺结核盗汗大多是夜间盗汗,另外午后也可以出现盗汗的症状。

三、护理诊断

1. 体温过高　与结核分枝杆菌引起肺部感染有关。

2. 疲乏　与结核病中毒症状有关。

3. 营养失调:低于机体需要量　与结核病消耗增加、摄入不足有关。

4. 潮湿 与出汗多有关。

四、护理措施

1. 监测体温 体温在 38.5℃ 以上者,每 4h 测 1 次体温,37.5℃ 以上者每日测 4 次体温,直到体温恢复正常后 72h。体温超过 38.5℃,给予物理降温或遵医嘱给药,30min 后复测体温。如头部冷敷、冰袋置于大血管部位、冰水或酒精擦浴等。高热寒战时注意保暖,及时添加被褥,给予热水袋时防止烫伤,必要时遵医嘱给予药物降温,但年老体弱者不宜连续使用退热药。患者出汗时,及时协助擦汗、更换衣服,避免受凉,指导患者穿宽松、透气、易吸汗的衣服,以减少汗液对皮肤的刺激。

2. 病情观察 观察患者神志、体温、呼吸、脉搏、血压、尿量和体重变化,做好记录,注意观察患者末梢循环情况,高热患者四肢末梢厥冷、发绀等提示病情加重,应及时报告医生。监测血常规、血电解质等变化,当患者大量出汗时,应密切观察有无脱水现象。

3. 用药护理 指导患者正确服用抗结核药物,注意观察药物的疗效及不良反应,如服用左氧氟沙星后出现头晕乏力,服用莫西沙星后出现恶心、呕吐、食欲减退,可遵医嘱调整药物剂量和服药时间,提高患者抗结核治疗的依从性。同时为患者制订合理的食谱,以保证患者能够配合药物治疗。

4. 中药调理 发热、盗汗可以配合中药调理,嘱患者遵医嘱服用百合固金汤,口服六味地黄丸等以改善症状。

5. 营养指导 根据营养风险筛查 2002(nutritional risk screening 2002,NRS-2002)(附表 1)评估结果,采取有针对性的营养指导。

6. 心理护理 注意患者心理变化,及时疏导,保持患者心情愉快,处于接受治疗护理最佳状态。

第三节 呼吸系统症状

一、咳嗽咳痰

(一)概述

咳嗽咳痰是呼吸系统疾病最常见的症状,咳嗽是一种保护性反射,有助于清除呼吸道分泌物和有害因子。咳嗽反射减弱或消失可引起肺不张或肺部感染,甚至窒息死亡。但频繁、剧烈的咳嗽对患者的生活、工作和社会活动会造成严重的影响。咳痰是指借助于支气管黏膜上皮细胞的纤毛运动、支气管平滑肌的收缩及咳嗽时的气流冲动将气管、支气管内的分泌物或肺泡内的渗出液排出。如果痰液黏稠、量多,而患者无力排痰或意识障碍时,容易导致窒息。咳嗽伴有痰液称为湿性咳嗽;咳嗽无痰或痰量很少,称为干性咳嗽。肺结核患者咳嗽咳痰与病情密切相关。

(二)护理评估

1. 咳嗽诱因 有无受凉、气候变化、粉尘吸入、服用血管紧张素转换酶抑制剂或精神因素等。

2. 咳嗽类型及性质 按病程可分为急性咳嗽(<3周)、亚急性咳嗽(3~8周)和慢性咳嗽(>8周),按性质又可分为干咳与湿咳(每天痰量>10ml)。评估患者有无咳嗽无效或不能咳嗽,是单声咳嗽或连续性咳嗽,是阵发性咳嗽或刺激性咳嗽,是晨起咳嗽或夜间咳嗽,咳嗽是否与体位变化有关等。

3. 痰液性质 了解痰液是泡沫状、浆液状、黏液脓性、黄色脓痰或血性痰液;痰多时可收集于干净容器中测量,必要时须静置数小时后观察痰液是否分层。轻症肺结核可无咳嗽或仅为轻微干咳或伴有少量白色黏痰;病变活动、空洞形成、并发支气管结核、支气管扩张时则咳嗽剧烈并伴有大量白色黏痰,有时为血痰;继发感染时则有脓性痰。

4. 身体状况 评估有无体温升高、脉搏增快、血压异常、意识障碍等。是否有口唇、甲床青紫伴鼻翼煽动、强迫体位。有无呼吸频率、节律和深度异常,胸廓两侧运动是否对称,有无异常呼吸音及有无干、湿啰音等。

5. 心理-社会反应 评估有无焦虑、抑郁等不良情绪反应;是否对患者日常和睡眠造成影响。

6. 相关疾病 患者是否患有气喘、慢性鼻炎、心脏疾病,有无精神、心理疾病。

7. 吸烟史及有害气体接触史 吸烟的时间和量,接触有害气体的种类、时间和量。

8. 辅助检查结果 评估痰液检查、X线检查、肺功能检查、CT检查、支气管镜检查等相关结果。

(三) 护理诊断

1. 清理呼吸道无效 与肺部炎症、痰液黏稠、无力咳嗽有关。

2. 有传播感染的危险 与暴露于空气中的结核分枝杆菌传播有关。

3. 知识缺乏 与患者缺乏有效的咳嗽咳痰知识有关。

(四) 护理措施

1. 改善环境 保持室内空气新鲜流通,温湿度适宜,避免尘埃和烟雾等刺激,注意保暖,避免受凉。

2. 补充营养与水分 给予高蛋白、富含维生素饮食,避免油腻食物。多饮水,每日饮水量保持1 500ml以上,利于痰液稀释和排出。

3. 指导有效咳嗽 适用于神志清醒尚能咳嗽的人。患者取舒适体位,先行5~6次深呼吸,然后于深吸气末保持张口状,连续咳嗽数次使痰到咽部附近,再用力咳嗽将痰排出;或患者取坐位,两腿上置一枕顶住腹部,咳嗽时身体前倾,头颈屈曲,张口咳嗽将痰液排出。嘱患者取侧卧深屈膝位,有利于膈肌、腹肌收缩和增加腹压,并经常变换体位有利于痰液咳出。

4. 胸部叩击与胸壁震荡 适用于长期卧床、久病体弱、排痰无力患者。患者取侧卧位,医护人员指关节微屈、手呈扶碗状,从肺底由外向内、由下向上轻叩胸壁震动气道,边叩击边鼓励患者咳嗽,以利于痰液排出。或指导患者双侧前臂屈曲,两手掌置于锁骨下,咳嗽时前臂同时叩击前胸及侧胸壁,震动气管分泌物,以提高咳嗽排痰效率。

5. 吸入疗法 吸入疗法分湿化和雾化治疗法,适于痰液黏稠和排痰困难者。湿化治疗法是通过湿化器装置,将水或溶液蒸发成水蒸气或小水滴,以提高吸入气体的湿度,达到湿润气道黏膜、稀释痰液的目的。雾化治疗法常用超声发生器薄膜的高频震荡,使液体成为雾滴,其高密度而均匀的气雾颗粒能到达末梢气道,排痰效果好,若在雾化液中加入某些药物如痰溶解剂、平喘药、抗生素等,排痰、平喘、消炎的效果更好。

6. 体位引流　是利用重力作用使支气管内分泌物排出体外。适用于痰量较多、呼吸功能尚好者,根据患者病灶部位,采取相应的体位,使痰液潴留部位高于主气管,同时辅以叩击,以便借助重力使痰液流出。

7. 机械吸引　适用于痰量较多、排痰困难、咳嗽反射弱的患者,尤其是昏迷患者行气管插管或气管切开者,预防窒息。

8. 观察患者呼吸的频率、深度及发绀的情况,了解患者血气指标。根据病情给予不同流量氧气吸入,并观察用氧效果。密切观察咳嗽、咳痰情况,详细记录痰液的颜色、量和性质。正确收集痰标本,及时送检。

9. 遵医嘱应用抗生素　控制及预防肺部感染,对咳脓痰者加强口腔护理,餐前及排痰后应充分漱口;昏迷患者,每 2h 翻身一次,每次翻身前后注意吸痰,以免口腔分泌物进入支气管造成窒息。

10. 用药护理　遵医嘱给予抗生素、止咳、祛痰药物,可给予静脉输液、口服给药及雾化吸入等,掌握药物的疗效和不良反应。不滥用药物,如排痰困难者勿自行服用强镇咳药。

11. 心理护理　安慰患者,指导并协助患者正确咳痰,使痰液排出。减轻患者的焦虑、恐惧心理。

12. 健康教育　积极预防上呼吸道感染,如避免受凉、过度劳累;天气变化时及时增减衣服,感冒流行时少去公共场所;减少异物对呼吸道刺激,鼓励患者戒烟;适当锻炼身体,多进营养丰富的食物,保持生活规律、心情愉快,增强机体抵抗力;嘱多饮温开水以湿润气道;病情变化时及时到医院就诊。

二、胸痛

(一) 概述

疼痛是临床上常见的症状。国际上已将疼痛列为第五生命体征,与体温、脉搏、呼吸和血压一起对所有患者进行评估和处理,胸部指人体头颈到最下面一根肋骨的范围,其间任何部位的疼痛统称为胸痛。引起胸痛的原因是各种化学因素及物理因素刺激肋间神经感觉纤维、脊髓后根传入纤维、支配心脏及主动脉的感觉纤维、支配气管与支气管及食管的迷走神经感觉纤维或膈神经的感觉纤维等。胸痛主要由胸部疾病所致,少数患者由其他疾病引起。胸痛的程度,因每个人对疼痛不同的差异有关,与疾病病情程度不完全一致。痛源可来自心脏、肺、气管、食管、肋骨、肋间神经、肌肉组织等。胸痛性质可以是刀割样、针刺样、紧缩样、撕裂样、压迫痛、烧灼痛、隐痛、钝痛、锥痛等,疼痛持续时间不等。结核引起的胸痛多数考虑结核病灶侵犯胸膜引起结核性胸膜炎或胸水导致,需要通过胸部 X 线片或胸部 CT 检查来确定。随着人们对疼痛认识的转变和护理观念的更新,护士在疼痛管理中的重要作用日益凸显,护士将疼痛评估管理指标贯穿于整个疼痛评估过程。

(二) 护理评估

1. 正确使用疼痛评估量表

(1) 对语言交流正常的 4 岁以上患儿或成年患者统一使用国际通用的视觉模拟评分法(visual analogue scale,VAS)评分。

(2) 对神志清楚有先天性认知障碍、语言表达困难的患者(如阿尔茨海默病、聋哑、老年患者)采用 Wong-Baker 面部表情评分量表。

(3)对 4 岁或 4 岁以下婴幼儿或意识障碍无法配合完成疼痛评估的患者使用行为学评估量表。

(4)对使用呼吸机、气管插管、气管切开而无法正常表达的患儿或成年患者使用危重症患者疼痛观察工具。

2. 建立疼痛评估管理指标　疼痛评估管理指标包括:疼痛评估量表、按频率动态评估、疼痛部位、疼痛强度、疼痛性质、疼痛发生及持续时间、诱发因素、伴随症状、缓解因素及心理状况。国际疼痛学会提出,通过建立疼痛评估管理指标可以提高护士执行疼痛评估完整率,从而改善疼痛管理。疼痛评估管理指标的建立能有效提高护士参与疼痛评估管理意识,正确认识疼痛评估规范性对于患者疼痛管理的重要性,使护士执行疼痛评估完整率、疼痛强度评估准确率得到显著提高,更加规范临床疼痛评估工作,提升疼痛护理质量,减轻患者疼痛,提高患者满意度和生活质量。

(三) 护理诊断

1. 疼痛　与患者结核病灶侵犯胸膜有关。

2. 焦虑　与患者对疼痛发作及缓解的不确定性有关。

3. 睡眠型态紊乱　与患者因疼痛不能采取休息体位有关。

(四) 护理措施

1. 遵医嘱给予抗结核治疗,并观察用药的效果及副作用。

2. 结核性胸膜炎置管患者注意观察胸腔闭式引流是否通畅,患者的疼痛是否缓解。

3. 保持病房安静,保证患者有充足的休息时间。协助患者采取舒适卧位,教会患者自我放松技巧,如缓慢深呼吸、全身肌肉放松、听音乐、广播或看书、看报,以分散注意力,减轻疼痛。

4. 指导患者有意识地控制呼吸,避免剧烈咳嗽。

5. 遵医嘱给予解热镇痛抗炎药物,观察用药后疼痛是否缓解。

6. 胸痛患者可能会出现精神过度紧张,家人应细心、耐心安慰,消除其紧张情绪,时刻陪伴,给予患者足够的安全感。

三、呼吸困难

(一) 概述

呼吸困难是指患者感到空气不足,呼吸费力,客观表现为呼吸活动用力,呼吸频率、节律和深度均出现异常,甚至发绀。呼吸困难是心肺疾病患者常见症状。引起呼吸困难的病种很多,分为肺源性、心源性、中毒性、神经精神源性及血源性五大类。多数患者表现为慢性进行性呼吸困难。并发结核性胸膜炎、心包炎、肺源性心脏病、心功能不全时可有明显呼吸困难症状。当发生张力性气胸、纵隔气肿时则多呈急性发作性呼吸困难并伴有胸痛、明显发绀等表现。

(二) 护理评估

1. 起病缓急　呼吸困难突然发生,还是逐渐加重。患者的年龄、性别和职业有助于了解呼吸困难的原因。

2. 呼吸困难发作的时间和诱因　是否发生在输液时、睡眠中、接触过敏物质、感染后;

是否使用中枢抑制剂、接触化学毒物等;是否屏气或用力过猛突然发作;是否为慢性进行性呼吸困难等。

3. 呼吸的频率、节律和深度 有无呼吸模式的改变,有无胸廓畸形及异常运动、鼻翼翕动、"三凹征"等,呼吸变浅或变深。

4. 身体状况 轻度呼吸困难患者常有疲乏、情绪紧张、失眠等现象;重症者由于缺氧、二氧化碳潴留,出现烦躁不安、意识模糊、嗜睡甚至昏迷。同时了解有无发热、胸痛、咳嗽咳痰、粉红色泡沫痰、心悸、发绀、面色苍白、四肢厥冷等伴随症状。

5. 既往史 询问以往有无呼吸困难发作,每次发作与体力劳动、体位、季节、气候的关系;有无心脏病、糖尿病及肾脏疾病等;近期是否接触过放射治疗及胸腹腔手术;有无吸入刺激性气味和粉尘,有无过敏史。

6. 辅助检查 ①实验室检查:如血常规、动脉血气分析、血清电解质以了解有无贫血、电解质和酸碱平衡紊乱,还可根据病情选做其他检查如血糖及酮体、血尿素氮和肌酐等;②X线检查:因心肺疾病引起的呼吸困难多有明显的X线征象,不同疾病可有其相应的变化;③支气管镜检查:可直接观察支气管的病变,并可采取细胞或组织进行生化、免疫、细菌等检查;④肺功能检查:了解慢性呼吸困难患者肺功能损害的性质与程度;⑤心脏检查:怀疑由心脏疾病引起的呼吸困难患者应做心电图、超声心动图等检查。

(三) 护理诊断

1. 气体交换障碍 与患者肺部病变,痰液黏稠引起气体交换面积减少有关。

2. 活动无耐力 与患者呼吸困难的症状有关。

3. 知识缺乏 与患者缺乏疾病的诊断、治疗及护理相关知识有关。

4. 潜在并发症:低氧血症。

(四) 护理措施

1. 生活护理

(1)休息与环境:病室环境应安静、舒适,保持空气新鲜,适宜的温湿度,避免刺激性气体。严重呼吸困难患者应尽量减少活动和不必要的谈话,以减少耗氧量。

(2)调整体位:宜采取半卧位或端坐位,必要时设跨床小桌,以便患者休息,减轻呼吸困难。

2. 症状护理

(1)保持口鼻腔卫生及呼吸道通畅:呼吸困难患者应每日做口腔护理。气道分泌物较多者,应协助患者充分排出,以增加肺泡通气量。

(2)氧疗:氧气疗法是纠正缺氧,缓解呼吸困难的一种最有效的治疗手段,能提高动脉血氧分压,减轻组织损伤,恢复脏器功能,提高机体运动的耐受力。根据患者病情和血气分析结果采取不同的给氧方式和给氧浓度。如缺氧严重无二氧化碳潴留者,可用面罩给氧;缺氧伴有二氧化碳潴留者,可用鼻导管或鼻塞法给氧。

(3)在氧疗过程中,密切观察疗效,防止发生氧中毒和二氧化碳麻醉,注意保持吸入氧气的湿化,以防止干燥的氧气对呼吸道刺激;吸氧面罩、导管、气管导管等应定时更换消毒,防止交叉感染。

3. 用药护理 遵医嘱应用支气管舒张剂、呼吸兴奋剂等,观察药物疗效和不良反应。

4. 心理护理 呼吸困难可引起患者烦躁不安、恐惧,而加重呼吸困难。医护人员应陪伴患者,安慰患者,使其保持情绪稳定,增强安全感。

5. 健康教育

(1)积极预防呼吸道感染,劳逸结合。

(2)保持适宜温湿度,空气洁净清新,避免和去除诱发因素。

(3)缓解期加强体育锻炼,提高机体免疫力。

(4)去除紧身衣服和厚重被服,减少胸部压迫。

第四节　疼　痛

一、概述

2020 年国际疼痛学会将"疼痛"定义为一种与实际或潜在的组织损伤相关的不愉快的感觉和情绪情感体验,或与此相似的经历。耐药结核病患者的疼痛通常是由感染的结核分枝杆菌通过血液、淋巴、浸润等途径蔓延至胸椎、骨关节、脑和肾等器官,形成聚集性团块,进一步发展后导致病灶部位聚集大量脓液、坏死性肉芽组织、干酪样坏死组织、死骨等,形成冷脓肿,溃破后产生瘘管或窦道,导致继发感染引起的。另外,患者接受化学药物治疗,部分药物本身副作用也会导致疼痛。WHO 将疼痛分为 4 级,见表 4-5。

表 4-5　WHO 四级疼痛分级法

级别	描述
0 级	无痛
Ⅰ级	有疼痛感,但可忍受,睡眠不受影响
Ⅱ级	疼痛明显,不能忍受,睡眠受干扰,要求用镇痛剂
Ⅲ级	疼痛剧烈,不能忍受,睡眠严重受干扰,需要用镇痛剂

二、疼痛的评估

(一) 评估意义

1. 疼痛评估是疼痛诊疗和疼痛自我监控的重要手段之一。

2. 正确判断疼痛类型、评估疼痛强度及其影响是临床解决疼痛问题的关键所在。

(二) 评估内容

1. 疼痛病史　疼痛的部位、持续时间和规律、性质、程度、有无伴随症状、加重或缓解的因素、既往疼痛的治疗以及减轻疼痛的方式等。

2. 社会心理因素　患者心理状况、家人和他人的支持情况、镇痛药物滥用或转换及疼痛治疗不充分等因素。

3. 镇痛效果的评估　主要依据耐药结核病患者的主诉,但在临床实践中,患者有时会给疼痛评估带来障碍,如不报告疼痛或表达有困难等,此时评估应注意患者的客观指征,如呼吸、躯体变化等。

4. 常见结核性疾病疼痛（表 4-6）

表 4-6　常见结核性疾病疼痛

分类	疾病特点	疼痛特点
结核性胸膜炎	①通常存在胸腔积液,心肺功能显著下降;②出现白细胞浸润、血浆蛋白聚集、胸膜充血水肿及内皮细胞损坏脱落等异常生理反应	早期胸痛较为明显、剧烈,活动幅度大,疼痛感明显增强。随着炎性积液渗出,发生胸腔积液,减少摩擦,疼痛感好转,但会出现气短、呼吸困难
结核性腹膜炎	①一般存在腹腔内脏器粘连,出现肠梗阻症状;②腹腔积液;③腹部膨隆或肿块	结核性腹膜炎患者主要症状有腹痛、腹胀、发热,从发病到就诊时间持续数周至数月。疼痛性质多为隐痛,程度不一,位于脐周局部或全腹
结核性脑膜脑炎	①发病隐匿,早期无典型性临床表现,入院就医时多为中后期,治疗难度大,效果较差;②可伴有梗阻性脑积水,颅内压增高情况	颅内压增高表现(头痛、呕吐、视盘水肿),在结核性脑膜脑炎中最为常见,其中以弥漫性头痛最普遍,分布于额部或眼眶后部,呈中、重度搏动性、压迫性疼痛
骨关节结核	①一种慢性疾病,发病缓慢,患者可出现低热、患处疼痛、食欲不振、肌肉痉挛、乏力及关节活动受限等症状;②骨关节结核可破坏骨质、改变骨形与关节,病情严重时还可造成截瘫	骨关节结核属于化脓性破坏性病变,原发灶可经淋巴、血液累及其他脏器引起强烈疼痛,密切观察和评估脊椎、髋、膝及肘等关节受损程度

（三）评估方法

1. 交谈法　护士在日常工作中应主动关心患者,耐心询问耐药结核病患者疼痛的发作时间、持续时间、过程、加重和缓解程度、疼痛部位、有无放射痛及其他相关症状;过去 24h 和当前、静息时和活动时的疼痛程度;疼痛对日常生活的影响;目前已采取的减轻疼痛的措施及疗效;了解患者过去有无疼痛经历,以往疼痛的特征、既往的镇痛治疗、用药原因、持续时间、疗效和停药原因等情况。在询问时,护士应避免自己的主观判断,同时要注意患者语言和非语言表达,以便获得更可靠的资料。

2. 观察与临床检查　观察耐药结核病患者疼痛时的生理、行为和情绪反应。护士可通过耐药结核病患者的面部表情、体位、躯体紧张度、身体活动和其他体征观察和评估疼痛的严重程度。临床检查主要包括:耐药结核病患者疼痛的部位、局部肌肉的紧张度,测量呼吸、脉搏、血压等体征有无改变等。

3. 评估工具的使用　可视耐药结核病患者的病情、年龄和认知水平选择相应的评估工具,评估疼痛的程度。

（1）单维度疼痛强度评估:单维度疼痛评估通过数字、文字、图像等形式使患者可以将主观疼痛感受客观地表达出来,简单易行、评估快速,是疼痛快速评估的首选。单维度疼痛评估工具包括视觉模拟评分法、数字评定量表（number rating scale, NRS）、口头评分法（verbal rating scale, VRS）、面部表情疼痛评分表（faces pain scale, FPS）。

（2）多维度疼痛综合评估量表:多维度疼痛量表在测量疼痛强度的同时,还会测试疼痛对心理、情绪、睡眠等的影响。与单维度疼痛评估相比,多维度疼痛量表考察范围更全面。因此,多维度疼痛量表适用于全面了解疼痛给患者带来的影响,包括简明疼痛评估量表(brief pain inventory,BPI)、简化 McGill 疼痛问卷(short-form of McGill pain questionnaire,SF-MPQ)、整体疼痛评估量表(global pain scale,GPS),见附表 2、附表 3 和附表 4。

三、护理诊断

1. 疼痛　与疼痛部位组织病变有关。
2. 舒适度的改变　与疼痛有关。
3. 睡眠型态紊乱　与疼痛干扰睡眠有关。
4. 焦虑　与疼痛无法解除或迁延不愈有关。

四、护理措施

(一) 常规护理

1. 舒适护理　通过护理活动促进舒适是减轻或解除疼痛的重要护理措施。护士应创造有利于患者休息的环境,如病房光线柔和、温湿度适宜,注意保持患者舒适的体位。在进行各项护理活动前,给予清楚、准确的解释,并将护理活动安排在镇痛效果显效时限内,从而有利于减轻疼痛。同时,应设法减少或消除引起疼痛的原因,避免引起疼痛。如脊柱结核术后的患者,其伤口可引起患者的疼痛,因此在术前护士应及时进行健康教育,告知患者术后减轻疼痛的方法。

2. 物理疗法　通过冷、热疗法,按摩可以起到一定缓解疼痛的作用。

3. 心理护理　耐药结核病疼痛患者常伴有明显的焦虑、恐惧等不良情绪,加上对病情的担忧和猜测,造成较大的心理负担,加重疼痛的程度,而疼痛的加剧反过来又会影响情绪,形成不良循环,因此保持患者的情绪稳定、心境良好、精神放松,可增强对疼痛的耐受性。护士应重视对患者的心理护理,与患者建立信任关系,积极倾听患者的诉说,了解患者需求,并向患者分析疼痛的原因、介绍镇痛的知识。同时,护士可根据患者的个性和喜好,选择不同类型的音乐、图书和电视等娱乐活动,来转移患者的注意力,减少对疼痛的感受强度。鼓励家属参与,通过医护患共同建立一个良性的情感支持系统减轻患者疼痛。

(二) 药物护理

药物治疗是治疗疼痛最基本、最常用的方法。护士在进行药物止痛时,应熟悉止痛药物的有效剂量、给药方法、常见不良反应以及主要禁忌证等。在用药过程中,应注意观察耐药结核病患者的病情、用药反应及效果,同时做好记录。以下就 WHO 推荐疼痛治疗用药三阶梯方案(表 4-7)进行介绍。

1. 第一阶梯止痛治疗:治疗轻度或中度疼痛,首选药物为非阿片类药物,如对乙酰氨基酚和非甾体抗炎药(阿司匹林、塞来昔布、布洛芬等),通过口服或直肠给药。

2. 第二阶梯止痛治疗:若非甾体抗炎药止痛效果不佳,可换用或联合使用弱阿片类药物,如可待因、曲马多、布桂嗪。

3. 第三阶梯止痛治疗:如果疼痛仍旧持续并不断加重或重度疼痛,则换用强效阿片药,如吗啡、羟考酮、芬太尼透皮贴等。

表 4-7 疼痛治疗用药三阶梯方案

阶梯	药名	有效剂量	常见不良反应	主要禁忌证
第一阶梯	阿司匹林	0.3~0.6g/次，若持续疼痛，可间隔4~6h重复用药1次，24h不超过4次	恶心、呕吐、上腹部不适、疼痛、溃疡、胃肠出血、ALT及AST升高；凝血酶原减少、凝血时间延长、贫血、粒细胞减少、血小板减少、出血倾向；头晕、头痛、耳鸣、听力下降	对本药过敏、急性胃肠道溃疡、凝血功能障碍如患血友病或血小板减少症、严重的心肝肾功能衰竭、水杨酸物质或非甾体抗炎药过敏、与甲氨蝶呤合用、妊娠最后三月
	塞来昔布	首剂量400mg，必要时再服200mg，随后根据需要，一次200mg，bid	常见胃肠胀气、腹痛、腹泻、消化不良、咽炎、鼻窦炎；因水钠潴留可出现下肢水肿、头痛、头晕、嗜睡、失眠	对本药及磺胺过敏者、活动性消化道溃疡出血患者、重度心力衰竭患者、冠状动脉旁路搭桥手术围术期疼痛的治疗
	布洛芬	0.2~0.4g/次，4~6小时1次，最大剂量为2.4g/d	消化不良、胃灼热、胃疼、恶心、呕吐	对本药过敏者、肝肾功能不全者、消化道出血、重度心力衰竭、孕妇及哺乳期妇女
第二阶梯	可待因	15~30mg/次，30~90mg/d，最大极限量为90mg/次，240mg/d	幻想、呼吸微弱、缓慢或不规则、心率异常	对本品过敏者、多痰患者、18岁以下儿童、哺乳期妇女
	曲马多	口服或肌内注射：成人或12岁以上的儿童为50~100mg/次，必要时重复（每日剂量≤400mg），服用缓释剂型时应整粒吞服；服用双控缓释片150mg/次，qd	常见恶心、呕吐、便秘、口干、头晕、嗜睡、出汗	对本品及其赋形剂过敏者；妊娠期妇女；1岁以下儿童；乙醇、镇静药、镇痛药、阿片类药物或者精神类药物急性中毒患者；正在接受单胺氧化酶抑制药治疗或在过去14日服用过此类药物者；本品不得用于戒毒治疗
	布桂嗪	口服：成人30~60mg/次，tid或qid；肌内注射或皮下注射：50~100mg/次，1~2次/d，疼痛剧烈时用量可酌增	少见恶心、眩晕或困倦黄视、全身发麻感等，停药后可消失。连续使用本品，可产生耐受性和成瘾	对本品过敏者

续表

阶梯	药名	有效剂量	常见不良反应	主要禁忌证
第三阶梯	吗啡	口服：成人 5~15mg/ 次，15~60mg/d，依据用药效果调整用量，极量 30mg/次，100mg/d；皮下注射：5~15mg/ 次，15~40mg/d，极量 20mg/ 次，60mg/d	注射剂连续使用 3~5 日即产生耐受性，1 周以上可成瘾；但对于晚期中重度癌痛患者，少见依赖及成瘾现象。常见腹痛、食欲缺乏、便秘、口干、消化不良、恶心、呕吐、思维混乱、头痛、失眠、肌肉不自主收缩、嗜睡、支气管痉挛、咳嗽减少、皮疹、寒战、瘙痒、出汗	已知对吗啡过敏者、婴幼儿、新生儿、妊娠期及哺乳期妇女、临产产妇、呼吸抑制已显示发绀、颅内压增高和颅脑损伤、支气管哮喘、肺源性心脏病失代偿期、甲状腺功能减退、皮质功能不全、前列腺肥大、排尿困难及严重肝功能损害、休克尚未纠正控制前、麻痹性肠梗阻等患者
	羟考酮	口服：初始剂量为 5mg，q12h，剂量根据疼痛程度和既往用药调整，最高用药剂量为 200mg，q12h；静脉注射：将药液稀释至 1mg/ml，在 1~2min 内缓慢静脉推注 1~10mg；静脉滴注：起始为 2mg/h；PCA 泵：按 0.03mg/kg 体重给药，间隔时间≥5min；皮下注射：推荐起始剂量 5mg，必要时每 4h 重复给药 1 次	便秘、恶心、呕吐、嗜睡、头晕、瘙痒、头痛、多汗和乏力；服药过量可能发生呼吸抑制，长期用药可产生依赖性	呼吸抑制、颅脑损伤、麻痹性肠梗阻、急腹症、胃排空延迟、慢性阻塞性肺疾病、肺源性心脏病、支气管哮喘、高碳酸血症、已知对羟考酮过敏、中重度肝功能障碍、重度肾功能障碍、慢性便秘、停用单胺氧化酶抑制药<2 周、妊娠期妇女或哺乳期妇女
	芬太尼	注射液常用于麻醉镇静与镇痛，透皮贴剂用于重度慢性疼痛止痛。贴剂以 25μg 为起始剂量；根据疼痛缓解程度进行剂量调整，调整幅度为 25μg/h，可以持续贴用 72h	常见恶心、呕吐、便秘、低血压、嗜睡、头晕、失眠，反复使用可能出现耐药、身体依赖和心理依赖	对本药及辅料过敏者，禁用于 40 岁以下非癌性慢性疼痛患者（艾滋病与截瘫患者不受年龄限制）

（三）专科护理

结核性胸膜炎、腹膜炎患者常因出现胸、腹腔积液及粘连引起疼痛不适，一般可耐受，常规采取胸、腹腔穿刺或引流等对症处理。

结核性脑膜脑炎患者通常会因脑膜炎症、脑组织水肿等引起颅内高压造成头痛，一般会予以降低颅内压等对症治疗，在遵医嘱输注甘露醇降低颅内压时，要密切观察病情变化，观察疗效及药物不良反应，随时监测肾功能，必要时行侧脑室或腰大池引流。

胸腹部术后患者因咳嗽、深呼吸易导致伤口疼痛，应积极协助、指导患者做好伤口的保护,并鼓励患者咳嗽咳痰、渐进性深呼吸;保持切口部位清洁卫生,避免切口感染。

骨关节结核引起疼痛的患者除常规给予镇痛药外,还可进行中草药外敷、热敷、冰敷、针灸理疗等对症治疗。

(四) 健康指导

1. 指导患者客观描述疼痛的感受,既不夸大疼痛的程度,也不因担心麻烦别人或影响他人休息而强忍疼痛,导致用药不当。

2. 指导患者正确使用止痛药物,如使用最佳时间、剂量等,避免药物成瘾。

3. 指导患者正确评价接受治疗与护理措施后的效果。

4. 交代患者及家属出院后的注意事项,指导患者进行深呼吸和疼痛时的自我护理技巧,缓解不适感。

第五节 睡眠障碍

一、概述

睡眠障碍是指睡眠的时长、质量、时间异常或节律紊乱。耐药结核病具有治疗费用高、病程迁延不愈及传染性强等特点,对患者造成极大的经济及精神负担,易使患者产生负面情绪,导致睡眠障碍的发生。睡眠障碍可通过参与人体细胞免疫调节影响耐药结核病患者病情的发展与转归,降低患者的生活质量。因此,早期识别并关注耐药结核病患者的睡眠障碍具有重要的临床意义。

耐药结核病患者睡眠障碍的影响因素

1. 生理因素 年龄与失眠密切相关,年龄越大越容易失眠。此外,随着年龄的增加,睡眠深度也逐渐变浅。

2. 心理因素 耐药结核病具有传染性强、疗程长、费用高、并发症多、预后不佳等特征,导致耐药结核患者易出现焦虑不安、恐惧等各种负性情绪,长期存在容易导致睡眠障碍的发生。

3. 疾病因素 耐药结核病患者的症状也可影响睡眠,如结核性脑膜炎引起的头痛未能及时缓解等,会引起睡眠活动的改变。由于疾病的原因迫使患者采取的被迫卧位也可直接影响患者的睡眠效果。

4. 环境因素 睡眠环境的改变可以影响睡眠状况,如患者入院后环境的变化,病室内的光线、气味、医护操作的干扰等,都会影响其睡眠。研究发现,在新环境中慢波睡眠和快波睡眠的比例会有所变化,特点是快波睡眠减少,入睡时间延长,觉醒的次数增加等。

5. 其他 长期服用药物(如安眠药的不良反应)和不良的生活习惯(如睡前饮茶、饮咖啡、吸烟等)均可导致耐药结核病患者睡眠障碍的发生。

二、护理评估

(一) 主观评估

通过患者及家属了解耐药结核病患者是否有长期饮用咖啡、吸烟、酗酒等生活习惯,睡眠障碍开始的时间、发病时的背景或影响因素(如失业、离异、患病等)、睡眠障碍的影响领域(如人际关系、工作等)、睡眠障碍的持续时间、频率、严重程度、是否接受药物治疗及药物治疗效果等。常见评估方法及工具如下。

1. 临床访谈　访谈法是通过口头交谈了解、收集被研究者有关心理发展和问题资料的一种方法,访谈问题主要针对睡眠障碍的特点、过程和影响因素等,见附表 5。

2. 睡眠日记　睡眠日记能够很好地了解患者的睡眠模式,见附表 6。

3. 简易睡眠质量测试　评估个体对睡眠质量的认知程度,见附表 7。

4. 匹兹堡睡眠质量指数量表(pittsburgh sleep quality index,PSQI)　PSQI 在美国睡眠医学会的临床指南中特别推荐,是经过验证和使用最为广泛的睡眠障碍评估量表之一,用于评定被试者最近 1 个月的睡眠质量,见附表 8。

5. Epworth 嗜睡量表(the epworth sleepiness scale,ESS)　ESS 是用于主观评价白天过度嗜睡的量表,可评价日常活动中 8 项不同状态下患者的嗜睡情况,见附表 9。

(二) 客观评估

1. 多导睡眠监测(polysomnography,PSG)　将电极片放置在患者的头皮、面部和身体,进行测量脑电活动、眼球活动、肌肉张力、心脏活动、呼吸活动和氧饱和度情况,从而评价睡眠状况,是睡眠障碍评估的"金标准"。

2. 体动记录仪(actigraphy,ACT)　由传感器、处理器和存储器组成,通过传感器来检测物理活动,分析清醒和睡眠的关系来进行睡眠障碍的判断。但该方法仅用于支持特定睡眠障碍的评估,而不能单独诊断睡眠障碍。

三、护理诊断

1. 睡眠型态紊乱　与社会心理因素、睡眠环境的改变、药物影响有关。

2. 疲乏　与失眠、异常睡眠引起的不适状态有关。

3. 焦虑　与睡眠型态紊乱有关。

4. 无望感　与长期处于失眠或异常睡眠状态有关。

四、护理措施

(一) 常规护理

1. 保持良好的睡眠习惯　①为耐药结核病患者营造安静、舒适的病房环境,保持适宜的光线及温度;②保持规律的作息时间,进行适量的运动;③睡前 4~6h 内避免接触咖啡、浓茶或烟酒等,不宜暴饮暴食,避免剧烈运动;④每日规律安排适度的体育锻炼,睡前 3~4h 内避免剧烈运动。

2. 心理护理　护士应重视对患者的心理护理,与患者建立信任关系,积极倾听患者的诉说,鼓励患者讲出自己感到困惑的问题,了解患者需求,并向患者分析疼痛的原因、介绍镇痛的知识。同时,护士可根据患者的个性和喜好,选择不同类型的音乐和活动,来转移患者的注意力,减少对疼痛的感受强度。鼓励家属参与,通过医护患共同建立一个良性的情感支持系统,帮助患者建立克服困难的信心。

(二) 非药物治疗的方法

1. 放松训练　应激、紧张和焦虑等不良情绪,是耐药结核病患者发生睡眠障碍的常见因素,放松训练可以缓解这些因素带来的不良效应,是治疗耐药结核病患者睡眠障碍最常用的非药物疗法。其目的是降低卧床时的警觉性及减少夜间觉醒,具体内容包括:渐进性肌肉放松、指导性想象和腹式呼吸训练。放松训练的初期应在专业人员指导下进行,环境要求整洁、安静,患者接受放松训练后应坚持每天练习2~3次。

2. 刺激控制 目的在于改善睡眠环境与睡眠倾向(睡意)之间的相互作用,恢复卧床作为诱导睡眠信号的功能,消除由于卧床后迟迟不能入睡而产生的床与觉醒、焦虑等不良后果之间的消极联系,使耐药结核病患者易于入睡,重建睡眠觉醒生物节律。具体内容包括:①有睡意时上床入睡,避免日间小睡;②如果卧床20min后仍不能入睡,可从事一些简单活动,有睡意时再返回卧室睡觉;③不要在床上做与睡眠无关的活动,如进食、看电视、听收音机及思考复杂问题等;④保持规律的作息时间。

3. 认知行为疗法 认知行为疗法的目的是改变患者对睡眠障碍的认知偏差,改变对于睡眠问题的非理性信念和态度。具体内容包括:①保持合理的睡眠期望,不要把所有的问题都归咎于失眠;②保持自然入睡,避免过度主观的入睡意图;③不要过分关注睡眠,不能因为一晚没睡好就产生挫败感,培养对失眠影响的耐受性。

4. 睡眠限制 睡眠限制疗法缩短卧床清醒时间,增加入睡的驱动力以提高睡眠效率。最初这一干预会导致轻到中度睡眠不足,睡眠时间少,但是睡眠却更为稳定。随着有效睡眠时间的提高,逐步增加在床时间。具体内容包括:①减少卧床时间以使其和实际睡眠时间相符,在睡眠效率维持85%以上至少1周的情况下,可增加15~20min的卧床时间;②当睡眠效率低于80%时则减少15~20min的卧床时间;③当睡眠效率在80%~85%之间则保持卧床时间不变;④可以有不超过半小时的规律的午睡,并保持规律的作息时间。

(三)用药护理

以病因治疗、认知行为治疗、睡眠健康教育为基础,以按需、间断、足量维持为给药原则,遵医嘱小剂量给药,达到有效剂量后不轻易调整剂量。常见的促进睡眠药物见表4-8。

表4-8 睡眠障碍常见药物

药名	用法用量	常见不良反应	主要禁忌证
地西泮	5~10mg,睡前口服	嗜睡,头昏、乏力等,大剂量可有共济失调、震颤;长期连续用药可产生依赖性和成瘾性,停药可能产生撤药症状,表现为激动或忧郁	对本品过敏者、妊娠期妇女、新生儿。注射剂含苯甲醇,禁止用于儿童肌内注射
艾司唑仑	1~2mg,睡前口服(服药期间禁酒)	同地西泮	对本品及苯二氮䓬类药过敏者
阿普唑仑	0.4~0.8mg,睡前口服;老年人和体弱患者开始用小量0.2mg/次,tid,渐递增至最大耐受量	同地西泮	对本品及其他苯二氮䓬类药过敏者、严重慢性阻塞性肺疾病、急性或隐性闭角型青光眼发作者
佐匹克隆	7.5mg,睡前口服;老年人最初临睡时3.75mg,必要时7.5mg;肝功能损害者以3.75mg为宜	偶见嗜睡、口苦、口干、肌无力、遗忘、醉态、易恐、好斗、头痛、乏力;易受刺激或精神错乱,长期服药后突然停药会出现戒断症状	对本品过敏、失代偿的呼吸功能不全患者、重症肌无力、重症睡眠呼吸暂停综合征患者

续表

药名	用法用量	常见不良反应	主要禁忌证
唑吡坦	10mg/d,睡前服用;老年患者或肝功能损害的患者5mg/d,在65岁以下成人中,只有在临床疗效不充分且药物耐受良好时,才可以将剂量增加至10mg,治疗时间最长不超过4周	幻觉、兴奋、噩梦、嗜睡、头痛、头晕、失眠加剧、顺行性遗忘;腹泻、恶心、呕吐、腹痛、疲劳、步态障碍、药物耐受、跌倒(主要发生在老年患者和不按照医嘱服药的患者中)	对本品过敏、严重呼吸功能不全、睡眠呼吸暂停综合征、严重及急慢性肝功能损害者、肌无力
多塞平	口服,起始剂量25mg/次,bid或tid,以后逐渐增加至100~250mg/d,最大剂量应<300mg/d	初期可出现嗜睡与抗胆碱能反应,如多汗、口干、震颤、眩晕、视物模糊、排尿困难、便秘;皮疹、体位性低血压	严重心脏病、近期有心肌梗死发作史、癫痫、青光眼、尿潴留、甲状腺功能亢进、肝功能损害、谵妄、中性粒细胞减少、对三环类药物过敏者
扎来普隆	成人5~10mg,睡前口服,老年人、糖尿病患者和轻、中度肝功能损害者,推荐剂量为5mg/次,qn,持续用药时间限制在7~10d	头痛、嗜睡、眩晕、口干、出汗、食欲缺乏、腹痛、恶心呕吐、乏力、记忆困难、多梦、情绪低落、震颤、站立不稳和精神错乱等	对本品过敏者、严重肝或肾功能损害者、睡眠呼吸暂停综合征、重症肌无力、严重呼吸困难或胸部疾病患者,哺乳期妇女及将要或已经妊娠妇女,儿童等
雷美替胺	睡前30min内口服8mg,最大剂量为8mg/d	头晕、疲乏、恶心呕吐	禁与氟伏沙明连用,肝功能受损者

(四)健康指导

1. 药物能引起嗜睡,如从事驾驶、仪器操作或高空作业期间不建议服用药物促眠。

2. 长时间应用苯二氮䓬类药物避免突然中断药物治疗,避免出现症状反弹和戒断综合征。

3. 家人要警惕患者出现行为异常,病情恶化和自杀倾向,一旦出现,应立即就诊。

(万　彬　付　莉　陈晓凤　周　艳　姚　蓉　聂菲菲　矫晓克)

第五章 耐药结核病常见药物不良反应的观察与护理

耐药结核病的化疗需要 5~6 种包括针剂在内的药物联合使用,具有使用药物种类多、疗程长、药物不良反应发生率高、处理难度大的特点。据研究显示,MDR-TB 常见的药物不良反应发生率为 58.0%~69.2%。依照发生频率的多少依次为耳毒性、精神神经反应、胃肠道失调、关节疼痛、癫痫、肝损伤、皮肤过敏反应等。不良反应若得不到及时恰当的处理容易造成治疗中断、失败、诱导或加重耐药的产生,正确处理耐药结核病化疗过程中出现的药物不良反应,对提高耐药结核病患者的治疗依从性及治疗成功率具有重要意义。

第一节 概　　述

一、药物不良反应的定义

药物不良反应(adverse drug reactions,ADR)是指正常剂量的药物用于预防、诊断、治疗疾病或调节生理机能时出现有害的和与用药目的无关的反应。

二、诱发药物不良反应的常见因素

(一)药物因素

1. 药理作用　抗结核药根据药理作用分为全杀菌剂、半杀菌剂、抑菌剂以及协同性的抗结核药物。结核病治疗的关键在于正确的化疗方案和遵循早期、联合、适量、规律、全程的用药原则。结核药物在长期使用过程中,由于药理作用会出现药物不良反应。

2. 药物的杂质　指药物中存在的无治疗作用或影响药物的稳定性、疗效,甚至对人体健康有害的物质。药物在生产过程中可能混入微量高分子杂质、渗入赋形剂等,会影响药物的稳定性,使药物含量偏低或活性降低,增加其毒副作用。

3. 药物的污染 指在研究、生产、储存和临床应用过程中造成的污染。为减少污染,保证药物在使用过程中的有效性和安全性,不仅需要提高药物质量,而且在临床使用时需严格执行规范操作。

4. 药物的剂型 药物在制造工艺、生产剂量上的不同,会影响药物的吸收和血药浓度,注射剂溶媒使用不当会引起药物不良反应。

5. 药物的质量 相同的药物,因厂家不同、制作技术差别、杂质的除去率不同,不良反应的发生率也不相同。

（二）患者因素

1. 种族差异 种族不同药物不良反应发生率不同,据相关研究显示,抗结核药物治疗导致肝损伤的发生率亚洲国家较高,格鲁吉亚为 19.0%,中国为 9.5%~10.6%,印度为3.8%~10.0%;西方国家较低,英国为 4.0%,西班牙为 3.3%,土耳其为 3.2%,美国为 <1.0%。

2. 性别差异 男性、女性身体结构和生理不同,使得身高、体重、激素分泌、脂肪分布等存在差异,导致药物的药动学和药效学不同,在耐药结核病治疗过程中 ADR 的发生率也不同。临床研究显示,女性患者 ADR 发生率为 58.5%,男性患者为 41.5%,女性高于男性。

3. 年龄差异 不同年龄阶段,药物敏感性也不同。研究显示,年龄在 36~59 岁之间的患者由于身体素质较之前已大幅度下降,再加上常年的工作劳累,导致机体对药物的敏感性增加,出现 ADR 的频次最高;年龄 >60 岁的患者,因其身体抵抗力较弱,发生 ADR 的频次位于第二。

4. 个体差异 个体差异是影响药物作用性质的因素。不同个体对同一剂量的相同药物有着不同反应,属于"生物学差异"现象。

5. 病理状态 病理状态是影响药物不良反应临床表现和发生率的因素之一,能改变药物的作用。例如:脑膜炎或脑血管疾病的患者,使用异烟肼、乙胺丁醇后容易诱发神经系统的不良反应;便秘的患者口服利福平、吡嗪酰胺等药物,因在消化道内停留时间长,吸收量多,容易引起药物不良反应;潜在消化道溃疡的患者,使用低剂量也可能引起消化道出血。

6. 营养状态 药物治疗、营养和休息是结核病治疗不可缺少的三个重要环节。营养状况会影响药物的作用,如长期的低蛋白饮食或营养不良使肝细胞微粒体酶活性下降,药物代谢速度减慢,易引起不良反应。药物治疗和营养治疗相配合,可改善营养状态,提高免疫力,加速病灶吸收,减少药物的不良反应,促进康复。

7. 其他 用药期间保持良好的饮食习惯和作息,保证每日 7~9h 的睡眠时间,忌烟酒、浓茶、咖啡等。不宜用饮料送服药物,因饮料成分各异,容易和抗结核药物发生各种药理反应,不但影响药效,甚至增加药物毒性。饮酒不但影响肝脏对药物的代谢功能,还可引起肝功能损害。

（三）给药途径的影响

1. 不同给药途径,不仅影响药物的吸收分布,还影响药物发挥作用的快慢、强弱及持续时间。

2. 给药途径不同,ADR 发生率也不同。有研究显示,ADR 发生率依次是静脉滴注52.59%、口服给药 37.40%、静脉注射 3.84%、皮下注射 1.67%、吸入给药 1.67% 等。静脉给药时,药物无肝脏首关效应,直接进入血液循环系统,浓度较高,对机体的刺激迅速而强烈,易引起 ADR。

3. 高度重视用药风险,坚持能口服不肌注、能肌注不静脉的基本原则,减少 ADR 的发生。

第二节　耐药结核病常用化疗药物的不良反应

一、抗结核药物分组

为便于耐药结核病化学治疗药物的选择,根据药物的杀菌活性、临床疗效和安全性,2015 年中国防痨协会发布的相关指南将耐药结核病治疗药物分为五组(表 5-1)。2016 年 WHO 相关指南在五组抗结核药物的分组中对治疗利福平耐药结核病及耐多药结核病的药物进行了分组推荐,分为 A、B、C、D(D1、D2、D3)四组(表 5-2)。2019 年中华医学会结核病学分会根据 WHO 的推荐意见以及药物的有效性、安全性和可及性,将长程 MDR-TB 治疗方案中使用的抗结核药物重新划分为 A、B、C 三组(表 5-3)。

表 5-1　耐药结核病治疗药物分组

组别	药物名称(缩写词)
1. 一线口服类抗结核药物	异烟肼(H);利福平(R);乙胺丁醇(E);吡嗪酰胺(Z);利福布汀(Rfb);利福喷丁(Rft)
2. 注射类抗结核药物	链霉素(S);卡那霉素(Km);阿米卡星(Am);卷曲霉素(Cm)
3. 氟喹诺酮类药物	左氧氟沙星(Lfx);莫西沙星(Mfx);加替沙星(Gfx)
4. 二线口服类抗结核药物	乙硫异烟胺(Eto);丙硫异烟胺(Pto);环丝氨酸(Cs);特立齐酮(Trd);对氨基水杨酸(PAS);对氨基水杨酸 - 异烟肼(Pa)
5. 其他类抗结核药物	贝达喹啉(Bdq);德拉马尼(Dlm);利奈唑胺(Lzd);氯法齐明(Cfz);阿莫西林 - 克拉维酸钾(Amx-Clv);亚胺培南 - 西司他丁(Ipm-Cln);美罗培南(Mpm);氨硫脲(Thz);克拉霉素(Clr)

表 5-2　RR-TB 及 MDR-TB 治疗药物分组

组别	药物名称(缩写词)
A 组:氟喹诺酮类药物	左氧氟沙星(Lfx);莫西沙星(Mfx);加替沙星(Gfx)
B 组:二线注射类药物	阿米卡星(Am);卷曲霉素(Cm);卡那霉素(Km);链霉素(S)
C 组:其他核心二线药物	乙硫异烟胺或丙硫异烟胺(Eto 或 Pto);环丝氨酸或特立齐酮(Cs 或 Trd);利奈唑胺(Lzd);氯法齐明(Cfz)
D 组:其他药物(非 MDR 核心药物)	
D1	吡嗪酰胺(Z);乙胺丁醇(E);高剂量异烟肼(H^h)
D2	贝达喹啉(Bdq);德拉马尼(Dlm);
D3	对氨基水杨酸(PAS);亚胺培南 - 西司他丁(Ipm-Cln);美罗培南(Mpm);阿莫西林 - 克拉维酸钾(Amx-Clv);氨硫脲(Thz)

表 5-3　长程 MDR-TB 治疗方案药物分组

组别		药物名称（缩写词）
A 组：	首选药物	左氧氟沙星（Lfx）或莫西沙星（Mfx）；贝达喹啉（Bdq）；利奈唑胺（Lzd）
B 组：	次选药物	氯法齐明（Cfz）；环丝氨酸（Cs）
C 组：	备用药物	吡嗪酰胺（Z）；乙胺丁醇（E）；德拉马尼（Dlm）；丙硫异烟胺（Pto）；阿米卡星（Am）或卷曲霉素（Cm）；对氨基水杨酸（PAS）；亚胺培南 - 西司他丁（Ipm-Cln）或美罗培南（Mpm）

注：在进行分组治疗时，左氧氟沙星和莫西沙星、阿米卡星和卷曲霉素、亚胺培南 - 西司他丁和美罗培南须结合患者临床实际情况综合选择。

二、耐药结核病化学治疗药物

2019 年中华医学会结核病学分会将长程 MDR-TB 治疗方案中抗结核药物最新划分为 A、B、C 三组，其药物剂型、用药方式、剂量和不良反应详见表 5-4 至表 5-6。

表 5-4　A 组：首选药物组

通用名	剂型	用药方式	成人推荐剂量	儿童推荐剂量	不良反应
左氧氟沙星（Lfx）	0.5g 片剂 5ml/0.5g 注射液	口服 / 静脉	体重 30~45kg：750mg，qd 体重>45kg：1 000mg，qd 合并肾功能衰竭或透析的患者需根据肌酐清除率调整剂量，当肌酐清除率<30ml/min，750~1 000mg/ 次，每周 3 次，不可每日使用 疗程：9~24 个月	>5 岁：10~15mg/（kg·d），qd ≤5 岁：15~20mg/（kg·d），bid	胃肠道反应如恶心、呕吐等；中枢神经系统不良反应如头痛、头晕、睡眠不良等，可致精神症状；过敏反应、光敏反应；血液系统毒性；心脏毒性如 QT 间期延长；干扰糖代谢；骨关节损害；肌腱炎等
莫西沙星（Mfx）	0.4g 片剂 20ml/0.4g 注射液	口服 / 静脉	400~800mg，qd 疗程：9~24 个月	7.5~10mg/（kg·d），qd 10~17kg，建议剂量 0.1g，qd 18~30kg，建议剂量 0.2g，qd	基本同左氧氟沙星，QT 间期延长风险大于左氧氟沙星

续表

通用名	剂型	用药方式	成人推荐剂量	儿童推荐剂量	不良反应
贝达喹啉（Bdq）	100mg 片剂	口服（与食物同服）	1~2 周：400mg，qd 3~24 周：200mg，每周 3 次 用药间隔时间至少 48h	≥6 岁，体重 16~30kg 第 1~2 周：200mg，qd 第 3~24 周：100mg，每周 3 次 体重>31kg 第 1~2 周：400mg，qd 第 3~24 周：200mg，每周 3 次 用药间隔时间至少 48h	头痛、关节痛、食欲减退、恶心呕吐，其次为皮疹、头晕、转氨酶升高、QT 间期延长、肌肉疼痛、腹泻和血清淀粉酶升高等
利奈唑胺（Lzd）	600mg 片剂 100ml/0.2g 注射液	口服／静脉（餐后）	降阶梯疗法 初始：600mg，bid 4~6 周后：600mg，qd 若出现严重不良反应减为 300mg/d，甚至停用 中低剂量疗法 600mg/d，出现严重不良反应减为 300mg/d，甚至停用 与维生素 B$_6$ 同服 疗程：9~24 个月	10~12 岁：10mg/(kg·次)，1 次/12h，不宜超过 600mg/d >12 岁：10mg/(kg·次)，1 次/8h，不宜超过 900mg/d 目前尚无 10 岁以下儿童长期使用 Lzd 的报道 与维生素 B$_6$ 同服 疗程：9~24 个月	胃肠道反应如恶心、呕吐、腹泻；骨髓抑制如血小板减少、贫血、白细胞减少；周围神经炎和视神经炎

表 5-5　B 组：次选药物组

通用名	剂型	用药方式	成人推荐剂量	儿童推荐剂量	不良反应
环丝氨酸（Cs）	250mg 片剂	口服	体重<50kg，500mg/d 体重≥50kg，750mg/d，最大剂量 750mg/d。分 2 次服用，间隔 12h，推荐上午 250mg，晚上 500mg。按 250mg 同服 50mg 维生素 B$_6$	5~20mg/(kg·d)，分两次服用，首剂用半量。按 250mg 同服 50mg 维生素 B$_6$	焦虑、惊厥、头晕、头痛、嗜睡、兴奋、烦躁不安、精神抑郁、肌肉抽搐或颤抖、语言障碍、自杀倾向等精神症状
氯法齐明（Cfz）	100mg 片剂 50mg 片剂	口服（与高脂食物同服）	降阶梯疗法 初始剂量 200mg，qd，8 周后减量为 100mg，qd 100~200mg/d，全疗程给药 疗程：9~24 个月	推荐剂量为 2~5mg/(kg·d)，最大剂量为 100mg/d，如果需要较低剂量，可以隔日给药，不宜将软胶囊打开	皮肤色素沉着，呈粉红或棕色；皮肤鱼鳞病样改变，以四肢为主，冬季多见；胃肠道反应如食欲减退、恶心、呕吐、腹痛、腹泻等

表 5-6　C 组：备用药物组

通用名	剂型	用药方式	成人推荐剂量	儿童推荐剂量	不良反应
吡嗪酰胺(Z)	0.25g 片剂 0.25g 胶囊	口服	20~30mg/(kg·d)最大量 2 000mg·d	30~40mg/(kg·d)，每日最大量一般不超过 1 250mg	高尿酸血症、关节疼痛、转氨酶升高、肝肿大、胃肠道反应如食欲不振、恶心、呕吐等
乙胺丁醇(E)	0.25g 片剂 0.25g 胶囊	口服	15~25mg/(kg·d)，最大剂量不超过 1 250mg/d；上限仅用于治疗开始数月内，此后减为低限剂量维持治疗；肾功能不全患者 15~25mg/(kg·d)每次，3 次 / 周	15~25mg/(kg·d)，每日最大量一般不超过 800mg	早期表现：视神经毒性如视力模糊、眼球胀满感、异物感、流泪、畏光等；严重者：视力减退、视野缺损、辨色力减弱、失明等
德拉马尼(Dlm)	50mg 片剂	口服(与食物同服)	每次 100mg，bid疗程：6 个月	3~5 岁：25mg/ 次，bid 6~11 岁：50mg/ 次，bid 12~17 岁：100mg/ 次，bid	头痛、失眠、关节痛、食欲减退、恶心和呕吐、皮疹、头晕、转氨酶升高、贫血、腹泻和 QT 间期延长等
丙硫异烟胺(Pto)	0.1g 片剂	口服	10~20mg/(kg·d)最大量 1 000mg/d	10~20mg/(kg·d)(最大量 1 000mg/d)顿服或分 3 次口服与维生素 B$_6$ 同服	中枢神经系统毒性如精神忧郁、精神错乱或其他精神改变、眩晕、嗜睡、软弱；腹泻、唾液增多、流涎、食欲不佳、口中金属味、恶心、腹痛、胃痛、胃部不适、呕吐、甲状腺功能减退、周围神经炎、肝功能损伤、视神经炎、月经失调、怕冷、性欲减退(男子)、皮肤干而粗糙、关节疼痛僵直肿胀
阿米卡星(Am)	0.2g/ 支注射液	肌内注射 /静脉给药	15~20mg/(kg·d)，qd，一般 ≤1.0g/d，老年人酌情减量疗程：6~8 月	强化期 15~20mg/(kg·d)，qd，一般不超过 1.0g/d	耳毒性如听力减退、耳鸣、耳部饱满感；前庭障碍如步态不稳、眩晕；肾毒性如血尿、尿量减少、极度口渴

续表

通用名	剂型	用药方式	成人推荐剂量	儿童推荐剂量	不良反应
卷曲霉素（Cm）	0.5g/ 支注射剂　0.75g/ 支注射剂	肌内注射 / 静脉给药	15~20mg/（kg·d），qd，一般 ≤1 000mg/d，疗程：6~8 月	儿童 15~20mg/（kg·d），qd，一般不超过 1 000mg/d	血尿、尿量或排尿次数显著增加或减少、食欲减退或极度口渴；过敏反应、耳毒性、电解质紊乱如低钾血症、低钙血症、低镁血症及神经肌肉阻滞等
对氨基水杨酸（PAS）	0.5g 片剂　2g/ 支注射剂	口服 / 静脉给药	片剂 8~12g，bid 或 tid　颗粒 8~12g，bid　粉剂 8~12g+0.9%NS 或 5%GS 稀释为 3%~4% 的液体，避光静脉滴注 2~3h	儿童每日用量为 200~300mg/（kg·d），分 3 次口服	胃肠道反应如食欲不振、恶心、呕吐；肝损伤如转氨酶升高、胆汁淤积及黄疸；过敏反应如皮肤瘙痒、皮疹；肾脏刺激症状如结晶尿、蛋白尿、管型尿及血尿等；甲状腺功能减退、凝血功能受损
亚胺培南 - 西司他丁（Ipm-Cln）	0.5g/ 支注射剂	静脉给药	1 000mg/ 次，q12h 建议同时服用克拉维酸 125mg 体重 <50kg，30mg/kg，bid 疗程：6~8 个月	≥40kg，按成人剂量 <40kg，15mg/（kg· 次），q6h 儿童可引起惊厥，结核性脑膜炎患者应避免使用	胃肠道反应如腹泻、恶心、呕吐；神经系统不良反应如头晕、抽搐、肌阵挛及精神症状；双重感染如假膜性结肠炎、口腔白色念珠菌感染等；过敏反应、血栓性静脉炎、胃肠道反应等
美罗培南（Mpm）	0.5g/ 支注射剂	静脉给药	1 000mg/ 次，q8h	20~40mg/（kg· 次），q8h 剂量不超过 2 000mg/d 疗程 6~8 个月	同亚胺培南 - 西司他丁

　　备注：成人 / 儿童推荐剂量来源于《中国耐多药和利福平耐药结核病治疗专家共识（2019 年版）》、亚胺培南 - 西司他丁药品说明书。

第三节　耐药结核病化疗过程中各类系统不良反应的观察与护理

　　MDR-TB 常见的药物不良反应包括胃肠道反应、肝损伤、关节疼痛、神经及精神类症状等。相关研究表明，早期发现并及时干预，耐药结核病治疗发生药物不良反应的患者中 69.0% 治疗成功,若处理不当,会增加耐药结核病化学治疗的中断率,降低治疗的成功率。因此正确、合理地观察和及时处理药物不良反应是治疗耐药结核病成功的前提及保证。

一、胃肠道反应

(一) 恶心及呕吐

1. 临床表现　恶心及/或呕吐。可疑药物为乙硫异烟胺/丙硫异烟胺、对氨基水杨酸、吡嗪酰胺、利福平、乙胺丁醇、异烟肼、贝达喹啉、氟喹诺酮类、氯法齐明、阿莫西林 - 克拉维酸钾等。

2. 评估　恶心和呕吐开始时间、症状持续时间、使用药物、进食种类及量。观察呕吐物颜色、性质、量,必要时监测其生命体征、电解质等情况。

3. 观察与护理

(1)症状较轻者不必停药,采取改变服药时间或分服的方法,减少药物带来的胃肠道反应。如吡嗪酰胺每日总剂量不变,采取早晚分服,或遵医嘱在服用结核药物前/后 2h 使用辅助药物,如小苏打、乳酶生、吗丁啉、抑酸剂等。

(2)症状较重者,如有脱水、电解质紊乱等,停可疑药物,遵医嘱予对症处理,维持水、电解质、酸碱平衡,观察停药后情况。不能耐受口服给药者,改为静脉给药。

(3)少食多餐,避免进食酒、咖啡、辛辣、酸性等刺激性食物,予清淡、富含营养、易消化饮食。

(二) 胃部不适、腹痛

1. 临床表现　腹部或食管疼痛或烧灼感、口中酸味等症状。可疑药物为对氨基水杨酸、乙硫异烟胺/丙硫异烟胺、氯法齐明、氟喹诺酮类、异烟肼、乙胺丁醇、吡嗪酰胺等。

2. 评估　有无腹部灼热、反酸、腹痛等症状。

3. 观察与护理

(1)症状较轻者不必停药,症状通常会在治疗数周后逐渐消失,避免治疗中断。

(2)症状较重者停用可疑药物,观察停药后反应,若无缓解,给予消化系统相关检查,根据结果及时对症治疗等。

(3)少食辛辣刺激食物,禁烟酒等。

(三) 腹泻、胃肠胀气

1. 临床表现　表现为大便频繁和/或稀便,可伴腹胀。可疑药物为对氨基水杨酸、氟喹诺酮类、利福霉素类、利奈唑胺、乙硫异烟胺/丙硫异烟胺及其他广谱抗生素等。

2. 评估　腹泻开始时间、症状持续时间、腹泻次数及性状、使用药物、饮食种类及量,有无打嗝、嗳气、反酸、恶心、排气增加及排便减少等情况,有无皮肤干燥、眼窝凹陷、排尿减少、精神恍惚、焦虑和极度的虚弱等脱水现象。

3. 观察与护理

(1)症状较轻者不必停药,症状通常会在治疗数周后逐渐消失,避免治疗中断。

(2)症状较重者停用可疑药物,监测患者电解质和脱水情况,及时进行补充。对于症状严重程度与用药剂量相关的药物,如对氨基水杨酸,可减少其使用剂量,先从小剂量开始,2周内逐渐增加至足量。

（四）肠道菌群失调

1. 临床表现　表现为腹泻、大便次数增多等症状。可疑药物为氟喹诺酮类、大环内酯类、氨基糖苷类等。

2. 评估　腹泻开始时间、症状持续时间、腹泻次数及性状、使用药物、饮食内容及量，有无皮肤干燥、眼窝凹陷、排尿减少、精神恍惚、焦虑和极度的虚弱等脱水现象。

3. 观察与护理

（1）症状较轻者遵医嘱予口服双歧杆菌三联活菌片等治疗。

（2）症状较重者进行静脉补液等治疗，必要时停用可疑药物，待胃肠道症状恢复后再逐渐添加药物，同时口服促进肠道菌群平衡的药物，以缓解症状并防止再次发生。

二、肝脏毒性

药物性肝损伤

1. 临床表现　恶心、呕吐伴有腹痛、疲乏和食欲减低、发热、皮肤巩膜黄染、肝脏肿大、压痛、转氨酶升高等。发生频率较高的可疑药物为异烟肼、吡嗪酰胺、利福霉素类、乙硫异烟胺/丙硫异烟胺、对氨基水杨酸；发生频率较低的药物为氟喹诺酮类药物、乙胺丁醇、氯法齐明、贝达喹啉、德拉马尼、克拉霉素、亚胺培南-西司他丁、美罗培南和阿莫西林-克拉维酸钾等。

2. 评估　肝功能损害程度见表 5-7。

表 5-7　肝功能损害的分级

级别	检验指标	临床表现
0 级（无肝损伤）	—	患者对暴露药物可耐受，无肝毒性反应
1 级（轻度肝损伤）	血清 ALT 和/或 ALP 呈可恢复性升高，总胆红素<2.5 倍 ULN（42.8μmol/L），且 INR<1.5	可有或无乏力、虚弱、恶心、厌食、右上腹痛、黄疸、瘙痒、皮疹或体重减轻等症状
2 级（中度肝损伤）	血清 ALT 和/或 ALP 升高，总胆红素≥2.5 倍 ULN，或虽无总胆红素升高但 INR≥1.5	乏力、虚弱、恶心、厌食、右上腹痛、黄疸、瘙痒、皮疹或体重减轻等症状加重
3 级（重度肝损伤）	血清 ALT 和/或 ALP 升高，总胆红素≥5 倍 ULN（50mg/L 或 85.5μmol/L），伴或不伴 INR≥1.5	患者上述症状进一步加重，需要住院治疗，或住院时间延长
4 级（急性肝衰竭）	血清 ALT 和/或 ALP 水平升高，总胆红素≥10 倍 ULN（171μmol/L）或每日升高≥10mg/L 或 17.1umol/L，INR>2.0 或 PTA<40%	出现腹水、肝性脑病或与药物性肝损伤相关的其他器官功能衰竭
5 级（致命）	—	因药物性肝损伤死亡，或需接受肝移植才能存活

注：碱性磷酸酶（alkaline phosphatase，ALP），凝血酶原时间国际标准化比率（international normalized ratio，INR）

3. 观察与护理

(1)用药期间观察有无乏力、食欲缺乏、肝区不适、皮肤巩膜黄染及尿色变化。

(2)用药期间监测患者肝功能情况：常规每月监测 1~2 次，无高危因素者每月监测 1 次，出现肝损害可疑症状时及时监测，有高危因素者前 2 个月每 1~2 周监测 1 次。若发生肝功能损害，停用引起肝损害的抗结核药物，根据损害程度每周监测 1~2 次，同时保肝治疗。

(3)遵循高热量、高纤维素、低脂、易消化、清淡饮食原则，推荐结核病患者摄入蛋白质量 1.2~2.0g/(kg·d)。肝性脑病昏迷期应禁食所有蛋白质，神志清醒后摄入蛋白质量 20g/d，每隔 2~3d 增加 10g，逐渐增加至 40~60g。

(4)保证充足的睡眠时间和质量，减少活动，避免重体力活动。

三、运动系统症状

骨骼肌肉损伤、肌腱炎和肌腱断裂

1. 临床表现　肌肉痛或关节痛，可沿跟腱出现长条状红肿。可疑药物为吡嗪酰胺、氟喹诺酮类、乙硫异烟胺 / 丙硫异烟胺、贝达喹啉、利福布汀、乙胺丁醇等。

2. 评估　疼痛部位有无红肿，服药史、疼痛史，关注患者促甲状腺激素、血清电解质及血尿酸水平。

3. 观察与护理

(1)服药期间增加饮水量，每日 2 000ml 以上，禁食高嘌呤食物。

(2)症状较轻者疼痛随着治疗时间的延长而逐渐缓解。

(3)症状较重者降低可疑药物用量，同时遵医嘱口服别嘌醇加速尿酸排泄、非甾体抗炎药物治疗如吲哚美辛、布洛芬、阿司匹林等，若症状无缓解则停用可疑药物，采用药物对症治疗配合物理治疗，同时进行关节制动，减轻关节负荷，防止跟腱断裂发生。现有临床治疗显示，氟喹诺酮类药物治疗 MDR-TB 患者发生跟腱断裂相对少见。

四、神经及精神症状

(一)视神经炎

1. 临床表现　眼干燥感、灼热感、视物疲劳、眼窝痛、流泪、畏光等先兆表现，继之出现视物模糊、视力下降、色觉及视野损害等。最可疑药物为乙胺丁醇、利奈唑胺，乙硫异烟胺 / 丙硫异烟胺、异烟肼、利福布汀和氯法齐明与视觉损害也有一定关系，但较少发生。

2. 评估　患者视力和色觉有无改变，定期进行视野检查，定期监测血糖。

3. 观察与护理

(1)用药前视力检测了解视力情况。用药期间询问患者有无自觉症状，若有及时视力检测，并与初始视力对比。

(2)出现视力障碍，及时停药，部分患者症状可于数周或数月内自行消失，若无改善，可给予大剂量 B 族维生素、烟酸、复方丹参、硫酸锌等治疗，必要时进行眼科专科治疗。

(3)若停药后视力好转，已停用的抗结核药物不再重新使用。

(4)需对合并糖尿病的患者定时监测血糖，控制血糖水平。

(二)耳毒性 / 前庭毒性

1. 临床表现　听力下降、耳鸣、头晕、平衡失调、步态异常等。可疑药物为阿米卡星、卡那霉素、链霉素、卷曲霉素等。环丝氨酸、异烟肼、利奈唑胺、乙硫异烟胺/丙硫异烟胺也可引起平衡失调。

2. 评估　听力史(有无耳鸣或耳槽),平衡功能(站立和行走)或步态(交织步或蹒跚步伐),有无眩晕、恶心、呕吐。

3. 观察与护理

(1)结核化疗前进行听力检测,了解听力情况,化疗期间询问患者有无自觉症状,若有及时检测听力,并与初始听力对比。

(2)听力损害不可逆,一旦出现症状立即停用可疑药物。

(3)症状较轻者,使用药物可改为每周3次间歇使用观察。可使用多种维生素、氨基酸、辅酶A、细胞色素C、核苷酸等药物对症治疗。避免使用利尿剂及其他对听力有影响的药物。氨基糖苷类药物敏感的患者,换用多肽类抗生素,如卷曲霉素以减轻耳毒性/前庭毒性。

（三）周围神经病变

1. 临床表现　脚趾、脚跟、手指或手掌会有麻刺感、刺痛或烧灼感和麻木感,由于症状进展可能会导致乏力和步态不稳。可疑药物为利奈唑胺、异烟肼、环丝氨酸、阿米卡星、卡那霉素、卷曲霉素、链霉素、氟喹诺酮类、乙硫异烟胺/丙硫异烟胺、乙胺丁醇等。在 MDR-TB 患者治疗过程中发生率可达13%,一般在平均疗程的9.1个月发生。

2. 评估　四肢感觉和反射,症状出现的时间,有无吸烟、饮酒,是否合并糖尿病、艾滋病、甲状腺功能减退等。

3. 观察与护理

(1)减少可疑药物用量,必要时停用。

(2)遵医嘱给予维生素 B_6 口服,可增加至最大剂量150~200mg/d。

(3)麻木、疼痛等感觉症状明显者可加用三环类抗抑郁药物和抗惊厥药物,如加巴喷丁、卡马西平等。

(4)积极控制原发疾病,如糖尿病、HIV 感染等。

（四）抑郁

1. 临床表现　情绪变化、躁动、易怒、注意力不集中、记忆力减退、嗜睡、感到绝望。可疑药物为环丝氨酸、异烟肼、氟喹诺酮类、乙硫异烟胺/丙硫异烟胺等。

2. 评估　症状出现的时间、有无自残或轻生念头等,可使用抑郁自评量表(self-rating depression scale,SDS)(附表10)进行评估。

3. 观察与护理

(1)邀请精神科医生会诊,对患者进行心理咨询。

(2)抑郁症状较明显时,初期给予抗抑郁治疗,避免使用环丝氨酸。治疗过程中有自杀倾向者立即停用环丝氨酸,降低异烟肼、乙硫异烟胺或丙硫异烟胺剂量,并24h监护直至症状稳定。

(3)症状较重者在精神科医生指导下,停用可疑药物,使用选择性5-羟色胺再摄取抑制剂如氟西汀等抗抑郁治疗,因其与利奈唑胺存在药物间的相互作用,故不能同时使用。

（五）精神症状

1. 临床表现　失眠、梦魇、躁动、妄想、幻觉、严重的情绪波动等精神行为。可疑药物为环丝氨酸、异烟肼、氟喹诺酮类、乙硫异烟胺/丙硫异烟胺等。

2. 评估　睡眠情况、饮酒史、服药史、有无行为改变。

3. 观察与护理

（1）症状较轻者暂停可疑药物 1~4 周直到精神症状得到控制。

（2）症状较重者停用可疑药物，增加维生素 B$_6$ 口服治疗，最大剂量 200mg/d，停用上述可疑药物后精神症状可以逆转，有危及他人行为时进行精神科专科治疗。

（3）精神病史不妨碍上述药物的使用，但有增加精神症状的可能性。肾功能下降可引起血液中环丝氨酸水平升高，导致精神错乱，应定期检查血肌酐。

（六）头痛

1. 临床表现　头痛。可疑药物为环丝氨酸、贝达喹啉等。

2. 评估　头痛开始时间、持续时间以及严重程度、服药史。单维度疼痛量表是临床上最常用的疼痛评估量表，包括视觉模拟量表、数字评定量表、人面部表情疼痛量表和口头评分法。

3. 观察与护理

（1）症状较轻者予镇痛剂，如布洛芬、对乙酰氨基酚等。

（2）症状较重者予低剂量三环类抗抑郁药等。

（3）进行水化治疗，常用水化治疗方式包括口服水化治疗、静脉水化治疗及两者相结合水化治疗，口服水化治疗简单、易于接受。

（4）维生素 B$_6$ 可预防环丝氨酸的神经毒性作用，推荐剂量是每日维生素 B$_6$ 50mg，q12h，与环丝氨酸同服。

（七）癫痫

1. 临床表现　神经 - 阵发性运动、抽搐、精神状态改变。可疑药物为环丝氨酸、异烟肼、对氨基水杨酸 - 异烟肼、氟喹诺酮类等。

2. 评估　有无癫痫先兆、家族史、开始时间、癫痫发作持续时间、意识状态及其他表现。

3. 观察与护理

（1）常规护理

1）保持病室环境安静，避免强烈声光刺激，24h 陪护，监护状态下沐浴或外出。

2）保持充足睡眠和规律作息，避免过度劳累，加强心理护理，保持精神愉快，避免过度兴奋。

3）病室内备好抢救用物，观察患者癫痫发作先兆如凝视、牙关紧闭、大小便失禁等，及时抢救。

4）肾功能低下患者血肌酐水平升高可引起癫痫发作，须定期监测。

5）向患者讲解相关知识，避免诱发因素如饮酒、情绪激动、闪光等，禁止高空作业、游泳、驾驶车辆，减少或避免独自外出活动。

（2）发作时抢救

1）立即停用可疑药物，遵医嘱首选地西泮 10~20mg 缓慢静脉注射。

2）吸氧，头偏向一侧，保持呼吸道通畅，防止呕吐物返流入气管引起窒息。

3）用缠有纱布的压舌板置于上下白齿之间，以免咬伤唇舌，用手托住下颌，避免下颌关节脱臼。

4）注意保护头部和四肢，摘下眼镜、义齿、解开衣领腰带，勿用力按压抽搐的肢体，避免骨折和脱臼。

5）密切观察意识和瞳孔的变化、眼球凝视以及抽搐的部位、持续时间等，详细记录。

五、血液系统

1. 临床表现　乏力、劳累性气短、结膜苍白、面色苍白、瘀点瘀斑、鼻衄、牙龈出血、咯血、便血、血尿、腹痛或腹胀、女性患者月经过多等。可疑药物为利福霉素类、利奈唑胺、氟喹诺酮类等。

2. 评估　症状开始、持续时间以及严重程度，有无出血征象。

3. 观察与护理

（1）症状较轻者不必处理，加强观察。

（2）若骨髓抑制程度较轻，暂不停药，须加强监测血象变化，若逐渐加重，如白细胞、红细胞及血小板等三系减少，则立即停用可疑药物。

（3）严重贫血、血小板减少时，输注红细胞悬液或单采血小板。

（4）注意排除非药物相关因素引起的血液系统损害，定期监测血液指标。

六、肾脏及电解质异常

（一）肾毒性

1. 临床表现　早期无症状，后期尿量减少、水肿、精神状态改变、呼吸急促。可疑药物为阿米卡星、卡那霉素、卷曲霉素、链霉素等。

2. 评估　有无排尿规律改变、水肿、精神状态异常、呼吸急促等。

3. 观察与护理

（1）既往治疗方案中使用过氨基糖苷类注射剂，建议使用卷曲霉素。

（2）在密切监测血肌酐的前提下试用间歇疗法 2~3 次 / 周，如果血肌酐持续上升，停止使用注射剂。

（3）根据肾小球滤过率调整相应的抗结核药物，在治疗时需排除其他加重肾功能损害的因素，如使用非甾体抗炎药物、并发糖尿病、充血性心力衰竭、尿路梗阻等。

（4）肾脏损害可能是永久性的，糖尿病或者肾脏疾病患者发生肾毒性的危险性更高，需严格掌握用药指征，使用过程中每 2 周监测 1 次尿常规及肾功能。

（二）电解质紊乱

1. 临床表现　疲乏、虚弱、肌肉酸痛 / 痉挛、行为或情绪变化、恶心、呕吐、意识模糊。可疑药物主要为卷曲霉素、阿米卡星，其次是卡那霉素、链霉素等。

2. 评估　有无恶心、呕吐、意识模糊、疲乏和极度虚弱等情况。

3. 观察与护理

（1）低钾血症最常见，也可引起低镁血症、低钙血症等，应同时监测血镁、血钙浓度。

（2）若出现严重的低钾，需住院治疗，暂停引起血钾降低的药物，如卷曲霉素。

（3）监测心率、心律、心电图及意识状况，予止吐、止泻等治疗，减少钾继续丢失。

（4）补钾治疗：坚持见尿补钾的原则，准确记录 24h 尿量，建议采用精密集尿袋。当尿量 >500ml/d 或 30ml/h 时补钾较安全，补液中钾浓度不超过 0.3%，禁止静脉直接推注氯化钾，可高浓度深静脉微量泵补钾，输注速率 ≤20mmol/h，以免血钾突然升高致心搏骤停。鼓励患者多进食肉类、牛奶、香蕉、橘子汁、番茄汁等含钾高的食物。

（5）定时监测血钾浓度，及时调整每日补钾总量，补钾总量为 3~6g/d。

（6）长期禁食、胃肠减压、近期有呕吐、腹泻患者，应及时补钾，以防发生低钾血症。

（7）口服电解质会影响氟喹诺酮类药物的吸收，应分开服用。

（三）乳酸酸中毒

1. 临床表现　恶心、呕吐、嗜睡、呼吸急促、心动过速和低血压等。可疑药物为利奈唑胺。

2. 评估　恶心、呕吐开始时间、症状持续时间、使用药物、饮食种类及量。监测生命体征，追踪血乳酸结果，观察呕吐物颜色、性质、量并及时报告医生。

3. 观察与护理

（1）症状较轻者逐渐减量使用，开始剂量为 1 200mg/d，4~6 周后减量为 600mg/d，若出现药物不良反应减为 300mg/d。

（2）症状较重者立即停用利奈唑胺，密切监测乳酸情况和患者恶心、呕吐、嗜睡、呼吸急促、心动过速、低血压等情况。

（3）维生素 B_1 是呼吸链辅助因子，可以提高线粒体呼吸链复合体Ⅳ活性，因此，可利用维生素 B_1 治疗利奈唑胺导致的乳酸酸中毒。

七、内分泌系统及代谢异常

（一）甲状腺功能减退

1. 临床表现　疲劳、嗜睡、体重增加、皮肤干燥、便秘、肌肉疼痛、脱发或干燥、记忆力受损、心率减慢、性欲减退、抑郁、畏寒。可疑药物为乙硫异烟胺 / 丙硫异烟胺、对氨基水杨酸等。

2. 评估　有无甲状腺肿大的迹象、日常活动及排便模式有无改变，女性患者询问月经情况。

3. 观察与护理

（1）继续抗结核药物治疗。

（2）予左甲状腺素口服治疗。

（3）停用可疑药物后甲状腺功能可完全恢复。

（4）对氨基水杨酸和乙硫异烟胺或丙硫异烟胺联合应用，较单独应用其中任一药物引起甲状腺功能低下的危险性更大，不建议联合使用。

（5）定期监测甲状腺功能。

（二）糖代谢异常

1. 临床表现　疲乏、口渴、尿频、意识模糊、头痛、眩晕、饥饿、易怒。可疑药物为加替沙星、莫西沙星、左氧氟沙星、乙硫异烟胺 / 丙硫异烟胺等。

2. 评估　服药史、饮食情况、有无意识模糊，空腹、餐后及睡前血糖值。

3. 观察与护理

(1)遵医嘱严格使用降糖药物治疗。

(2)定期监测血糖。

(3)关注患者主诉,出现心悸、出汗、饥饿、乏力时警惕低血糖反应的发生。

(4)出现食欲不振、恶心、呕吐、嗜睡、呼吸深而快、呼气有烂苹果味时,警惕糖尿病酮症酸中毒的发生。

(5)注意口腔卫生,保持皮肤清洁,预防继发感染。

(6)患有末梢神经炎的患者因肢体末端感觉迟钝,注意防止外伤。

(三) 男性乳房发育症

1. 临床表现　乳房增大、胀痛、溢乳等。可疑药物为异烟肼、乙硫异烟胺/丙硫异烟胺等。

2. 评估　乳房增大及溢乳情况、服药史等。

3. 观察与护理

(1)乳房增大、溢乳会造成患者自卑、焦虑等心理,应予心理疏导。

(2)指导患者适当放松情绪,保持乳房清洁。

(3)必要时停药,症状即可改善或恢复。

八、心血管系统

心电图 QT$_C$ 间期延长

1. 临床表现　心律改变、心悸、眩晕、晕厥。可疑药物为贝达喹啉、氯法齐明、德拉马尼、加替沙星、莫西沙星、左氧氟沙星、氧氟沙星等。

2. 评估　服药史、心脏病史,有无心动过速、虚弱、眩晕、晕厥等心脏毒性征象。

3. 观察与护理

(1)QT$_C$ 间期延长的程度可随药物浓度的增加而增加,因此使用药物时不应超过推荐剂量和输注速度。

(2)心电图检查确认 QT$_C$ 间期,超过 440ms 为 QT$_C$ 间期延长,有发生心律失常的风险。若超过 500ms 则停用贝达喹啉及其他相关药品。

(3)严密监测生命体征,定期监测心电图、电解质(钾、钙、镁)、血肌酐和肝功能,保持血钾水平>4mmol/L,血镁水平>0.74mmol/L。

(4)老年患者、肝硬化及代谢紊乱伴肝功能不全者更易出现 QT$_C$ 间期延长,应加强监测心电图。

(5)无法纠正的低钾血症患者、接受ⅠA类(奎尼丁、普鲁卡因胺)或Ⅲ类(胺碘酮、索他洛尔)抗心律失常药物治疗的患者避免使用该类药物。

(6)使用氟喹诺酮类时,避免同时使用西沙比利、红霉素、抗精神病药物和三环类抗抑郁药等,防止 QT$_C$ 间期延长。

九、皮肤药物不良反应

(一) 皮疹

1. 临床表现　皮肤红疹、瘙痒,少数可出现药物热、皮肤光敏反应,短则服药后 30min,

长则服药后1~2个月发生。可疑药物为所有抗结核药物。

2. 评估　有无过敏史、过敏治疗史,有无脸部、四肢、咽喉等部位肿胀的血管性水肿迹象,首次出现过敏症状的时间、皮肤红疹、瘙痒情况。

3. 观察与护理

(1)皮疹是抗结核治疗最常见的不良反应,表现为皮肤红、肿、热、痛、瘙痒、小丘疹等。

(2)症状较轻者予抗组胺药物治疗如第一代苯海拉明,第二代氯雷他定、西替利嗪等。

(3)利福平或吡嗪酰胺引起的皮肤红斑为常见的轻微过敏反应,不必停药,随着时间的延长可自行消退,数周即可消失。

(4)若皮疹面积增大,累及黏膜层,应立即停用致敏药物,并予糖皮质激素联合抗组胺药物治疗。

(5)严重过敏反应者停用所有抗结核药物,待过敏现象消退后逐一试用抗结核药物。利福平易出现致死性过敏,一旦停药后不宜再用。

(二) 全身性过敏反应

1. 临床表现　患者迅速出现皮疹、瘙痒、咽喉水肿、胃肠道反应、意识丧失、低血压等症状。包括皮肤综合征(轻者单纯皮肤瘙痒,重者出现皮疹,甚至剥脱性皮炎)、呼吸道综合征(发作性呼吸困难、气促)、流感样综合征(发热、流感样症状群)。上述综合征可单独出现,也可合并出现。可疑药物为所有抗结核药物,多见于利福平间歇用药时。

2. 评估　有无迅速出现皮疹、咽喉水肿、胃肠道反应及低血压,有无伴随发热、内脏功能异常等全身症状。

3. 观察与护理

(1)制订治疗方案前,询问既往药物过敏史,不选用过敏史明确的药物并在治疗卡片上标识,注意避免使用可能存在交叉过敏反应的药物。

(2)皮疹遍布全身,严重者累及黏膜,皮肤松解剥脱,伴随发热、内脏功能异常等全身症状,甚至发生过敏性休克,采用标准应急方案处理,直至过敏状态好转。过敏性休克处理如下。

1)立即报告医生,停用所有药物,去枕平卧,头偏向一侧,保持呼吸道通畅。

2)迅速建立静脉通道,遵医嘱予肾上腺素,必要时给予呼吸兴奋剂、氨茶碱解痉、晶体液、升压药维持血压等。

3)发生心搏骤停,立即行心肺复苏。

4)密切观察患者的意识、体温、脉搏、呼吸、血压、尿量等,未脱离危险前不宜搬动。

(3)消除其他潜在的可能引起过敏反应的因素,如疥疮、昆虫叮咬、食物因素、环境因素。

(4)异烟肼和含酪胺的食物(奶酪、红酒)同时服用可引起潮热、瘙痒、心悸,应避免同时服用。

(5)过敏状态完全恢复后,从最不易引起过敏反应的药物开始逐一试用,对高度可疑药物原则上不再试用。

（付　莉　冯世平　刘晓莉　杜金霞　赵　霞）

第六章　耐药结核病围术期护理

　　围术期护理是指在围术期为患者提供全程、整体护理,旨在加强术前至术后整个治疗期间患者的身心护理,通过全面评估,充分做好术前准备,并采取有效措施维护机体功能,提高手术安全性,减少术后并发症,促进患者康复,其包括三个阶段。①手术前期:系统评估患者各器官功能和心理状况,发现潜在危险因素,做好手术准备;②手术中期:包括手术环境准备、手术中患者的护理;③手术后期:解除患者术后不适,防治并发症,促进患者早日康复。

　　2014 年 WHO 指出手术是治疗耐药结核病的有效方法。但对患者而言,手术不仅是一种治疗方式,也是一种创伤,可引起一系列的身体并发症,甚至发生危及生命的严重并发症。因此,在手术基础上采取更加系统化的快速康复外科护理,可明显提高患者生活质量。本章节将围绕耐药肺结核病及耐药脊柱结核病围术期护理进行详细介绍。

第一节　耐药肺结核病围术期护理

一、术前护理

（一）护理评估

1. 健康史

患者年龄、饮食、日常活动、主诉、现病史、既往史等。

2. 全身状况

（1）评估患者有无咯血、咳嗽、咳痰、呼吸困难、胸痛等症状;有无支气管扩张、慢性阻塞性肺疾病等病史。

（2）评估患者肺功能。

（3）评估患者有无高血压、糖尿病等合并症。

（4）评估患者体重和营养状况。

(5) 评估患者用药史,是否使用影响凝血功能的药物,根据凝血功能考虑术前是否需要停药。

(6) 评估正规抗结核治疗时间:耐药肺结核患者病情稳定须经过 1 个月及以上药物治疗再考虑进行手术治疗。若患者病情进行性加重,医生可根据具体情况评估后安排手术。

(二) 护理诊断

1. 营养失调:低于机体需要量　与疾病消耗增加有关。
2. 活动无耐力　与疾病导致机体营养失调有关。
3. 体温过高　与肺部感染有关。
4. 焦虑 / 恐惧 / 抑郁　与缺乏疾病相关知识有关。
5. 社交孤立　与疾病的传染性有关。

(三) 护理措施

1. 一般护理
(1) 协助患者完善术前实验室及影像学检查。
(2) 密切观察病情变化,遵医嘱治疗基础性疾病(高血压、糖尿病等),糖尿病患者有效控制血糖水平。
(3) 做好疾病知识讲解,及时评估患者对疾病知识的需求、接受能力,采取形式多样的方法为患者提供手术治疗相关知识。

2. 气道管理　围术期气道管理是加速康复外科的重要组成部分,通过气道管理,可有效减少并发症、缩短住院时间、促进术后肺复张、改善术后患者生活质量。其护理措施如下。
(1) 术前戒烟、戒酒 2 周及以上。
(2) 术前康复训练:患者入院后,由胸外科医生、护士与康复科医生根据术前肺功能评估结果,制订相应康复训练方案,提高患者对手术的耐受,促进术后肺复张,预防肺部并发症,加速康复,常见康复训练方法见表 6-1。

表 6-1　康复训练方法

项目	分类	方法
呼吸功能训练	腹式呼吸	取坐位或立位,全身放松,用鼻吸气、口呼气,以吸鼓呼缩的方式,一手放于胸前,一手放于腹部,胸部尽量保持不动,呼气时轻按腹部,腹部回缩缓慢呼气,每次 20~30min,3 次 /d
	缩唇呼吸	闭口经鼻吸气,然后通过缩唇,像吹口哨样缓慢呼气,同时腹部收缩,吸气与呼气时间比例为 1∶3,锻炼次数、时间不限
	激励式肺计量仪	一手握住激励式肺计量仪,用嘴含住咬嘴并确保密闭不漏气,然后进行深慢吸气,将白色浮标吸升至预设的标记点,然后移开咬嘴屏气 2~3s 再呼气。待白色浮标下降至 0 后,再重复以上操作,每次进行 6~10 组训练然后休息。在非睡眠时间,每 2h 重复一组训练
咳嗽排痰训练	坐位咳嗽排痰	身体稍向前,弯腰盘腿,深吸气至 2/3 时咳嗽,重复数次
	侧卧位咳嗽排痰	取屈膝侧卧位,深吸气至 2/3 时咳嗽,重复数次
	腹式呼吸方法咳嗽排痰	放松喉部肌肉,深吸气至 2/3 时咳嗽,重复数次

续表

项目	分类	方法
耐力训练	爬楼梯训练	建议在康复师的陪同下进行,运动过程中调整呼吸节奏,用缩唇呼吸,用力时呼气,避免闭气,稍感气促时可坚持进行;若有明显呼吸困难,可做短暂休息,尽快继续运动。每次 20~40min,2 次 /d,疗程 3~7d
	功率自行车运动训练(有条件可选做)	患者自行调控速度,在承受范围内逐步加快步行速度及自行车功率。运动量控制在呼吸困难指数评分 5~7 分之间,若在运动过程中有明显气促、腿疲倦、血氧饱和度下降(<88%)或其他合并疾病引起身体不适,休息待恢复原状后再继续进行训练。每次 15~20(20~40)min,2 次 /d,疗程为 7~14d。高危患者须在康复师指导下进行训练

3. 营养管理　围术期营养管理是促进手术患者术后快速康复的关键。护理措施如下。

(1)推荐采用营养风险筛查 2002(附表 1)。根据营养风险筛查结果,若得分 ≥3 分,由营养师制订饮食方案,每日由营养食堂为患者提供营养餐;若得分<3 分,不做术前干预,给予患者可口、易消化的高蛋白、高热量、高碳水化合物和高维生素类的饮食。

(2)手术前一日,以会诊的形式通知营养师,并告知该患者的手术方式及手术时间。

(3)第一台手术,术前一日晚 22:00~24:00 口服 300~500ml 无渣肠内营养液,高碳水化合物比例,晨起术前禁饮禁食;第二、三台手术,术前 6h 口服 200~250ml 无渣肠内营养液,高碳水化合物比例。

4. 静脉血栓栓塞症的预防管理　患者入院后,由护士对患者进行静脉血栓栓塞症(venous thromboembolism,VTE)风险评估(根据实际情况选择合适的 VTE 风险评估表)并做好记录及风险标识。VTE 预防方式包括药物预防和非药物预防,建议根据评估结果采用适宜的方式。

(1)药物预防:使用药物预防血栓时须注意出血的风险及其他药物相关不良反应,应在专科医生的指导下,进行个体化的预防性抗凝治疗。常见药物有普通肝素、低分子量肝素(低分子肝素钠和低分子肝素钙)、维生素拮抗剂(华法林)等。

(2)非药物预防:①早期活动;②机械性预防,包括梯度压力弹力袜、间断气囊压迫装置及下肢静脉泵;③腔静脉滤器,为了防止深静脉近端大块血栓脱落阻塞肺动脉可考虑使用腔静脉滤器,但不建议常规植入腔静脉滤器作为预防措施。

5. 疼痛管理　患者入院后,需对患者进行疼痛评估和宣教(详见第四章第四节),患者于术前可采取预防性镇痛,镇痛方案由主管医生及麻醉师共同制订。

6. 心理干预　术前常规运用评估工具进行心理评估,了解患者心理状况。常用的评估工具有汉密尔顿焦虑量表(Hamilton anxiety scale,HAMA)、汉密尔顿抑郁量表(Hamilton depression scale,HAMD)及 UCLA 孤独感量表(附表 11、附表 12 和附表 13)。根据患者不同心理状态,给予针对性的干预措施。对有抑郁及自杀倾向的患者,请心理医生会诊。

7. 术前准备

(1)做好次日手术患者的健康宣教。

(2)询问患者有无感冒或其他不适,有无假牙、饰品等,询问女性患者是否月经来潮。

(3)术前理发、洗澡、修剪指甲。

(4)术前一日晚上,必要时遵医嘱给予睡前镇静安眠药物。

(5)术晨更换手术服。

(6)测量生命体征,询问患者有无感冒或其他不适,再次询问女性患者是否月经来潮,嘱患者排尿。

(7)嘱患者取下眼镜、义齿、首饰、手表等,并交代家属保管好贵重物品,佩戴手腕带标识。

(8)按手术需要将病历、影像学资料及有关药物带入手术室,与手术室医护人员进行交接并填写《患者术前护理评估及交接记录单》(附表14)。

8. 术前一日手术室访视及评估

(1)访视内容

1)向患者介绍手术的目的、术式、麻醉方法、手术体位、手术流程和手术室的环境等。

2)讲解术前注意事项:如禁食禁饮、摘下义齿和饰品、女性患者避免化妆。向高血压患者讲解术晨常规服用降压药,向糖尿病患者讲解术前遵医嘱调整或停用降糖药物,嘱患者安心休息,保证睡眠等。病情许可的情况下洗澡或擦洗术区,做好手术区域皮肤清洁。

3)对患者提出的问题进行解释,减轻其思想顾虑,消除恐惧心理,调整心态,增强手术信心。

(2)评估:患者药物过敏史、手术史、月经史、合并症;特别关注患者是否合并HIV感染;评估患者血管、皮肤和肢体活动情况等。

二、术中护理

(一)入室评估

根据《手术室压力性损伤斯卡特触发点评估表》(附表15)《手术压力性损伤Munro评估表》(附表16)和《Caprini血栓风险评估量表》(附表17)对患者术中压力性损伤风险和下肢深静脉血栓风险进行评估,根据得分情况给予预防措施。

(二)准备

1. 手术间准备　选择负压手术间,如条件受限应安排在感染手术专用手术间或当日手术的最后一台,手术间门口悬挂隔离标识。

2. 用物准备　根据手术需求,准备所需仪器设备、手术器械和用物,避免术中频繁出入手术间。如行胸膜剥脱手术术中需准备热生理盐水,用于术中压迫止血。

3. 人员防护准备　患者佩戴医用外科口罩;医护人员佩戴N95医用防护口罩,器械护士和手术医生需加戴一次性防护面屏、双层医用外科手套,加穿一次性手术衣和一次性防水鞋套。

(三)术中护理

1. 严格落实手术安全核查制度　在麻醉开始前、手术开始前、手术结束后患者出手术室前的三个时间段由手术医生、手术室护士和麻醉医生三方共同按照手术安全核查制度进行查对,保证手术患者、手术方式和手术部位的正确。

2. 协助麻醉　患者入室核对无误后,建立静脉双通道,协助麻醉医生行双腔气管插管全麻,健侧肺通气。行中心静脉穿刺置管、动脉穿刺置管等,保证输液通畅,监测中心静脉压及动脉压,留置尿管并保持通畅。

3. 术中体位安置

(1)体位安置原则

1)在不影响患者生理功能前提下,充分显露手术野,并保护患者隐私。

2）保持人体正常的生理弯曲及生理轴线，维持各肢体、关节的生理功能。

3）保护患者皮肤完整性，避免术中局部皮肤长时间受压。

4）正确约束患者，维持体位稳定，防止术中移位、坠床。

（2）手术取健侧卧位，具体安置如下。

1）头下置头枕及头圈，耳部放入头圈中空处，高度平下侧肩高，使颈椎处于水平位置，腋下距腋窝 10cm 处垫胸垫。

2）术侧上肢屈曲呈抱球状置于可调节托手架上，远端关节稍低于近端关节；下侧上肢外展于托手板上，远端关节高于近端关节，共同维持胸廓自然舒展。

3）肩关节外展或上举不超过 90°；两肩连线和手术台呈 90°。

4）腹侧用固定挡板支持耻骨联合，背侧用挡板固定骶尾部或肩胛区（离手术野至少 15cm），共同维持患者 90° 侧卧位。

5）双下肢约 45° 自然屈曲，前后分开放置，保持两腿呈跑步时姿态屈曲位。两腿间用支撑垫承托上侧下肢，小腿及双上肢用约束带固定。

4. 严格无菌技术和手术隔离技术

（1）手术人员严格无菌操作技术，严格限制进入手术间的人员，尽量减少人员的进出和频繁走动。

（2）进行脓胸清除手术时，器械护士将器械分为两类：一类器械用于脓腔清除，另一类器械用于关闭切口。清除脓腔后，器械护士和手术医生需重新更换手套，术野周围加铺无菌巾后，方可继续手术。

5. 准确执行医嘱，术中严格输液、输血管理

（1）术前和术中遵医嘱正确使用抗菌药物。

（2）根据术中血压、中心静脉压及出血量，调节输血和输液速度，正确计算总出入量，为麻醉准确用药提供依据。

（3）全肺切除术患者在手术中应适当控制总入量，特别是晶体液的入量和输液速度。

6. 术中密切观察病情变化

（1）术中密切观察生命体征、呼气末二氧化碳及手术进程，加强呼吸道的管理。

（2）术中改变患者体位时注意保护气管导管，防止气管导管移位、脱出和打折。

（3）双氧水冲洗病灶腔时需特别注意气体栓塞的发生，一旦患者出现未知原因的心率下降、呼气末二氧化碳分压下降及低血压时应考虑是否有气体栓塞的可能。如心脏听诊在胸骨旁能听到"车轮碾过样杂音"即可基本确定有气体，立即行以下处理措施：①立即停止手术，迅速将患者放置于头低 30° 左侧体位，停止麻醉药吸入，改吸纯氧；②暴露冲洗部位，用大量生理盐水冲洗创面；③出现心率下降时，应及时使用阿托品；出现血压下降时，应注意补充血容量；当呼气末二氧化碳分压下降、低氧血症、高碳酸血症时应用呼吸机辅助治疗，选用呼吸末正压通气模式，急查血气分析；心跳呼吸骤停时立即心肺复苏。

7. 术中并发症预防

（1）皮肤压力性损伤的预防

1）正确摆放手术体位，选择合适的体位保护用具，以降低受压部位的摩擦力及剪切力。根据安置手术体位的不同，保护受压局部皮肤：平卧位时，给予足跟部、骶尾部、肩胛部、枕部皮肤保护；侧卧位时，给予踝部、膝部、骨盆侧、肩部、耳部皮肤保护；俯卧位时，给予面部、乳

房部、阴囊部、膝部、足趾部皮肤保护。

2）根据患者体位安置情况，合理选择各种穿刺位置、心电和神经监测电极位置；做好各类导管的管理，监护连接线及管道不打折，不环绕肢体，不压于身体下方。

3）避免麻醉机呼吸过滤器对患者额头的压迫，超过 2h 的手术常规使用麻醉机过滤延长管。

4）进行有创动脉测压时，暂停袖带式测量血压并放尽袖带内余气。

5）使用约束带约束时，打结交叉处应避开肢体，避免压伤。

（2）术中低体温预防

1）采用综合保温措施，不同手术时段温度要求不同：术前半小时，将手术室温度调整为 25~27℃；患者进入手术室后，温度调整为 22~24℃；手术结束后，温度调整为 25~27℃。

2）注意覆盖，尽可能减少皮肤暴露，暴露皮肤使用加温设备，推荐使用充气式加温毯。使用加温毯时，软管末端空气温度极高，容易造成患者热损伤，软管末端切勿靠近患者皮肤，使用中严禁软管与加温毯分离。

3）用于静脉输注及体腔冲洗的液体宜加温至 37℃，加温冲洗液使用前需再次确认温度。

4）高危患者除采取上述保温措施外，还需要设定个性化的室温，以预防计划外低体温。

（3）下肢深静脉血栓预防：评估手术期 DVT 发生风险，根据不同风险级别给予不同的干预措施。低危：0~1 分，早期活动；中危：2 分，药物或物理预防；高危：3~4 分，药物和 / 或物理预防；极高危：≥5 分，药物预防和物理预防，具体预防措施如下。

1）了解患者血栓相关的高危因素，术前是否使用抗凝剂、放置血栓滤器、弹力袜等。

2）术中可使用间歇式充气压力装置、弹力袜等，体位摆放时须避免影响静脉回流，遵医嘱适当补液，预防患者低体温。

3）遵医嘱予抗凝药物预防，如低分子肝素等。

4）避免同一部位、同一静脉反复穿刺，尽量不选择下肢静脉穿刺。

（四）复苏室护理

1. 患者入复苏室前，应检查各类监护设备及抢救物品，处于备用状态。

2. 患者入复苏室后，与巡回护士做好交接工作，了解患者手术和麻醉情况，协助患者取合适体位，保暖，烦躁患者加以约束。

3. 及时清除气管内及口腔分泌物，确保呼吸道通畅，给予吸氧。

4. 安置心电监护，保持静脉通畅，观察尿量、引流量，妥善安置并固定引流管。

5. 患者清醒达到拔管指征时，准备负压吸引器和气管插管等用物，先吸尽残留在鼻腔、口腔、咽喉和气管内分泌物，拔出导管前预充氧，抽尽气囊内气体，向患者解释取得配合，再行拔管。若出现喉痉挛等情况，需再次进行气管插管。

6. 拔管后保留牙垫，既可防止拔管后牙关紧闭，又便于吸出口腔内分泌物，同时给予面罩吸氧，生命体征平稳后送回病房。

三、术后护理

（一）护理评估

1. 了解患者术中麻醉、手术方式及术中出血、补液、输血情况。

2. 评估患者术后生命体征、神志、呼吸道及胃肠道情况,有无痰液黏稠、口鼻腔分泌物、恶心、呕吐等。

3. 评估患者伤口情况,伤口敷料有无渗血、渗液,有无红肿、疼痛等。

4. 评估患者引流管种类、数量、位置及作用,引流管是否通畅,引流液的颜色、性质和量。

5. 评估患者术后卧位是否正确、合理。

6. 评估患者术后心理状况。

(二)护理诊断

1. 低效性呼吸型态　与胸廓运动受限、肺叶切除、伤口疼痛有关。

2. 有体液不足的危险　与手术导致失血、体液丢失、液体量补充不足有关。

3. 体温过高　与手术有关。

4. 疼痛　与手术创伤、引流管放置有关。

5. 营养失调:低于机体需要量　与营养摄入不足、代谢高、消耗增加有关。

6. 焦虑/恐惧　与术后不适、担心预后差及住院费用有关。

7. 潜在并发症:出血、肺部感染、肺不张、支气管胸膜瘘、脓胸等。

(三)护理措施

1. 病情观察　常规安置心电监护,一般情况下需监护24h,若病情需要可适当延长监护时间,注意观察患者生命体征,术后24~36h内,患者血压常有波动,应严密观察肢端温度、甲床、口唇及皮肤颜色,周围静脉充盈情况等;若血压持续下降,应考虑是否存在心功能不全、出血、组织缺氧或循环血量不足等情况。

2. 气道管理

(1)观察:呼吸频率、幅度、节律及血氧饱和度情况,听诊双肺呼吸音,保持呼吸道通畅,及时清除呼吸道分泌物,注意有无气促、呼吸窘迫、发绀等缺氧征象,防止因麻醉副作用引起呼吸暂停和CO_2潴留。

(2)给氧:常规给予患者鼻导管吸氧2~4L/min,根据血气分析结果调整氧流量。

(3)雾化吸入:常规给予氧气雾化吸入,痰液黏稠者术后一日可给予排痰机辅助排痰或超声导入祛痰。

(4)深呼吸及咳嗽:术后返回病房待患者清醒后,鼓励其间隔1~2h重复做深呼吸及咳嗽数次,咳嗽前先给患者由下而上、由外向内叩背,使肺叶、肺段处的分泌物松动移至支气管,嘱患者做3~5次深呼吸,深吸气后屏气3s,再用力将痰咳出;患者咳嗽时,可双手固定住伤口,以减轻震动引起的疼痛。对咳嗽无力、呼吸道分泌物滞留者,必要时吸痰;经主管医生评估后,对排痰困难者积极行纤支镜吸痰。

3. 营养管理　患者术后神志完全清醒后,可口服100ml温开水;若无呛咳,可逐渐进食流质饮食—半流质饮食—普食;术后1~3d内,禁食各种蛋黄、纯牛奶、豆浆及高脂肪难消化食物等。有条件者可联系营养科,请营养科为患者制订术后营养餐。

4. VTE预防管理　术后再次对患者进行VTE风险评估,其预防管理同术前VTE预防管理。

5. 疼痛管理

(1)评估:术后对患者进行疼痛评估,于术后当日睡前评估1次;术后1~3d,每日评估2

次;术后第 4d 至出院,每日评估 1 次,根据疼痛结果调整用药方案。

(2)管理:常规安置镇痛泵,可应用非药物疗法(如音乐疗法、节律呼吸、催眠疗法、指导意向等)缓解患者疼痛,对疼痛耐受度低的患者可联合应用止痛药。

6. 心理干预　术后第二日对患者再次进行心理评估,根据评估结果,给予针对性的干预措施。

7. 胸腔闭式引流管护理

(1)一般护理

1)保持引流管密闭:引流管放置位置准确,保证整个引流系统呈密闭负压状态,水封瓶长管没入水中 3~4cm。搬动患者或更换引流瓶时,须双重反向夹闭引流管,防止空气进入;若引流管连接处脱落或引流瓶损坏,立即用止血钳双重反向夹闭引流管,更换引流装置;若引流管滑脱,立即用手捏闭伤口处皮肤,消毒处理后用凡士林纱布封闭伤口,协助医生做进一步处理。

2)严格无菌操作,防止逆行感染:保持伤口敷料清洁干燥,一旦渗湿,及时更换。引流瓶低于引流口 60~100cm,防止液体逆流。

3)保持引流管通畅:定时挤压,防止堵塞、扭曲、受压,鼓励咳嗽、咳痰、做深呼吸运动及变换体位,利于胸腔内液体、气体排出,促进肺复张。

4)观察:①水柱波动情况,一般情况下水柱波动范围 4~6cm。若波动过高,提示可能存在肺不张;若无波动,提示引流管不畅或肺组织已完全复张,若患者出现胸闷气促、气管偏向健侧等情况,应考虑引流管是否堵塞,须捏挤或使用负压间断抽吸,并通知医生处理。②引流液,观察引流液颜色、性质及量,若引流液呈鲜红色,引流量 ≥100ml/h,且连续 ≥3h,同时伴有低血容量表现,提示有活动性出血,立即通知医生处理。

(2)全肺切除术后胸腔引流管护理:胸腔引流管一般呈全夹闭或半夹闭状态,保证术后患侧胸膜腔有一定的液体,维持双侧胸腔内压力平衡,防止纵隔过度摆动。全夹闭时,根据气管位置调整引流管开放时间及次数,当气管明显向健侧移位时,应放出适量气体或引流液。半夹闭状态应保持引流管内水柱随呼吸波动幅度为 4~6cm。

(3)拔管指征:一般引流管放置 48~72h 后,如果引流瓶中无气体逸出且引流量明显减少,颜色变浅,24h 引流液 <50ml,脓液 <10ml,胸部 X 线提示肺复张良好无漏气,患者无呼吸困难或气促,方可拔出引流管。

8. 术后康复训练　患者全麻清醒后即可开始肢体功能锻炼,包括上肢的五指屈伸、握拳,下肢的伸展、弯曲等运动。

术后第一天开始,评估患者病情,生命体征平稳者,鼓励并协助其下床活动,同时开展肢体功能锻炼(表 6-2),同时配合呼吸训练(表 6-1),卧床时每 2h 一次,每次 3~5min,以患者不感到疲劳为宜。

9. 体位管理

(1)一般情况:患者未清醒前取平卧位,头偏向一侧,以免呕吐物、分泌物吸入而窒息或并发吸入性肺炎,清醒且血压稳定者,可改为半坐卧位,以利于呼吸和引流。

(2)特殊情况:①肺段或楔形切除术者,尽量选择健侧卧位,促进患侧肺组织扩张;②一侧肺叶切除者,如呼吸功能尚可,可取健侧卧位,利于手术侧残余肺组织膨胀与扩张;如呼吸功能较差,则取平卧位,避免健侧肺受压,限制肺的通气功能;③全肺切除术者,避免健侧卧位和过度侧卧,指导其取 1/4 侧卧位(从肩膀到臀部垫薄长软枕);④咯血及支气管瘘者,取患侧卧位。

表 6-2　术后康复训练内容及方法

内容	方法
呼吸功能锻炼	腹式呼吸:同术前康复训练
	缩唇呼吸:同术前康复训练
上肢锻炼	梳头运动:颈部不要倾斜,肘部抬高、保持自然位置
	屈伸运动:患者使用患侧手刷牙、洗脸、持碗等
	爬墙运动:患肢手臂外展伸平于体侧,站立于墙旁一臂距离,手指沿墙上爬,保持手臂伸直,同时随手上爬,脚向墙移动,继续向上爬高过头,身体靠墙后按相反方向缓慢下爬,身体回到原位
	上臂及肩膀运动:用健侧手托住患侧肘部,做上肢上举过头的运动,并触摸对侧耳朵
下肢运动	跖屈:将脚趾向下朝足底屈曲,保持 5~10s。每个动作重复 20 次,每 2 小时重复训练
	背伸:将脚趾向上朝腿部弯曲,保持 5~10s。每个动作重复 20 次,每 2 小时重复训练
	绕踝:以踝为中心、做 360° 环绕、保持动作幅度最大
体能锻炼	上楼梯锻炼:从 2 楼开始逐渐增加速度与楼梯高度至 4 楼,根据患者病情,早晚进行锻炼,2 次 /d
	每天早晚到室外快速步行。方法:由 50m 开始逐渐增加至 100m,锻炼强度以患者能耐受为度

10. 常见并发症的护理　见表 6-3。

表 6-3　常见并发症的护理

常见并发症	症状	护理
胸腔内出血	常在术后数小时内发生,患者常出现心率加快、血压下降、大汗、四肢湿冷,引流液的变化:每小时引流液超过 200ml,引流液鲜红色或暗红色,连续 2~3h 不减少	立即告知医生,加快补液速度,注意保暖;遵医嘱使用止血药物,同时严密观察生命体征及保持引流管通畅,确保胸腔内积血及时排出;若持续出血,需积极术前准备,行剖胸探查止血术
肺水肿	全肺切除患者易出现,其主要表现为咳嗽、咳粉红色泡沫痰、呼吸困难、发绀、心动过速,严重者可出现呼吸衰竭等	立即协助患者取坐位或端坐位,双腿下垂,减少静脉回心血量;减慢输液速度,控制液体入量;给予 50% 酒精湿化高流量氧气吸入,保持呼吸道通畅;通知医生,遵医嘱予强心、利尿、镇静和激素治疗;安抚患者紧张情绪
肺炎和肺不张	术后常见并发症,多为术后不能有效咳嗽排痰,导致分泌物堵塞支气管,引起肺炎和肺不张。其主要表现为心动过速、体温升高、哮鸣、发绀、呼吸困难等症状,血气分析显示为低氧、高碳酸血症	该并发症重在预防。鼓励患者咳嗽、咳痰;痰液黏稠者,及时给予雾化吸入,必要时经鼻吸痰或行支气管纤维镜下吸痰。做好叩背排痰处理进行呼吸训练,促进肺复张;有效镇痛,促进患者咳嗽;合理使用抗生素,防止肺部继发感染;进行呼吸训练,促进肺复张

常见并发症	症状	护理
支气管胸膜瘘	术后最严重的并发症之一,多发生于术后1周,其表现为胸腔引流管持续引出大量气体,患者出现发热、刺激性咳嗽、痰中带血或咯血、呼吸困难、呼吸音减低等症状。用亚甲蓝注入胸膜腔,患者咳出蓝色痰液可确诊	嘱患者患侧卧位,以防漏液流向健侧,做好胸腔闭式引流护理,保证充分引流;若合并感染,出现脓性引流液,需联合抗生素治疗,积极做好胸腔冲洗引流并及时更换引流瓶。小瘘口可自行愈合,但需延长胸腔引流管引流时间,必要时需再次性开胸手术修补
切口感染	术后常见并发症,表现为切口疼痛加重,切口局部有红、肿、热或波动感等,伴有体温升高、脉率加快和白细胞计数升高	加强伤口换药,必要时清创缝合,严格无菌操作;根据患者全身情况,遵医嘱合理使用抗生素
脓胸	常继发于各类吻合口瘘。其表现为低热、消瘦、贫血、低蛋白血症等慢性全身中毒症状,引流管内可见脓性引流液	脓胸患者须做好胸腔闭式引流护理,观察并记录引流液的性质、颜色、量,观察水柱波动情况,有无漏气及皮下气肿;指导患者有效咳嗽咳痰,协助患者叩背利于肺复张,促进胸腔内积气积液尽早排出;做好胸腔冲洗处理,防止术后肺不张及肺部感染

11. 维持体液平衡　控制输液量及速度,防止心脏前负荷过重出现急性肺水肿。特别是全肺切除术后患者须严格管理液体摄入,同时防止补液过少,影响正常组织灌注,导致急性肾损伤。

(四) 健康教育

1. 用药指导及出院随访　出院后须严格遵医嘱定时定量服药,不漏服、多服,不能自行随意停药;如出现食欲不振、恶心、呕吐、皮肤瘙痒等异常不适,及时返院复查。患者出院第1、2、3、6、9、12个月来院复查,以后每年复查一次,复查内容包括胸部CT、血常规、肝肾功能、血红细胞沉降率等。

2. 饮食指导　戒烟、戒酒,注意饮食卫生,粗细搭配,以清淡、易消化饮食为主,规律饮食,宜进食高热量、高蛋白、富含维生素易消化饮食,如牛奶、蛋类、瘦肉、鱼类、豆类;多补充新鲜水果蔬菜等;禁食自身过敏的食物。

3. 消毒隔离

(1)咳嗽、打喷嚏用纸巾掩盖口鼻,公共场所戴口罩;不随地吐痰,痰液吐至痰杯内(装有2 000mg/L 含氯消毒液)。

(2)定期消毒餐具,被褥放日光下暴晒不少于30min。

(3)保持居室开窗通风,家里有儿童或老年人应分室居住。

4. 注意休息　保持良好心情、稳定情绪,合理安排作息时间,保证充足睡眠,进行适度运动,避免劳累。

5. 注意保暖　根据气温变化增减衣服,避免受凉。

第二节　耐药脊柱结核病围术期护理

一、术前护理

(一) 护理评估

1. 健康史　患者年龄、饮食、日常活动、主诉、现病史、既往史等。

2. 全身状况

(1) 评估患者生命体征,疼痛部位、性质、持续时间和诱因,是否放射到其他部位。

(2) 评估患者脊柱有无畸形,肢体感觉、运动情况,是否合并截瘫;有无寒性脓肿及其部位,有无窦道及其部位;有无分泌物及其性状、颜色、气味和量。

(3) 评估患者有无高血压、糖尿病、支气管扩张、慢性阻塞性肺疾病等合并症。

(4) 评估患者体重及营养状况。

(5) 评估患者用药史,是否使用影响凝血功能的药物。

(6) 评估正规抗结核治疗时间:有效抗结核药物治疗 1 个月或以上,待患者病情控制或缓解后再考虑手术治疗为宜。若患者病情进行性加重,医生根据具体情况评估后安排手术。

(二) 护理诊断

1. 疼痛　与脊柱病变有关。

2. 躯体活动障碍　与疼痛、脊柱病变、关节功能障碍有关。

3. 有皮肤完整性受损的风险　与局部长期受压、体液刺激、机体营养状况不良有关。

4. 营养失调:低于机体需要量　与食欲下降和结核病长期消耗有关。

5. 便秘　与卧床时间长、活动量少有关。

6. 焦虑 / 恐惧 / 抑郁　与不能预测疾病预后有关。

(三) 护理措施

1. 一般护理　同耐药肺结核病围术期术前一般护理。

2. 气道管理　围术期气道管理是加速康复外科的重要组成部分,通过气道管理,可有效减少坠积性肺炎发生率、缩短住院时间、改善术后患者生活质量。其护理措施如下。

(1) 术前戒烟、戒酒 2 周及以上。

(2) 肺功能训练见表 6-1。

3. 营养管理　同耐药肺结核病围术期术前营养管理。

4. VTE 预防管理　同耐药肺结核病围术期术前 VTE 预防管理。

5. 疼痛管理　同耐药肺结核病围术期术前疼痛管理。

6. 心理干预　同耐药肺结核病围术期术前心理干预。

7. 术前康复训练　患者入院后,由医生、护士与康复师根据患者病情,制订相应康复训练方案,以提高患者对手术的耐受,加速康复。

(1) 双下肢肌力锻炼:以主动锻炼为主,如跖屈、背伸功能锻炼,直腿抬高训练,方法如下。

1) 跖屈:将脚趾向下朝足底屈曲,保持 5~10s。每个动作重复 20 次,每 2 小时重复训练,如图 6-1。

2)背伸:将脚趾向上朝腿部弯曲,保持 5~10s。每个动作重复 20 次,每 2 小时重复训练,如图 6-2。

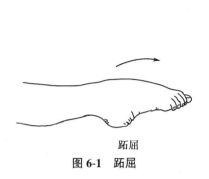

图 6-1　跖屈

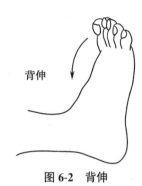

图 6-2　背伸

3)直腿抬高:平卧在床上,用最大力量将腿伸直,抬高腿与床面成 45°角,注意膝盖不要弯曲,保持 5~10s。每个动作重复 20 次,每 2 小时重复训练,如图 6-3。

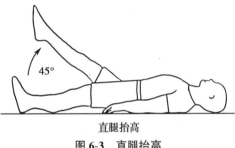

图 6-3　直腿抬高

(2)大小便护理:术前一周指导患者练习床上大小便,避免术后发生便秘及尿潴留;截瘫伴有神经功能损伤的二便障碍者,采用留置导尿术并定时开放,训练膀胱反射或自律性收缩功能。鼓励患者多饮水,>2 500ml/d;排便障碍者每天清晨空腹饮水 500~800ml,多吃新鲜蔬菜水果,于餐后顺结肠走向行腹部环形按摩,再做缩肛、提肛、扩肛运动。

(3)术前体位练习:脊柱手术经后路手术患者,术前须进行体位练习,协助患者取俯卧位,胸部垫一软枕,双手置于头两侧,坚持练习 1~2h,以提高术中耐受能力和腹式呼吸肺活量。翻身时应保持头颈与躯干成一直线,轴线翻身,防止脊柱扭曲而损伤脊柱。训练患者正确上下床,侧身起坐及侧身躺下。

(4)气管推移训练:适用于经前路手术颈椎患者,一般在颈椎手术前 5~7d 进行气管食管推移训练,增强患者术中对牵拉的耐受性。推移训练宜在餐后 2h 进行,以免造成恶心、呕吐等不适。

8. 皮肤管理　脊柱结核伴截瘫患者,肢体感觉功能存在不同程度障碍,受压部位易发生压力性损伤。保持床单元清洁、干燥、平整,避免汗液、尿液、粪便对皮肤刺激;受压部位及骨隆突处必要时予压疮贴保护,定时更换体位。

9. 术前准备　同耐药肺结核病围术期术前准备。

10. 术前一日手术室访视及评估　同耐药肺结核病围术期术前一日手术室访视及评估。

二、术中护理

(一)入室评估
同耐药肺结核病围术期入室评估。

（二）准备

同耐药肺结核病围术期准备。

（三）术中护理

1. 严格落实手术安全核查制度　同耐药肺结核病围术期严格落实手术安全核查制度。

2. 协助麻醉　同耐药肺结核病围术期协助麻醉。

3. 术中体位安置

（1）体位安置原则：同耐药肺结核病围术期协助麻醉体位安置原则。

（2）经前路脊柱外科手术取健侧卧位，具体安置同肺耐药结核病围术期侧卧位体位安置。

（3）经后路脊柱外科手术取俯卧位，具体安置如下。

1）根据手术方式和患者体型，选择适宜的体位支撑用物，并置于手术床上相应位置。

2）麻醉成功，各项准备工作完成后，由医护人员共同配合，采用轴线翻身将患者安置于俯卧位支撑用物上，妥善约束，避免坠床。

3）检查头面部，根据患者脸形调整头部支撑物的宽度，将头部置于头托上，保持颈椎呈中立位，维持人体正常的生理弯曲；选择前额、两颊及下颌作为支撑点，避免压迫眼部眶上神经、眶上动脉、眼球、颧骨、鼻及口唇等。

4）将前胸、肋骨两侧、髂前上棘、耻骨联合作为支撑点，胸腹部悬空，避免受压，避开腋窝。

5）将双腿置于腿架或软枕上，保持功能位，双下肢略分开，足踝部垫软枕，踝关节自然弯曲足尖自然下垂，约束带置于膝关节上 5cm 处。

6）将双上肢沿关节生理旋转方向，自然向前放于头部两侧或置于托手架上，或根据手术需要双上肢自然紧靠身体两侧，掌心向内、用布巾包裹固定。

7）保护男性患者会阴部以及女性患者乳房部。

4. 严格无菌技术和手术隔离技术

（1）手术人员严格无菌操作技术，严格限制进入手术间的人员，尽量减少人员的进出和频繁走动。

（2）脊柱外科手术中，器械护士术前要将手术器械分为两类：一类仅用于清除结核病灶，另一类为病灶清除完成后使用。病灶清除后，器械护士和手术医生需重新更换手套，术野周围加铺无菌巾后，方可继续手术。取移植骨时应使用全新开包器械，移植骨取出后，切口应及时缝合并使用手术贴膜包扎保护，以免行病灶清除手术时受到污染。

5. 准确执行医嘱，术中严格输液、输血管理　同耐药肺结核病围术期准确执行医嘱。

6. 术中密切观察病情变化　同耐药肺结核病围术期术中密切观察病情变化。

7. 术中并发症预防　同耐药肺结核病围术期术中并发症预防。

（四）复苏室护理

同耐药肺结核病围术期复苏室护理。

三、术后护理

（一）护理评估

同耐药肺结核病围术期术后护理评估，还应着重评估术后肢体感知觉恢复情况及四肢活动度。

(二) 护理诊断

1. 低效性呼吸型态　与术后卧床、活动量少、伤口疼痛、呼吸运动受限等有关。

2. 有体温过高的危险　与术后切口感染有关。

3. 疼痛　与手术创伤、引流管放置有关。

4. 自理能力低下　与患者卧床有关。

5. 有废用综合征的危险　与长期卧床、活动受限有关。

6. 有皮肤完整性受损的危险　与术后卧床、伤口疼痛、肢体感觉及活动障碍有关。

7. 便秘　与术后肠蠕动恢复慢,卧床时间长、活动量少有关。

8. 尿潴留　与术后体位改变,排尿习惯改变有关。

9. 舒适的改变:疼痛、腹胀、尿潴留　与术后卧床、留置各类导管和创伤性反应有关。

10. 潜在并发症:出血、切口感染、切口裂开、瘫痪、气胸等。

(三) 护理措施

1. 病情观察

(1)常规安置心电监护,一般情况下需监护24h,若病情需要可适当延长监护时间,注意观察患者生命体征,术后24~36h内,患者血压常有波动,应严密观察肢端温度,甲床、口唇及皮肤颜色,周围静脉充盈情况等;若血压持续下降,应考虑是否存在心功能不全、出血、疼痛、组织缺氧或循环血量不足等情况。

(2)术后72h内应观察患者双下肢感觉、运动及肌力情况。

1)出现肢体麻木、刺痛或不能活动,应引起重视,告知主管医生。

2)出现蚁行感,针刺样疼痛及足趾、关节能自主活动,则标志着感觉运动功能恢复。

3)颈椎手术患者若出现声音嘶哑、发音不清等现象,护士应安慰患者及时做好解释工作,并指导患者进行发声训练;出现吞咽困难、饮水呛咳等,则根据情况指导患者进食少量馒头、米饭等固体食物,细嚼慢咽,一般可自行恢复。

2. 气道管理　同耐药肺结核病围术期术后气道管理。

3. 营养管理

(1)经后路入路进行手术患者,其营养管理同耐药肺结核病围术期术后营养管理。

(2)经前路及前后联合入路进行手术患者,术后神志完全清醒,可口服少量温开水,待胃肠道功能恢复,肛门排气后,可逐渐进食流质饮食—半流质饮食—普食;卧床期间禁食各种纯牛奶、豆浆及高脂肪难消化食物。必要时联系营养科,请营养科为患者制订术后营养餐。

4. VTE预防管理　同耐药肺结核病围术期术后VTE预防管理。

5. 疼痛管理　同耐药肺结核病围术期术后疼痛管理。

6. 心理干预　同耐药肺结核病围术期术后心理干预。

7. 胸腔闭式引流管护理　胸椎结核、胸腰段结核采用经胸腔或者胸腰联合切口行手术者,观察有无皮下气肿,术后安置胸腔闭式引流管,其护理同耐药肺结核病围术期术后胸腔闭式引流管护理。

8. 血浆引流管护理

(1)伤口处接一次性负压吸引器持续引流。

(2)密切观察引流液颜色、性质及量:正常引流液为暗红色液体,24h内引流量≤150ml。

若引流液为鲜红色血性液体,24h 引流量>200ml,考虑伤口内有活动性出血,应及时报告医生;若引流液为清亮液体,考虑可能有脑脊液漏,应及时通知医生处理。

(3)每日更换负压引流器:由于结核患者手术创面大,出血多,炎性渗出多,脓性坏死组织易造成导管堵塞,更换前须挤捏引流管,更换完毕须再次挤捏引流管,以确保引流管通畅。常规引流量连续 3d 持续<20ml,引流液检查无异常,可考虑拔管。

9. 术后康复训练

(1)翻身:①脊柱稳定性较差的患者,须采取轴线 45° 翻身,保持脊柱的平稳状态;②脊柱稳定性较好的患者,鼓励其自行翻身。

(2)康复训练

1)颈椎术后患者康复训练见表 6-4。

表 6-4 颈椎术后患者康复训练

训练时间	训练方式	注意事项
1~2 周	卧床,围领制动,2h 被动轴线翻身;仰卧位上肢 ROM 训练:指尖及掌指关节和肘关节全关节活动范围屈伸,肩关节前屈、外展 90°;下肢 ROM 训练:踝关节最大背伸,膝关节屈曲 90° 后伸直。每组训练每天至少 5~10 次,每次至少坚持 10s,每天训练 2~3 组	围领是否固定牢靠,训练后颈部有无疼痛,翻身侧位时头部要垫软枕,防止颈椎侧屈
3~4 周	卧床,围领制动,在协助下训练轴向翻身;每天床头可升高 5° 逐渐至 80°,每次保持 30min,每天至少 2 次。继续行上下肢 ROM 训练;颈肌等长收缩训练:每次收缩 5~10s,间歇 5~10s,每组训练 5~10 次,每天在协助下训练 3 组。背肌及腹肌等长收缩训练	训练开始时以患者不出现明显疼痛为用力标准,训练次数应逐渐增加。训练时脊柱应保持轴位
5~6 周	围领制动,主动或协助下轴向翻身,有脊髓损伤者,上下肢主要关节管关节范围内抗阻训练,每群肌肉每次收缩 5~10s,间歇 5~10s,每组训练 5~10 次,每天训练 3 组。床边坐位及离床站立训练,每天至少 2 次,每次约 30min。无脊髓损伤者,步行训练,开始时可用助行器,每次至少 30min。颈肌等长收缩训练、背肌及腹肌等长收缩训练	在开始坐位、站立及步行训练时应有人保护,行走时注意头部保持中立位
7~12 周	围领制动,无脊髓损伤者,上下肢自主活动,颈围允许范围内可做主动 ROM 屈伸运动训练	避免颈部做旋转运动,运动训练以不出现明显疼痛为标准
13 周以后	逐步恢复日常生活活动	经医生评估,可考虑摘除围领

注:关节活动范围(range of motion,ROM)

2)胸椎、胸腰椎、腰椎及腰骶椎术后患者康复训练见表 6-5。

在脊柱稳定或脊柱稳定性得到重建的情况下,根据患者情况进行以下康复训练,以患者能承受为宜。

10. 体位管理 脊柱手术患者麻醉方式一般采用全麻,术后应去枕平卧 6~8h,待生命体征平稳后每 2h 翻身一次,翻身时应保持脊柱的平稳状态,采取轴线 45° 翻身,由 2~3 人同时进行,防止脊柱扭曲。应特别注意颈椎手术患者,在搬运过程中必须保持颈部自然中立位,切忌扭转、过伸或过屈。

表 6-5 胸椎、胸腰椎、腰椎及腰骶椎术后患者康复训练

训练时间	训练方式	注意事项
1~2 天	卧硬板床,被动轴向翻身。术后患者完全清醒后指导患者行卧位上下肢主被动 ROM 训练:训练方法见颈椎术后康复训练 前路经胸手术者,术后第 1d 指导患者行肺功能锻炼,及直腿抬高、屈髋、跖屈、背伸功能锻炼 前路腰椎手术患者,术后第 1d 指导患者行直腿抬高、屈髋、跖屈、背伸功能锻炼。经医生评估后,患者可坐位	术后尽早行四肢全关节范围活动,根据术中椎板切除、内固定节段、植骨等情况应适当延长卧床时间
3 天~2 周	四肢主被动功能锻炼,根据恢复情况在支具保护下下床站立	开始训练时以不出现明显疼痛为用力标准,训练次数逐渐增加,保持脊柱轴位,训练后无明显不适
3~8 周	佩戴胸腰骶支具,主动轴向翻身,做背肌及腹肌等长收缩训练 上下肢主要关节全关节范围内抗阻训练,每群肌肉每次收缩 5~10s,间歇 5~10s,每组训练 5~10 次,每天训练 3 组	年老体弱、骨质疏松者,4 周内不能进行站立训练
9~12 周	卧位时可摘除支具,坐位及站立时佩戴胸腰椎支具,上下肢自主活动,步行训练,每天 2 次,每次至少 30min	卧位时,可摘除支具进行背肌训练,行走可运用助行器
13 周以后	佩戴胸腰椎支具,上下肢自主活动,24 周内不可负重行走	影像学检查,医生根据情况决定是否摘除支具

11. 常见并发症的护理 见表 6-6。

表 6-6 常见并发症的护理

并发症	症状	护理
术后高热	是脊柱结核术后较常见的并发症,多与坏死组织吸收有关。一般术后 3~4h 出现,多数患者体温超过 38.5℃,个别患者超过 39.5℃,通常持续 3~5d	护士应密切观察患者体温变化,体温达 38.5℃时头部冰敷、冰袋降温、温水擦浴等;鼓励患者多饮水,及时更换汗湿衣服
脑脊液漏	常在术后 24~72h 内出现,正常情况下引流液是少量血性液体,若引流液呈淡红色或透明液体超过 300ml,应警惕脑脊液漏的发生	及时报告医生。颈椎手术患者予头高脚低位;胸椎手术患者予平卧位;腰骶椎患者予头低足高位;均卧床至少 2 周,并给予静脉滴注 20% 甘露醇脱水治疗,以降低局部脑脊液压力。常规给予抗生素预防感染
脊髓损伤	表现为出现损伤平面以下的运动、感觉和括约肌功能障碍,术后 24h 应密切观察上、下肢有无感觉异常,有无运动障碍及排尿异常	该并发症以预防为主,一旦出现,及时告知医生
切口感染	术后常见并发症,表现为切口疼痛加重,切口局部有红、肿、热或波动感等,伴有体温升高、脉率加快和白细胞计数升高	加强伤口换药,必要时清创缝合,严格无菌操作;根据患者全身情况,遵医嘱合理选用抗生素

续表

并发症	症状	护理
喉返神经及喉上神经损伤	出现声音嘶哑、饮水呛咳、吞咽困难等	见本节护理措施
切口裂开	发生在术后一周内,表现为患者突然用力后,切口裂开并伴剧烈疼痛,切口处缝线断裂,可见淡红色液体渗出	立即用无菌敷料覆盖切口,并通知医生进行处理

12. 皮肤管理

(1)加强基础护理,保持床单元平整、清洁、干燥,患者皮肤清洁,避免尿液、潮湿刺激,指导患者正确使用便盆,避免生拉硬拽。

(2)对长期卧床且翻身困难患者采取有效预防措施,予侧倾 30°,每 2h 翻身 1 次,配合使用气垫床及压疮贴保护受压皮肤。

(3)床头挂翻身卡,记录翻身的时间、体位及皮肤情况。

(四) 健康教育

1. 用药指导及出院随访　同耐药肺结核病围术期护理术后健康教育。

2. 饮食指导　同耐药肺结核病围术期护理术后健康教育。

3. 消毒隔离　同耐药肺结核病围术期护理术后健康教育。

4. 休息与活动

(1)患者须坚持卧硬板床,保持良好心情、稳定情绪,合理安排作息时间,保证充足睡眠,恢复期可进行适度运动,避免劳累。

(2)行椎间植骨融合术或病灶清除术患者,术后卧床时间一般为颈椎术后 3 个月;胸椎、腰椎术后卧床 4~5 个月。当植骨达到融合时,可起床活动。

(3)腰椎及胸椎术后患者,下床活动需佩戴胸腰支具,保持脊柱稳定性。避免坐软椅及久坐,每坐 30min 应站立休息 3min;避免弯腰等负重活动,防止胸部、腰部极度扭曲或屈曲。

(4)颈椎术后患者,下床活动时须佩戴大小合适的头颈胸支具,避免头颈部上下左右地转动。

(万　彬　刘颜蓉　刘晓娟　童丽涛　雷丽梅)

第七章 耐药结核病患者健康教育

第一节 概 述

耐药结核病患者可通过补偿性突变提高自身的适应力,加上患者依从性差、不规律服药、治疗方案不规范等,导致在传播过程中不断产生新的耐药,给结核病的防控带来了一定挑战。研究显示,通过合理的健康教育,可提高耐药结核病患者疾病认知,帮助其积极应对疾病,提高遵医行为,改善患者服药依从性,提高疾病的治愈率,助力耐药结核病的防控。

一、健康教育的概念

健康教育(health education)是有计划地应用循证的教学原理与技术,为学习者提供获取科学的健康知识,树立健康观念,掌握健康技能的机会,帮助他们作出有益健康的决定和有效且成功地执行有益健康的生活行为方式的过程。健康教育既是引导人们自愿采取有益健康行为而设计的学习机会,也是帮助人们达成知行合一的实践活动,其核心是健康行为的养成。

二、开展耐药结核病患者健康教育的意义

对耐药结核病患者实施健康教育可提高患者的疾病认知,让患者树立健康观念,降低或消除患者的负性情绪,提高心理健康水平;也可改变患者的不良生活习惯、形成良好的自我保健意识,改善生活质量;还可使患者早期、规律、全程完成足够的疗程,提高耐药结核病的治愈率,缩短住院时间、减少治疗费用,促进患者好转痊愈。护士通过对患者进行健康教育,不仅增加了护患沟通,使临床护理工作变得有预见性、计划性和针对性,降低不良事件发生率,提高患者满意度,而且调动了患者在整个护理工作中的积极性,增强患者自我康复能力与健康意识,促进护患关系。

"十三五"全国结核病防治规划提出要减少耐药发生,做好对耐药结核病患者的筛查和肺结核患者的健康管理服务工作,《"健康中国2030"规划纲要》中也提出要坚持以人民健

康为中心,防治结合,加强健康教育。因此,对耐药结核病患者开展健康教育可使结核病防控工作占据主动,减少传染源的播散,加速我国遏制结核病的进程。

三、耐药结核病患者健康教育的程序

健康教育程序与整体护理程序基本相同,包括评估、诊断、计划、实施和评价五个方面,具体如下。

1. 评估 评估健康教育需求,通过搜集资料来掌握患者的生理、心理、文化与社会等方面的情况,目的在于识别教育对象在健康观念和行为方面存在的问题。

2. 诊断 诊断是关于由护理评估而得出现存或潜在的健康问题或生命过程反应的一种临床判断。它建立在评估的基础上,所有的教育计划活动由此而引发,并作为制订健康教育计划的依据。通过对健康教育评估中所得到的各种信息资料进行分析和研究,弄清问题的实质,进而确立健康教育诊断,提出教育目标。此步骤是护士为达成预期教育目标选择健康教育措施的基础。

3. 计划 健康教育计划是根据评估的资料信息和护理诊断,通过分析、研究形成理论假设,制定健康教育目标和健康教育的方式。

4. 实施 实施是将健康教育计划付诸实践,将健康教育计划中的各项教育措施落实于教育活动中的过程,是患者教育程序的核心环节。主要内容包括实施前的准备、选择实施方法、时间的合理安排、实施过程中的记录等。通过健康教育计划的实施,使教育对象能有效地改变在健康观念和行为方面存在的问题,帮助其树立科学的健康观念和正确的健康行为。

5. 评价 评价是健康教育程序的最后阶段,是对预期教育目标的达成度和健康教育活动取得的效果做出客观判断的过程。主要包括评价教育目标是否实现和重审健康教育计划。如评价教育的成效及教育对象行为和态度的改变程度,评价健康教育诊断的正确性,评价教育目标是否在预定期限内实现等。若未达到目标可调整或修改教育计划,使其更加符合教育对象的实际情况。

四、耐药结核病患者健康教育的形式及方法

(一)健康教育的形式

1. 门诊教育 在门诊开始治疗、门诊治疗中期以及门诊治疗结束时等各个医疗阶段中的健康宣教。

2. 住院教育 在入院、住院期间、出院前应用护理程序对耐药结核病患者进行系统的健康教育。

3. 社区健康教育 不定时到所负责社区、单位、学校实施健康教育活动,深入患者家庭进行全面的耐药结核病防治宣传。

4. 社会宣传性教育 在上级主管部门或医院统一组织下,参加各种临时性社会宣传教育活动。如通过健康教育讲座、报刊、APP、公众号、广播、电视台等途径进行耐药结核病健康宣传教育,传播卫生知识。

(二)健康教育的方法

1. 口头教育 口头教育是健康教育的开始,对患者的病情进行分阶段健康教育,从接触患者开始进行系统的口头教育,护患交流贯穿始终。

2. 文字图片教育　用各种文字图片,针对不同的患者开展健康教育活动,如传单、宣传卡片、科普读物、报刊等,重点突出,语言通俗,图文并茂使患者了解自身的疾病。

3. 电化教育　以广播、电视、录像、公众号、APP 等电子信息设备为工具,开展健康教育活动,从而达到患者对耐药结核病的深刻认识,更好地配合治疗。

4. 同伴教育　由医务人员为耐药结核病患者介绍病情控制较好的病友,共同分享健康信息、彼此的经历和经验,相互学习、鼓励,达到共同掌握耐药结核病健康知识的目的。

5. "个性化"教育　根据患者的年龄、职业、文化、风俗习惯、阳性体征及治疗方案等,制订"个性化"健康教育方案。

6. 综合性教育　综合使用上述多种方法,如设立健康教育墙报,组织健康教育讲座、展牌、黑板报、宣传橱窗、卫生宣传日活动等。

第二节　耐药结核病患者营养管理

结核病与营养不良之间关系密切并相互影响,结核病患者发生营养不良的比例相对较高,营养不良可能导致营养获得性免疫缺陷综合征,造成患者组织器官能力下降,影响细胞的免疫功能,而细胞免疫是抵抗结核分枝杆菌的主要防御系统,细胞免疫功能被破坏,为肺结核的发生发展提供了有利环境,大大增加了个体对疾病感染进展的易感性,从而增加结核病潜伏期发展为活动期的概率,影响结核病的治疗结局。营养不良是指由于摄入不足或利用障碍引起能量或营养素缺乏的状态,进而导致人体组成改变,生理功能下降和精神状态改变,有可能导致不良临床结局。营养不良根据发生原因可分为 4 种类型:①由饥饿引起的原发性营养不良,可以作为独立的疾病诊断;②由各种疾病或治疗引起的继发性营养不良,作为疾病的并发症诊断及处理;③年龄相关性营养不良,包括肌肉减少症;④以上原因的不同组合引起的混合型营养不良。

WHO 于 2013 年提出,营养不良与活动性结核之间存在明显的双向因果关系,结核病发生、发展及转归不仅取决于细菌的毒力和数量,很大程度上与患者的营养状况有着密切的关系,营养不良影响结核病发生、发展、治疗及预后。研究表明,结核病并发中度至重度营养不良导致的早期死亡风险是 BMI 较高者的 2 倍。此外,营养不良也会增加结核病复发的风险。结核病患者经常并发 HIV 感染、糖尿病,又由于吸烟和酒精滥用情况的发生也会导致患者自身的营养问题。因此 WHO 提出营养筛查、营养评定和营养管理是结核病诊疗的组成部分,营养治疗是结核病治疗的基础,是结核病自然病程中必不可少的预防和控制措施。结核病患者病情复杂多变,在机体代谢和能量消耗等方面有其特点,合理的营养供给不仅是一种支持手段,也是影响疾病进程和预后的重要治疗措施。对改善患者的营养状态、减少耐药、增加抗结核治疗效果具有重要意义,可提高结核病患者生存质量,降低并发症,最终提高结核病患者的整体水平。

一、耐药结核病患者的营养评估

2003 年欧洲肠内肠外营养学会给出了营养风险的概念,即:"指现存的或潜在的与营养因素相关的导致患者出现不利临床结局的风险"。该定义认为通过营养筛查可及时发现存在营养风险的患者，并对患者进行及时、有效的营养支持和干预，从而改善患者的预后。欧美各国有关营养风险的定义存在着显著差异，美国营养学会等认为营养风险筛查的过程是判断患者是否已有营养不良的过程；而欧洲营养学会则认为是判断其是否有营养风险的过程，更带有预测性。

（一）营养筛查与评估工具的发展现状及应用

据文献报道，营养筛查与评估工具目前有 50 余种之多，但在临床广泛使用的不到 10 种，目前临床应用广泛、可信度高的营养状况评定工具有以下几种。

1. 营养风险筛查 2002　NRS-2002 是欧洲肠内肠外营养学会所推荐的营养风险初筛工具，同时也被我国中华医学会肠外肠内营养学会推荐使用并作为首选工具，其临床应用对象多是成年住院患者。该方法源于循证医学，测量简便，操作性强，数分钟内即可完成，是非常有效的营养筛查工具。该评分工具包括三部分内容：疾病相关评分、营养状况有关评分、年龄相关评分。通过对住院患者 NRS-2002 筛查，可筛检出有营养风险者，以提前给予营养教育和 / 或营养干预，便于抗结核治疗的顺利进行。Kondrup 等认为 NRS-2002 预测营养风险有较高的可信度和准确性。但对于长期卧床无法直接测得体重、合并有其他疾病、水肿等情况，会影响所需数据的准确性；另外如患者处于昏迷状态，则不能完成医务人员的问卷，都会使该工具在临床使用中受到限制。

2. 主观整体评估（subjective globe assessment，SGA）　SGA 是最早在 1982 年医学文献报道被提及的营养筛查与评估方法，由加拿大多伦多大学 Baker 等创立。因其最初只涉及患者的病史和体格检查，而不需要收集患者的实验室生化指标参数，门诊和住院患者均适用。SGA 的准确性和有效性已经得到大量研究证明，在一定程度上可作为评价其他营养筛查工具可信度的标杆。SGA 虽然是目前开发应用比较成熟的营养状态评价工具，但 Baker 等指出该工具更多的是在说明疾病的一种状况，描述的是患者慢性的或潜在的营养不良，而不是患者的营养状况，不易区分轻度营养不良且对急性营养不良的变化也不能表现出来。另外，该工具是主观整体评价工具，是需要医务人员参加严格的岗前培训并且考核合格才可以对患者进行营养评估，以保证评估过程的特异性和敏感性不会因主观因素影响过大。

3. 患者主观整体评估（patient-generated subjective globe assessment，PG-SGA）　PG-SGA 是美国学者 Ottery 在 1994 年专门为肿瘤患者研发的营养状态评估工具，美国营养师协会也将 PG-SGA 定为一种有效的肿瘤患者排查营养状态评价的标准。中国抗癌协会临床肿瘤学协作专业委员会认为 PG-SGA 是恶性肿瘤应用最广泛的营养评价工具。PG-SGA 包括患者自我评估部分和医务人员评估两部分，患者进行 PG-SGA 量表评估，可有效评定肿瘤患者的营养状态，减轻因营养问题产生不良临床结果的风险。PG-SGA 的缺点在于：①不适用于文化程度普遍偏低的欠发达地区；②PG-SGA 工具自评部分主观性强，在精神状态异常的患者中易出现评价偏差；③PG-SGA 评分内容繁杂，不太适用于门诊患者。

4. 微型营养评估（mini nutritional assessment，MNA）　MNA 是瑞士学者 Yaxley 等于 1994 年提出，现已有多个修订版本，被认为是目前最好的老年人营养筛查工具。该方法不仅应用范围广泛，还可提示与患者相关的一些不良生活嗜好。多项研究显示该工具也可以预测患者就诊次数、住院总费用、临床结局和社会性能等。

5. 营养不良通用筛查工具（malnutrition universal screening tools，MUST）　MUST 是由

英国肠外肠内营养协会研发,于 2004 年正式发表,该工具适用于不同社区,不同级别的医疗机构,适用于不同职业的人群。该工具主要是通过评估体重指数、体重减轻、疾病引起的饭量减少三方面内容,用于判断患者是否存在蛋白质热量方面营养不良危险的筛查。有研究显示,在一些长期卧床或神志不清不能直接测得体重和身高的老年人群,MUST 仍然可以进行有效的营养不良风险筛查,并可以通过测定营养相关指标来预测住院患者的生存时间、住院总费用等相关临床结局。MUST 属于近期发展起来的新型营养风险筛查工具,临床研究证据不多,该工具尚不成熟,有待进一步改进,以提高其临床实用性。

6. 营养风险指数(nutritional risk index,NRI) NRI 的出处说法不一,1988 年 Buzby 等在研究中明确提出 NRI 的计算公式:$NRI = 15.9 \times$ 白蛋白$(g/L) + 0.417 \times$ 平时体重(kg),可以利用该公式对患者进行临床营养不良风险的评定。近年来法国科研团队在 Cereda 等设计的 NRI 基础上改进,开发出了老年患者营养风险指数(geriatric nutritional risk index,GNRI),通过观察患者生化指标的波动规律,来评估老年患者的营养相关性疾病的风险指数。Lee 等和 Cereda 等认为,GNRI 是一种可有效、快速且客观地评估住院老年人营养相关性风险的重要工具,并具有较好的预测营养风险的重要价值。

7. 身体组成评价法(body composition assessment,BCA) BCA 在 1976 年首次由美国哈佛大学医学院 Blackburn 等学者提出,该评估方法围绕身高、体重、基础能量消耗、实际体重/理想体重百分比等 16 项内容,包括人体学测量、实验室检查及饮食与营养三个部分,更适用于住院患者的营养评估。近年来,随着实验室设备更新、测量工具精度提高,如须动态地了解住院患者一段时间内的营养状态,该方法是不错的选择,为医生在诊疗过程中及时优化调整药物剂量、治疗方案等提供客观的临床证据,从而避免药物毒性作用,预防营养不良及治疗并发症等。

(二)结核病患者营养筛查评估工具的选择

营养风险筛查是快速、简便、无创地发现患者是否存在营养问题和是否需要进一步进行全面营养评价的重要手段。营养筛查是营养诊疗的第一步,WHO 提出营养状况评价是结核病诊疗过程中的组成部分。为推动中国结核病营养治疗的普及和规范,我国专家撰写了《结核病营养治疗专家共识》(以下简称"《共识》")。《共识》指出,对于确诊结核病的住院患者应进行营养风险筛查。营养风险筛查是营养诊疗过程中的第一步。营养评价是识别营养不良的重要手段,也是实施营养治疗的前提。评价患者营养状况的内容和方法很多,主要包括膳食调查、人体测量、临床检验等。营养状况评价可从膳食调查、营养筛查着手,选择合适的膳食调查方法及营养风险筛查工具,确定患者是否有营养风险,结合体格检查、身体成分分析、生物化学检查等结果进行分析,给有营养风险的患者进行营养支持治疗,可显著改善结核病患者的临床结局。临床上,目前针对结核病患者营养状况的检测指标有很多,常用的主要包括 BMI、肝功能、肾功能、血常规、免疫功能、矿物质、维生素、血清瘦素等检测指标。周梦雯等通过研究评价 4 种常用营养风险筛查工具(NRS-2002、微型营养评定法、营养不良通用筛查工具、主观整体评估)对肺结核患者的适用性得出结论,NRS-2002 较其他 3 种筛查工具更适用于肺结核患者临床营养风险筛查。

2016 年 2 月在美国德州奥斯汀举行的 ASPEN 临床营养周期间,召开了各国肠外肠内营养学会专家峰会,旨在解决营养不良评定(诊断)的一致性问题。会议决定全球四大肠外肠内营养委员会包括欧洲临床营养与代谢协会(European Society for Clinical Nutrition and

Metabolism,ESPEN)、美国肠外和肠内营养学会(American Society for Parenteral and Enteral Nutrition,ASPEN)、亚洲肠外肠内营养学会(Parenteral and Enteral Nutrition Society of Asia,PENSA)、拉丁美洲肠外肠内营养学会(Federación Latino Americana de Terapia Nutricional,Nutrición Clínicay Metabolismo,FELANPE)共同完成"全球(营养)领导人发起的营养不良评定(诊断)标准共识(global leadership initiative on malnutrition,GLIM)"。2016年11月的GLIM会议纪要中提出:首先需要进行营养筛查,推荐营养风险筛查(NRS2002),为一级推荐。营养筛查使用基于证据的变量(如体重减轻、体重指数、食物摄入量、疾病严重程度),并已进行了多方面的临床有效性验证。GLIM共识涵盖对医院和其他保健点的患者和居民进行营养不良评定(诊断),包括门诊和肿瘤患者等。

二、耐药结核病患者的营养治疗管理

(一)营养不良的评定

营养不良评定(诊断)是由营养支持小组(医师、护师、营养师、药师组成)成员独立或合作完成,需要脏器功能中的肝肾功能、血糖、血脂、血清电解质和酸碱平衡等指标研究该患者是否需要营养干预,从而制订营养支持疗法计划或营养师咨询干预计划。

(二)营养治疗

营养治疗的目的是增加患者治疗期间的饮食摄入,以补充疾病康复和体重增加所需的能量,支持人体细胞生成和免疫反应,对受损和病变组织进行修复,减轻抗结核药物的不良反应如恶心、呕吐、厌食、腹泻和口味改变。确诊结核病的患者应根据其营养状态提供合理的营养咨询,制订营养治疗处方,并贯穿整个疗程。我国学者已发表了针对结核病患者营养治疗的《共识》,进一步规范了结核病的营养治疗,为提高结核病患者的整体健康水平奠定了坚实基础。根据《共识》,结核病患者的营养治疗应该参考营养不良的"五阶梯治疗"。第一阶梯是饮食加营养教育,这是所有营养不良患者首选的治疗方法,经济、实用且有效;第二阶梯是饮食加口服营养补充(oral nutritional supplement,ONS),当饮食不能满足机体需要时,首先应该选择ONS;第三阶段是当饮食加ONS摄入不足或患者完全不能进食时,推荐给予全肠内营养(total enteral nutrition,TEN),TEN特指在完全没有进食条件下,所有的营养素完全由肠内营养制剂提供;第四阶段是当患者全肠内营养不能满足需要量的条件下,比如围手术期患者应该选择部分肠内营养加部分肠外营养;第五阶段是完全肠外营养(total parenteral nutrition,TPN),即患者肠道完全不能使用的情况下,比如完全性肠梗阻患者,TPN是维持患者生存的唯一营养来源。

目前,临床上用于结核病治疗的营养制剂主要包括全营养型肠内营养制剂、疾病特异型肠内营养制剂、单一营养素营养制剂等,在进行营养治疗时应根据疾病情况进行个性化选择。常用的喂养途径有鼻胃管、鼻肠管、胃造瘘和空肠造瘘等。肠内营养可维持和改善结核病患者肠道黏膜结构与功能的完整性,防止肠道菌群失调和内源性感染,减少并发症。

(三)结核病营养治疗处方的制订

营养治疗的目的是增加患者治疗期间的饮食摄入,以补充疾病康复和体重增加所需的能量,支持人体细胞生成和免疫反应,对受损和病变组织进行修复,减轻抗结核药物的不良反应如恶心、呕吐、厌食、腹泻和口味改变。确诊结核病的患者应根据其营养状态提供合理的营养咨询,制订营养治疗处方,并贯穿整个疗程。

《共识》推荐保证结核病患者膳食能量、蛋白质、维生素及矿物质摄入,如饮食摄入不足,推荐使用 ONS。研究结果表明,结核病患者能量需求可能增加,即使在抗结核治疗和饮食充足的情况下,结核病患者的体重增加和蛋白质合成仍受限,这可能与氨基酸分解代谢率升高及蛋白质合成阻断有关。结核病患者出现体重快速下降和厌食,与 IL-6、肿瘤坏死因子 -α 及其他细胞因子和可溶性受体升高有关。文献推荐结核病患者摄入能量为 35~50kcal/(kg·d),摄入蛋白质 1.2~2.0g/(kg·d)。能量增加可能使患者体重增加,提高治疗期间的生活质量,但对病死率、治愈率、治疗完成率和痰培养转阴率无明显影响。结核病患者维生素 A、D、E 和矿物质锌、铁、硒水平更低,而微量营养素缺乏是继发性免疫缺陷和 MTB 等感染性疾病发病的最常见原因。目前尚无充分证据表明使用微量营养素补充剂有益处,不建议盲目使用微量营养素补充剂,如微量营养素摄入不足或需求增加,可摄入 0.5~1.5 倍推荐摄入量的复合微量元素膳食补充剂。

《共识》建议当饮食摄入加 ONS 不能满足目标需要量或患者完全不能进食时,给予 TEN,当 TEN 无法实施或不能满足目标需要量时,给予肠外营养(parenteral nutrition,PN)。建议结核病患者的营养治疗参考营养不良的"五阶梯治疗",即当饮食加 ONS 摄入不足或患者完全不能进食时,推荐给予 TEN。TEN 特指在完全没有进食条件下,所有的营养素完全由肠内营养制剂提供。建议选择整蛋白型肠内营养制剂,如合并其他疾病,应根据疾病情况进行选择。常用的喂养途径有鼻胃管、鼻肠管、胃造瘘和空肠造瘘等。当肠内营养(enteral nutrition,EN)无法满足目标需要量时,应在 EN 的基础上增加 PN,而当肠道完全不能使用时,应给予 TPN。推荐使用全合一(即将葡萄糖、氨基酸和脂肪乳混合在一起,加入其他各种营养素后混合于一个袋子中输注)形式的肠外营养制剂。输注途径包括外周静脉、经外周静脉穿刺置入中心静脉导管。

(四)结核病的特殊状况和合并症的营养治疗

1. 机械通气的营养治疗　采用机械通气的结核病患者,因不能正常经口进食,其营养治疗具有更大的难度。营养治疗能改善患者营养状况,避免长期能量摄入不足造成的消瘦或营养不良,还可以减少二氧化碳的产生,从而降低呼吸商(即每分钟二氧化碳产生量与每分钟氧耗量的比值,常用于反映进食类型和机体代谢情况),故正确合理的营养治疗有助于机械通气患者病情的缓解和呼吸功能恢复。

《共识》推荐采用机械通气的结核病患者在进入重症病房 48h 内开始给予营养治疗。有 Meta 分析分别比较了早期 EN 和延迟 EN,结果表明在 48h 内开始 EN 可降低感染的发生率和病死率,并缩短住院时间,但尚无充分证据表明早期 EN 可降低多器官功能衰竭的发生率。

《共识》建议机械通气的结核病患者首选经口进食或 EN。研究结果表明 EN 比 PN 更安全、易行,感染的发生率更低,住院时间更短,但病死率无差别。如果患者没有呕吐和误吸风险,预估在第 3~7d 经口进食能达到目标能量的 70%,则优先考虑经口进食。对误吸高风险的重症结核病机械通气患者,推荐选择经鼻十二指肠或空肠管喂养。通过科学合理的营养治疗可减少反流和误吸的风险。若预估患者 1 个月内难以恢复自主进食或进食不足(如昏迷、口咽颜面部手术、食管病变等),则应考虑行经皮内镜下胃或空肠造瘘术喂养。在使用 EN 的患者中发现,仰卧位时吸入性肺炎的发生率为 23%,床头抬高 30°~45° 可将吸入性肺炎的发生率降至 5%,推荐重症结核病机械通气患者在使用 EN 时采取半卧位,床头抬高

30°~45°。

《共识》建议根据患者病情提供能量,避免过高或过低能量摄入。适宜的能量摄入有利于病情恢复,能量补充不足则机体不能有足够的能源来维持和修复组织器官的结构和功能,补充能量过剩也会给脏器增加代谢负担,反而不利于病情恢复。有研究将机械通气患者分为低能量组(提供每日所需能量的 68.3%)和高能量组(提供每日所需能量的 136.5%),结果显示他们的代谢状况均为负氮平衡,提示能量过低或过高都无法使患者获益。因此在对患者进行营养治疗时,需综合考虑患者的年龄、性别、身高、体重和病情等,建议摄入量为基础能量消耗的 90%~110%,或经验性供给 25~30kcal/(kg·d)。

2. 结核性肠梗阻的营养治疗 肠梗阻是肠结核、肠系膜淋巴结核、腹膜结核等结核病的常见并发症。部分性肠梗阻或完全性肠梗阻的患者,病程长、营养状况差。研究发现肺结核合并肠结核病患者多存在营养不良,营养风险发生率高于单纯肺结核患者,而肠梗阻可进一步导致患者营养风险增加。

《共识》建议部分性肠梗阻患者选择低渣、易消化食物,完全性肠梗阻的患者禁食,并采用 PN。因结核性肠梗阻资料较少,此类患者治疗可参考肠梗阻营养治疗。部分性肠梗阻患者视其肠道狭窄与梗阻的部位给予易消化食物或液体,限制膳食纤维含量高的食物,以减少对炎性病灶的刺激,减少肠道蠕动与粪便形成。半流质或流质饮食适用于近端梗阻,靠近肛门的梗阻部位可无须改变食物的质地。当患者无法通过经口进食满足能量需求且持续体重下降时,应首先尝试 EN,其次选择 PN。完全性肠梗阻的患者应禁食,使用 PN。使用 PN 的患者定期监测脱水症状、体液平衡、实验室检查、24h 尿量,及时调整补液以预防慢性肾功能衰竭。对长时间禁食的肠梗阻患者,要询问其肠外营养治疗史,检测血电解质(钾、钠、钙、镁、磷等)水平,预防再喂养综合征的发生。

3. 结核病合并糖尿病的营养治疗 糖尿病是一种具有遗传倾向的慢性代谢紊乱性疾病,《中国糖尿病医学营养治疗指南(2022)》中提出,糖尿病本身存在糖、脂肪、蛋白质代谢紊乱,需通过营养治疗预防营养不良的发生。而结核病是一种慢性消耗性疾病,因此若这两种疾病同时存在,相互影响,会增加营养不良的发生率。研究结果表明,给予结核病合并 2 型糖尿病患者个体化营养治疗,能够增强患者的免疫功能,降低肺部感染的发生率,提高痰液的转阴率。因此,对结核病合并糖尿病患者开展糖尿病医学营养治疗,能有效控制高血糖,改善营养状况,促进病灶修复。

《共识》建议为结核病合并糖尿病患者制订个体化营养干预措施,达到既保证充足营养摄入,又维持血糖稳定的目标。由于结核病本身会消耗大量能量,故建议结核病合并糖尿病患者每日摄入能量比普通糖尿病患者多 10%~20%。碳水化合物占总能量的 50%~65%,蛋白质占总能量的 15%~20%,脂肪占总能量的 20%~30%。碳水化合物宜选用低血糖生成指数食物,可降低餐后血糖,使血糖平稳。蛋白质宜选用优质蛋白质,比例超过 1/3,以提高吸收利用率。减少反式脂肪酸的摄入,增加 n-3 脂肪酸的比例。补充维生素 A 和维生素 D 可改善患者的免疫功能和预后,并降低糖化血红蛋白。结核病灶会消耗大量维生素 B 和维生素 C,双胍类降糖药也会减少维生素 B_{12} 的吸收,这些因素均会导致患者体内缺乏维生素,故膳食中应添加富含维生素的食物。膳食纤维能延长胃排空时间,延缓葡萄糖的消化与吸收,降低餐后血糖,增强胰岛素的敏感性,从而改善体内胰岛素抵抗,有利于长期血糖控制。因此推荐糖尿病患者的膳食纤维摄入量应达到并超过健康人群的推荐摄入量,具体为 25~30g/d

或 10~14g/1 000kcal。但在给予糖尿病患者营养治疗的过程中,常会引起血糖升高,因此对存在营养风险或营养不良的结核病合并糖尿病患者,可选择糖尿病专用型肠内营养制剂,以保证营养摄入和维持血糖稳定。肠外营养治疗时应使用胰岛素泵单独输注,以每克葡萄糖 0.1U 胰岛素的起始比例加入,并根据血糖情况调整胰岛素用量。

4. 结核病合并慢性肾脏病(chronic kidney disease,CKD)的营养治疗 结核与 CKD 之间有着复杂的联系,首先 MTB 感染本身能够导致肾病综合征、急慢性肾功能不全等;其次,抗结核治疗过程中广泛应用的药物如利福平等可引起肾脏损害;再次,CKD 患者免疫功能紊乱,较正常人群易感 MTB,合并结核或者应用抗结核药物后均会加重原有的肾脏疾病。无论是结核或 CKD 均易导致营养不良,而对存在营养不良及营养风险的结核病患者给予合理的营养治疗,能改善其营养状况,并最终缩短感染控制时间,提高化疗疗效,降低复发率。

《共识》推荐为结核合并 CKD 患者提供合理能量以达到和维持目标体重。在治疗结核合并肾病时,首先需满足患者的营养需求,兼顾保护肾脏。再根据患者的身高、体重、性别、年龄、活动量、饮食史、合并疾病及应激状况进行调整。CKD1~3 期的患者,能量摄入以达到和维持目标体重为准。对于 CKD4~5 期且年龄 ≤60 岁的患者能量摄入为 35kcal/(kg·d),60 岁以上患者为 30~35kcal/(kg·d),活动量较小、营养状态良好者可减少至 30kcal/(kg·d)。当出现体重下降或营养不良时,应增加能量供给。

《共识》推荐蛋白质摄入量根据 CKD 分期进行调整。CKD1~2 期推荐蛋白质摄入量为 0.8~1.0g/(kg·d),从 CKD3 期及以上(肾小球滤过率<60ml/min)的患者应开始低蛋白饮食治疗,推荐蛋白质摄入量为 0.6~0.8g/(kg·d),50% 以上来自优质蛋白质。血液透析及腹膜透析患者推荐蛋白质摄入量为 1.0~1.2g/(kg·d),当患者合并高分解代谢的急性疾病时,蛋白质摄入量应增加至 1.0~1.3g/(kg·d),其中 50% 以上来自优质蛋白质,可同时补充复方 α- 酮酸制剂 0.08~0.12g/(kg·d)。

《共识》推荐根据患者病情调整微量营养素的摄入。为避免血液中电解质异常,应对电解质的摄入加以限制。钾的摄入量应根据病情(尿量、血清钾、用药以及透析的频率)而定,对于终末期肾病患者来说,钾的摄入量应为 2.3~3.1g/d,如果无尿应限制为 2g/d。采取特殊替代治疗方式(如高通量透析、高频率的腹膜透析或每天短时透析或夜间透析)可耐受更高的钾摄取量。在补钾的同时须密切监测实验室检查结果,防止高钾血症。透析患者常合并低血钙、高血磷,磷摄入量一般应<800mg/d,补充钙剂,钙摄入量应 ≤2 000mg/d。透析过程中主要丢失水溶性维生素,需适当补充,剂量为日常需要量的 2 倍。过多的维生素 C 可造成急性肾脏衰竭,为防止发生继发性草酸中毒,维生素 C 用量应<250mg/d。

5. 艾滋病合并结核病的营养治疗 艾滋病即获得性免疫缺陷综合征,是由 HIV 病毒引起的慢性传染病。艾滋病患者因免疫系统受损,机会性感染增加,容易并发结核等感染,艾滋病与结核病重叠可相互促进疾病进展。在感染 HIV 的第 1 年内,结核病的发病风险会增加 1 倍,随着免疫力的下降,结核病风险逐渐增加。2018 年全球范围 HIV 感染患者中有 64% 为结核病患者,2017 年为 60%。HIV 感染或艾滋病患者并发结核病时,营养物质消耗增加,常合并营养不良,导致体重减轻,肌肉组织萎缩、虚弱,营养物质缺乏,体内蛋白质水平下降,病灶修复功能降低,严重影响治疗效果。

《共识》建议对艾滋病合并结核病患者进行营养筛查和评定,及时发现营养问题。艾滋病患者并发结核病时,营养物质消耗增加,常合并营养不良。多项研究结果表明应对结核病合并 HIV 患者进行营养筛查,对营养风险筛查分数 ≥3 分者应进行营养评定。提高医护人员对营养不良的认知及提供敏感且易操作的营养筛查和评定工具非常重要。

《共识》建议供给艾滋病合并结核病患者基础能量 30~35kcal/(kg·d),并根据病情在此基础上增加 20%~50%,给予蛋白质 1~2g/(kg·d)。艾滋病患者静息能量消耗更高。与非艾滋病人群相比,无脂肪代谢障碍的艾滋病患者静息能量消耗高出 9%,有脂肪代谢障碍的艾滋病患者静息能量消耗高出 15%。由于艾滋病患者会受到腹泻、吸收不良、呕吐等因素影响,对能量的需求会更高。对于稳定期患者,可给予 30~35kcal/(kg·d) 能量,该体重为实际体重,对于消耗期患者,能量应在原有基础上增加 20%~50%。

研究发现蛋白质供给能增加瘦体重,且独立于肌肉锻炼因素。给予艾滋病合并结核病患者蛋白质 1~1.4g/(kg·d) 可维持瘦体重,给予蛋白质 1.5~2g/(kg·d) 可增加瘦体重。在为患者提供蛋白质时,应考虑到有无合并肾功能不全、胰腺炎、肝硬化等其他疾病。

(五)特殊人群结核病的营养治疗

1. 老年结核病的营养治疗　我国和日本等国家的研究发现老年人结核病的患病率更高。老年人在胃肠道功能、咀嚼能力、激素水平、活动能力、身体成分等各方面均出现不同程度的退行性变化,且与年轻患者在流行病学因素、诊断及时性及对抗结核药物反应等方面存在差异,应该将其作为独立群体考虑。另外,老年结核病患者营养状况更差,这可能与老年患者年龄大、合并慢性疾病种类多、膳食制备困难和抵抗力低下有关。加之肺结核是一种慢性疾病,长期的药物摄入、情绪低落、食欲不佳等因素均可影响老年患者营养素的摄入,使其更易发生营养风险和营养不良。

《共识》建议老年结核病患者摄入充足的食物,保证蛋白质摄入以延缓肌肉衰减。老年结核病患者食物种类应多样化,适当增加餐次,可采用三餐两点制或三餐三点制。对于有吞咽障碍和咀嚼困难的老年人,通过烹调和加工改变食物的质地和性状(细软,切碎煮烂),使之易于咀嚼吞咽以保证摄入量。为避免肌肉衰减,推荐每日摄入蛋白质 1.2~1.5g/kg,优质蛋白质比例占 50% 以上,蛋白质均衡分配到一日三餐中。营养不良或有营养不良风险的老年人如无法通过经口进食达到目标能量,应使用 ONS,ONS 应提供至少 400kcal/d 的能量及 30g/d 的蛋白质,并且应持续至少 1 个月。

2. 儿童结核病的营养治疗　每年新发结核病感染患者中约有 11% 为儿童结核病患者。因为儿童结核病患者的诊治较成人难度更大,如得不到及时诊治,可能会导致患儿出现生长发育迟缓、体重下降和营养不良等。结核病和营养不良是发展中国家儿童发病和死亡的重要原因,营养不良增加了结核病的风险,也是结核病的后果,严重营养不良的儿童结核病患者病死率更高。

《共识》推荐抗结核治疗期间,建议定期监测儿童结核病患者的营养状况。WHO 建议,身高、体重及中上臂围可作为评估儿童营养状况的指标。儿童结核病患者的身长/身高、体重和 BMI 建议参考 WHO 儿童生长发育标准。在美国进行的一项关于卡介苗的纵向研究发现,皮下脂肪量低(皮褶厚度 0~4mm)的儿童活动性结核发病率更高,是皮褶厚度为 10mm 儿童的 2.2 倍,因此,皮褶厚度可作为监测儿童结核病患者营养状况的指标。

《共识》推荐产后不具备传染性的孕妇,鼓励母乳喂养,并尽可能延长至 24 个月,以保证儿童的早期营养。研究结果证实,儿童早期营养不足可引起严重的免疫系统发育不全。在资源缺乏的地区,母乳喂养能够预防感染及营养失调。此外,患结核病的哺乳期产妇的母乳中抗结核药物浓度低,不会对新生儿产生毒性作用。对接受一线抗结核治疗不具有传染性的产妇,或分娩前已接受一线抗结核治疗超过 2 个月且有 2 次痰涂片检测阴性的产妇,鼓励母乳喂养,有结核性乳腺炎的产妇建议使用未感染侧乳房进行哺乳。

《共识》推荐营养不良儿童结核病患者的营养管理参考其他营养不良患儿的标准,建议增加营养素丰富的食物,不建议常规使用膳食补充剂。目前尚无充分证据证明宏量营养素或微量营养素的补充对儿童结核病患者有益,但早期进行营养补充的患儿微量营养素水平和临床指标改善更快。儿童补充维生素 A 可能有助于降低可溶性 CD30 的水平,并向防治结核病很重要的 Th1 型反应转变。但仍需进一步研究营养补充对儿童结核病患者风险和结局的影响。结核病强化治疗期的额外能量供应非常重要,应为儿童结核病患者增加食物并保证均衡膳食。在缺乏强化或补充性食物的情况下,建议儿童结核病患者按每日营养素推荐摄入量进行多种微量营养素补充。对饮食中维生素 B_6 摄入量较低的儿童,建议在接受异烟肼治疗时,补充维生素 B_6。

3. 妊娠结核病的营养治疗　妇女在妊娠期易发生肺结核感染,妊娠结核是造成母婴死亡的主要原因之一。妊娠与分娩可促进结核病进入活动期,患有活动性结核病的孕妇如出现发热、严重消耗及营养不良等临床表现,可增加早产、流产、低出生体重儿及围产儿死亡的风险。

《共识》推荐对患有结核病的孕妇提供当地营养丰富的食物或营养强化食品,保证体重正常增长。充足的孕期体重增加与出生体重的改善有关,因此患有结核病的孕妇应关注体重增加问题,尤其是妊娠中后期。研究发现,未接受结核病治疗或治疗少于 4 周的孕妇中,超过 80% 没有增加充足的体重,38% 的孕妇即便接受长时间的结核病治疗也无法正常增重甚至丢失体重。孕妇应增加能量和蛋白质摄入以保证合理增重及孕期增加的蛋白质需求。推荐为患有活动性结核病和中度营养不良或体重增加不足的孕妇提供营养丰富的食物或营养强化食品,以保证她们在妊娠中期和晚期平均每周至少增重约 300g。

《共识》推荐对患有活动性结核病的孕妇补充微量营养素,包括铁、叶酸和钙等。妇女在妊娠期对微量营养素的需求增高 25%~50%,对孕妇进行多种微量营养素的补充可改善妊娠结局。活动性结核病的孕妇对微量营养素的需求增加,建议补充多种微量营养素,包括铁、叶酸及其他矿物质和维生素。异烟肼治疗的孕妇可补充维生素 B_6 以预防并发症的发生,建议所有服用异烟肼的怀孕或哺乳的妇女补充维生素 B_6 25mg/d,应注意多种维生素制剂中维生素 B_6 的含量一般低于需要量,因此仅服用多种维生素制剂不能达到 25mg/d 的维生素 B_6 的需要量。患结核病的孕妇更易发生子痫前期,应关注该人群患子痫前期和子痫的风险并及时进行干预。对于钙摄入量不足的活动性结核病孕妇,尤其是有高血压高风险的孕妇,应将钙补充纳入产前保健。每日 1.5~2.0g 钙的补充可有效降低妊娠期高血压、子痫前期和早产的发生风险。

第三节　耐药结核病患者活动与休息

活动与休息是人类生存和发展的最基本生理需求之一,是维护个体舒适和获得身心健康的重要保证,能给耐药结核病患者的康复带来诸多益处。合理的活动能提高患者机体功能,增强活动耐力,还有助于改善睡眠质量,减轻心理压力。同时,良好的休息可以维持患者机体生理调节的规律性,促进体内蛋白质的合成和组织修复,并提高身体免疫力。

一、耐药结核病患者的活动评估与指导

(一) 耐药结核病患者活动评估

耐药结核病患者活动前评估是科学开展活动的前提,通过评估患者活动的影响因素及活动能力,能为制订合理、个性化、安全有效的活动计划提供依据。评估内容主要包括七个方面,即患者一般情况、心肺功能、骨骼肌肉状态、关节功能、机体活动能力、营养状态、心理状态。

1. 一般情况

(1)年龄:年龄是决定身体所需要及所能耐受活动强度的重要因素之一,不同年龄的耐药结核病患者其活动能力各有不同特点。

(2)生命体征:稳定的生命体征是活动的基本保障,生命体征评估包括体温、脉搏、呼吸、血压、意识和疼痛六方面。

(3)病情及病史

1)基本病情:了解患者疾病诊断、抗结核方案及是否有减慢心率等特殊用药。

2)合并其他疾病及手术史:有无合并哮喘、慢性支气管炎、糖尿病、高血压、心力衰竭等相关疾病,有无支架植入术、起搏器植入术等手术史。

(4)管路安全:活动前评估患者引流管的名称、标记、位置是否正确,固定是否妥当,管路是否通畅,引流管周围皮肤是否正常,引流液有无异常等。

2. 心肺功能状态

(1)肺功能:耐药结核病患者由于干酪坏死空洞形成、肺纤维化、肺气肿和损毁肺等肺部病变,且常合并肺部感染、咯血、自发性气胸等并发症,其肺功能普遍下降,须对患者进行肺功能评估,包括主观评估和客观评估。

1)主观评估

呼吸评估:评估内容包括呼吸频率、深度、节律和呼吸困难的严重程度。呼吸困难程度主观评估通常采用英国医学研究会(Medical Research Council,MRC)呼吸困难分级标准,见表 7-1;美国胸科协会的呼吸困难分级标准,见表 7-2。

表 7-1　MRC 呼吸困难分级标准

分级	临床表现
1 级	仅剧烈活动会引起呼吸困难
2 级	在平地上快速行走或上坡时会呼吸急促
3 级	由于气短,平地行走比同龄人慢或者需要停下来休息
4 级	在平地上步行 100m 左右或数分钟后需要停下来喘气
5 级	在家休息时即会出现呼吸困难

表 7-2　呼吸困难分级标准

分级	临床表现
0 级	无呼吸困难症状
1 级	快步行走时出现气促
2 级	平常速度步行出现气促
3 级	平常速度步行时因出现严重气促而被迫停止步行
4 级	轻微活动后出现气促

咳嗽评估：评估咳嗽的性质、咳嗽的时间与规律以及咳嗽的音色。

咳痰评估：评估咳痰的性质与痰量。

气喘评估：评估气喘的严重程度及诱发因素。

2）客观评估

肺容量测定：通过测定肺容量反映肺通气情况，包括潮气容积、补吸气容积、补呼气容积、残气容积、深吸气量、肺活量、功能残气量、肺总量 8 项指标，详见表 7-3。

肺通气功能测定：通过测定肺通气功能可以反映气道阻塞的严重程度及判断通气功能障碍类型，测定内容主要包括静息分钟通气量、肺泡通气量、最大通气量、用力肺活量和最大呼气中段流量，详见表 7-3。

用力肺活量 - 时间曲线和最大呼气流量 - 容积曲线：通过用力肺活量 - 时间曲线和最大呼气流量 - 容积曲线可评估阻塞型通气障碍程度分级，主要包括用力肺活量、一秒钟用力呼气容积、最大呼气中期流量、用力呼气 25% 肺活量的瞬间流量、用力呼气 50% 肺活量的瞬间流量和用力呼气 75% 肺活量的瞬间流量，详见表 7-3。肺功能不全分级标准见表 7-4。

表 7-3　肺功能客观评估

监测项目	主要指标和正常值
A. 肺容量测定（静态肺容量）	①潮气容量（tidal volume，VT）：指平静呼吸时，每次吸入或呼出的气量。正常参考值为成人 500ml ②补吸气量（inspiratory reserve volume，IRV）：指平静吸气后再用力吸入的最大气量。正常参考值为男性 2.16L 左右，女性 1.5L 左右 ③补呼气量（expiratory reserve volume，ERV）：指平静呼气后再用力呼出的最大气量。正常参考值为男性 0.9L 左右，女性 0.56L 左右 ④残气量（residual volume，RV）：为补呼气后，肺内不能呼出的残留气量。正常参考值为男性（1.380±0.631）L，女性（1.301±0.466）L ⑤深吸气量（inspiratory capacity，IC）：指平静呼气后能吸入的最大气量（潮气量＋补吸气量） ⑥肺活量（vital capacity，VC）：最大吸气后能呼出的最大（全部）气量（潮气量＋补吸气量＋补呼气量）正常参考值为男性 3.5L 左右，女性 2.4L 左右 ⑦功能残气量（functional residual capacity，FRC）：指平静呼气后肺内所含气量（补呼气量＋残气量）。正常参考值为男性（2.770±0.800）L，女性（1.860±0.500）L

续表

监测项目	主要指标和正常值
B. 肺通气功能测定（动态肺功能）	①静息分钟通气量（minute ventilation，MV）：指在基础代谢情况下每分钟所呼出的气量，由潮气量乘每分钟呼吸次数求得。成人正常值 3L~10L。如每分钟呼吸次数约 15 次，潮气量 500ml，其静息通气量为 7.5L/min ②肺泡通气量（alveolar ventilation，VA）：指在基础代谢情况下每分钟所吸入气量中能到达肺泡进行气体交换的有效通气量。成人正常值 3L~7L。每分钟呼吸次数约 15 次，潮气量减去死腔气量约 350ml，相乘得出肺泡通气量约为 5.5L/min ③最大通气量（maximal voluntary ventilation，MVV）：指在单位时间内以最快速度和最大幅度呼吸所测得的气量。正常值男性约 104L，女性约 82L ④用力肺活量（forced vital capacity，FVC）：指吸气至肺总量后以最大的努力，最快的速度做呼气所得气量。正常人第 1 秒用力呼气量（forced expiratory volume in one second，FEV_1）占用力肺活量比值大于 80% ⑤最大呼气中期流量（maximal mid-expiratory flow curve，MMEF，MMF）：由用力肺活量曲线上，计算获得的用力呼气肺活量 25%~75%（即中间一半）时的平均流量
C. 用力肺活量 - 时间曲线 FVC-t 和最大呼气流量 - 容积曲线 MEF-V	①用力肺活量：指吸气至肺总量后以最大的努力，最快的速度做呼气所得气量。正常人第 1 秒用力呼气量占用力肺活量比值大于 80% ②一秒钟用力呼气容积（FEV_1）及 FEV_1%（FEV_1/FVC）：深吸气后用力快速呼气过程中，第一秒时间内呼出的气量称为 FEV_1，临床上常用一秒钟用力呼气容积占用力肺活量的比值（FEV_1%）来评价 ③最大呼气中期流量：由用力肺活量曲线上，计算获得的用力呼气肺活量 25%~75%（即中间一半）时的平均流量 ④用力呼气 25% 肺活量的瞬间流量（forced expiratory flow，FEF25%，V75），FEF25% 是反映呼气早期的流量指标，大气道阻塞时其明显下降 ⑤用力呼气 50% 肺活量的瞬间流量（FEF50%，V50），FEF50% 是反映呼气中期的流量指标，其与 MMEF 及 FEF75% 共同参与对小气道功能障碍的判断。这三个指标当中有两个以上下降，反映有气道阻塞或小气道病变 ⑥用力呼气 75% 肺活量的瞬间流量（FEF75%，V25）正常值约为 MMEF 的 1/2。FEF75% 是反映呼气后期的流量指标，其临床意义与 FEF50%、MMEF 相似

表 7-4　肺功能不全分级标准

	VC 或 MVV/%	FEV_1/%	SaO_2/%	PaO_2（mmHg）	$PaCO_2$（mmHg）
基本正常	>81	>71	>94	>87	<45
轻度减退	71~80	61~70	>94	>87	<45
显著减退	51~70	41~60	90~93	75~87	<45
严重减退	21~50	<40	82~89	60~74	>45
呼吸衰竭	<20		<82	<60	>45

（2）心功能：当耐药结核病患者肺组织受到严重破坏或治疗效果不好时，由于长期缺氧、肺内纤维组织牵拉血管壁，可造成肺动脉高压，影响心功能。心功能评估包括主观评估和客观评估。

1）主观评估：最常用的心功能分级是美国纽约心脏病学会心功能分级（New York Heart Association，NYHA），见表 7-5。

表 7-5 美国纽约心脏病学会心功能分级标准

分级	评定标准
I	患者活动量不受限，一般体力活动不引起疲乏、心悸、呼吸困难或心绞痛
II	患者的体力活动受到轻度限制，休息时无自觉症状，但一般体力活动可引起疲乏、心悸、呼吸困难或心绞痛
III	患者的体力活动明显受到限制，小于一般体力活动即引起心悸、气促等症状
IV	患者不能从事任何体力活动，休息状态下也出现心力衰竭的症状，体力活动后加重

2）客观评估：常规做心电图检查，合并心脏病进一步做动态心电图、超声心电图等检查，对于心功能损害中到重度的耐药结核病患者还须采用 6 分钟步行试验（6-minute walk test，6MWT）评估心功能。该试验主要用于评估心肺疾病患者心功能状态及严重程度，测试其在 6min 内能承受的最快速度步行距离。6MWT 的影响因素、适应证、禁忌证及操作步骤，见表 7-6。

表 7-6 6 分钟步行试验

项目	相关内容
影响因素	包括身高、年龄、体重、性别、认知情况、呼吸系统疾病、心血管病、肌肉骨骼疾病、服药情况、是否吸氧
适应证	心力衰竭和肺动脉高压患者治疗前后比较、心力衰竭和血管疾病患者功能状态评价、心力衰竭和动脉高压患者心血管事件发生和死亡风险预测
禁忌证	近 1 个月出现过不稳定型心绞痛或心肌梗死；静息心率>120 次 /min，收缩压>180mmHg、舒张压>100mmHg。
注意事项	将抢救车安放于适当的位置，操作者应熟练掌握心肺复苏技术，能够对紧急事件迅速做出反应；患者出现以下情况考虑中止试验：胸痛、不能耐受的喘憋、步态不稳、大汗、面色苍白；测试前不应进行"热身"运动；不要停用患者日常服用的药物；试验时操作者注意力要集中，不要和其他人交谈，不能数错患者的折返次数；为减小不同试验日期之间的差异，试验应在每天的同一时间点进行；如果一名患者在同一天进行 2 次试验，则试验间隔至少 2h，同一天内同一名患者不能进行 3 次试验
实施步骤	测试前：做好测试环境、设备和患者准备。核实患者是否具有试验禁忌证，确认患者穿着适宜的衣服和鞋。测量血压、脉搏、血氧饱和度，并记录 测试中：用规范的指导语按步骤指导患者测试；操作者始终站在起点线附近，不要跟随患者一同行走；当患者开始出发时，即开始计时；用自感劳累评分表对呼吸困难患者进行评分。如果患者未能走够 6min 就止步不前，并且拒绝继续测试（或操作者认为不宜继续进行测试），将轮椅推至患者身边让其就座，终止步行试验，并记录其步行的距离、中止时间及未能完成试验的原因 测试结束后：记录患者的 Borg 呼吸困难评分、劳累程度评分、生命体征及计算患者行走的总路程，数值四舍五入，以米为单位，并将计算结果记录

续表

项目	相关内容
分级	Ⅰ级:6min 内步行距离<300m,为重度心力衰竭 Ⅱ级:6min 内步行距离 300~374.9m,为中度心力衰竭 Ⅲ级:6min 内步行距离 375~449.5m,为轻度心力衰竭 Ⅳ级:6min 内步行距离>450m,为心功能正常

（3）心肺运动能力评估:耐药结核病患者由于肺部病变,心肺储备功能下降,易导致运动受限。心肺运动能力评估最常见的是运动心肺功能测试(cardiopulmonary exercise testing,CPET),目前被认为是评估患者运动能力的最佳方式,是检测心肺储备功能的金标准,当评估条件受限时,可以用 6 分钟步行试验。

1）运动心肺功能测试:CPET 是综合应用呼吸气体监测技术、计算机技术和活动平板或踏车技术,实时检测不同负荷条件下机体氧耗量和二氧化碳排出量等气体代谢指标、通气参数、心电图及心排血量的动态变化,以客观、定量地评价心肺功能的一种无创技术。CPET 可发现运动状态下外呼吸与内呼吸的异常,相关内容见表 7-7。

表 7-7　运动心肺功能测试

项目	相关内容
运动模式	常选用踏车运动及踏板运动
禁忌证	①绝对禁忌证:急性心肌梗死(2d 内),药物未控制的不稳定型心绞痛,引起症状和血流动力学障碍的未控制心律失常,严重动脉狭窄,未控制的、症状明显的心力衰竭,急性肺动脉栓塞和肺梗死,急性心肌炎或心包炎,急性主动脉夹层,近期发生非心脏原因可影响运动能力的疾病或可因运动而加剧病情(如感染、肾衰竭、甲状腺毒症),残疾人或不能合作者,未获得知情同意者 ②相对禁忌证:左、右冠状动脉主干狭窄,中度瓣膜狭窄性心脏病,明显的心动过速或过缓,肥厚型心肌病或其他原因导致的流出道梗阻性病变,电解质紊乱,高度房室传导阻滞及高度窦房传导阻滞,精神障碍或肢体活动障碍者
终止指标	①绝对终止指征:达到目标心率;急性心肌梗死或怀疑心肌梗死;严重心绞痛发作;随功率递增,血压下降>10mmHg 或持续低于基线血压水平;收缩压>220mmHg、舒张压>115mmHg;严重心律失常,如二度至三度房室传导阻滞、持续室性心动过速、频发室性期前收缩、快速心房颤动等;患者面色苍白、皮肤湿冷及出现明显气促、呼吸困难;出现中枢神经系统症状,如眩晕、视觉障碍、共济失调、感觉异常、步态异常、意识障碍;患者要求停止运动 ②相对终止指征:心电图示 ST 段水平压低或下斜型压低 2mm 或 ST 段抬高>2mm;胸痛进行性加重;出现严重疲乏、气促、喘鸣音;下肢痉挛或间歇性跛行;出现心律失常,如室上性心动过速;运动诱发束支传导阻滞未能与室性心动过速鉴别者

2）6 分钟步行试验:可用来评价心力衰竭的耐药结核病患者运动功能状态和心力衰竭严重程度。

3. 骨骼肌肉状态　耐药结核病患者由于抗结核药所致的肌肉组织损伤和周围神经炎,患者常出现四肢肌肉痛和四肢末端麻木感,影响其正常活动。另外,约 3% 的结核病患者会出现骨骼肌肉系统结核,早期症状不明显,随着病情的发展,表现为关节局部疼痛、肿胀及活动受限明显,肌肉萎缩,后期关节间隙变窄,影响患者活动。骨骼肌肉状态的评估内容为肌力评估,应用最广泛的肌肉力量评估方法是 MRC 制定的肌力分级量表,见表 7-8。也可采用徒手肌力评定法评估患者肌力,见表 7-9。

表 7-8　MRC 肌力分级量表

肌力级别	标准
0 级	表示肌肉无任何收缩
1 级	肌肉可轻微收缩,但不能活动关节,仅在触摸肌肉时感觉到
2 级	肌肉收缩可引起关节活动,但不能对抗地心引力
3 级	肢体能抬离床面,但不能对抗阻力
4 级	能做对抗阻力活动,但较正常差
5 级	正常肌力

表 7-9　徒手肌力评定

级别	名称	标准	相当于正常肌力的百分比 /%
0	零(zero,Z)	无可测知的肌肉收缩	0
1	微缩(trace,T)	有轻微的肌肉收缩,但不能引起关节活动	10
2	差(poor,P)	在减重的状态下能做关节的全范围活动	25
3	可(fair,F)	在抗重力状态下能做全范围的关节活动,但不能抗阻力	50
4	良好(good,G)	能在抗重力和中等阻力状态下,做全范围关节活动	75
5	正常(normal,N)	能在抗重力和全部阻力状态下,做全范围关节活动	100

4. 关节功能状态　耐药结核病患者治疗过程中由于尿酸高,常表现为多关节甚至全身关节酸痛,而疼痛引发的保护性痉挛可产生继发性粘连和挛缩,影响关节的主动运动,偶尔也会影响关节的被动运动。另外,重症耐药结核病患者和术后患者由于长时间卧床,可出现结缔组织纤维融合,使关节运动功能受限,因此,患者活动前需对其关节功能状态进行评估。关节功能状态的评估内容主要是关节活动度,又称关节活动范围,是指关节运动时所到达的最大幅度,是评估运动功能障碍的重要方法,正常值见表 7-10。

5. 机体活动能力　机体活动能力通常指日常生活活动能力,常采用一般人体的日常活动能力分度法。耐药结核病患者由于生理、疾病和药物等因素的影响,患者可存在四肢功能障碍、肌力下降、协调能力受损或异常,影响机体活动,可通过观察患者坐、站、走、抓、取等动作和完成日常生活活动的能力,如梳头、穿衣、系鞋带、洗漱等动作,对其完成情况进行综合评估,详见表 7-11。

6. 营养状态　耐药结核病患者基础代谢率高、能量消耗大,加上长期服用抗结核药易引起胃肠功能紊乱,患者易出现食欲减退,膳食营养摄入不足,导致营养不良。因此,耐药结核病患者制订活动计划前须评估患者营养状态,主要包括 BMI、营养风险筛查和营养相关检验指标。

表 7-10 关节活动范围

部位	关节运动	正常关节活动范围	部位	关节运动	正常关节活动范围
肩关节	前屈	0°~180°	髋关节	内收	0°~45°
	后伸	0°~50°		外展	0°~45°
	外展	0°~180°		内旋	0°~45°
	内旋	0°~80°		外旋	0°~45°
	外旋	0°~90°	膝关节	屈曲	160°
肘关节	屈曲	0°~150°		伸直	5°
	伸直	0°	踝关节	跖屈	0°~40°
前臂	旋前	0°~90°		背屈	0°~25°
	旋后	0°~90°		内翻	0°~45°
腕关节	掌屈	0°~80°		外翻	0°~20°
	背伸	0°~70°	脊柱	屈曲	0°~60°
	尺屈	0°~40°		伸直	0°~20°
	桡屈	0°~20°		侧屈	0°~40°
髋关节	屈曲	0°~120°		旋转	0°~40°
	伸直	0°~15°			

表 7-11 一般人体日常活动能力分度

分度	临床表现
0 度	完全独立,可自由活动
1 度	需要使用设备或器械(如拐杖、轮椅)
2 度	需要他人的帮助、监护和教育
3 度	既需要他人的帮助,也需要设备或教育
4 度	完全不能独立,不能参加活动

(1)体重指数 BMI:计算公式为 BMI = 体重(kg)/ 身高(m)的平方,其正常范围为 18.5~23.9kg/m^2,BMI ≤ 18.4kg/m^2 为体重过轻,BMI 在 24.0~27.9kg/m^2 为超重,BMI ≥ 28.0kg/m^2 为肥胖。

(2)营养风险筛查:采用 NRS-2002 评估,得分<3 分,提示无营养风险;得分 ≥3 分,提示有营养风险。见附表 1。

(3)营养相关检验指标:包括血红蛋白、血清总蛋白、血清白蛋白、血清前白蛋白、视黄醇结合、中性粒细胞 / 淋巴细胞比值。

7. 心理状况 耐药结核病患者由于疾病原因,易产生焦虑、抑郁、被歧视、孤独感、自卑等心理问题,常影响其活动,因此,心理状况评估具有重要的意义。患者心理状况通常使用焦虑、抑郁等心理量表进行评估,如焦虑自评量表(附表 18)、抑郁自评量表(附表 10)、汉密尔顿焦虑量表(附表 11)、汉密尔顿抑郁量表(附表 12)。

(二) 耐药结核病患者的活动指导

耐药结核病患者常认为活动会加重病情,所以易选择减少活动。然而,当患者减少活动时,对于伴有损毁肺患者易形成呼吸困难—活动减少—功能障碍—呼吸困难加重的恶性循环,降低患者生存质量,影响其预后。因此,对耐药结核病患者进行正确的活动指导尤为必要。

耐药结核病患者病变部位常在肺部,当肺部长时间缺氧,出现高碳酸血症和呼吸性酸中毒时,肺血管收缩、痉挛;其次,随着肺气肿的加重,肺泡壁破坏,导致肺泡毛细血管网毁损;第三,慢性缺氧可产生继发性红细胞增多和肾小动脉收缩,引起血液黏稠度增加和肾血流量减少,醛固酮分泌随之增加,使水钠潴留、血容量增多造成肺动脉压升高,最终容易导致慢性肺源性心脏病。因此,加强耐药结核病患者肺康复训练显得非常重要,以免病情进行性加重。

肺康复是以循证医学为基础的综合干预措施,包括运动锻炼、营养支持、健康教育、心理干预,其中运动锻炼是核心。肺康复训练能改善结核病患者机体多系统功能、运动耐力和心理状况,也可减少住院次数和住院天数。因此,耐药结核病患者的活动指导应以肺康复训练为核心,根据患者的实际情况,遵循因人而异、循序渐进、动态调整、安全性、有效性和可行性原则,每天有计划地进行活动锻炼。耐药结核病患者主要活动类型见表 7-12。

表 7-12 耐药结核病患者活动类型

肺康复训练	呼吸训练	有效咳嗽咳痰训练
		呼吸肌训练
		呼吸方式训练
		胸廓松动自我训练
	全身耐力训练	医疗行走
		骑脚踏车
		呼吸操
	传统运动训练	八段锦
		太极拳
体位训练	侧卧位、俯卧位、半卧位或端坐位	
关节活动训练	关节主动运动训练和关节被动运动训练	

1. 肺康复训练

(1) 呼吸训练:呼吸训练可增加患者呼吸肌肌力、提高肺泡与血液、血液与组织器官之间的气体交换能力,改善肺功能和呼吸协调性,增强患者的体质。呼吸训练主要包括有效咳嗽咳痰训练、呼吸肌训练、呼吸方式训练、胸廓松动自我训练。

1）有效咳嗽咳痰训练：咳嗽是人体保护性反射动作，通过咳嗽可将呼吸道内的病理性分泌物和外界进入呼吸道的异物排出，咳痰是呼吸道内的病理性分泌物借助咳嗽排出体外，临床上借助痰液的检查作出诊断。当患者呼吸功能下降时，可出现咳嗽乏力，痰液不易咳出，有效咳嗽咳痰训练不仅能加强呼吸道分泌物清除能力，预防肺部感染，还可促进肺复张，缩短住院时间。有效咳嗽咳痰训练方法有三种，即暴发性咳嗽、分段咳嗽和发声性咳嗽，其操作方法见表 7-13。

表 7-13 有效咳嗽咳痰方法

训练方法	训练步骤	训练频率
暴发性咳嗽	患者进行 2 次深呼吸后，再深吸一口气后屏气 3~5s，身体前倾，腹部收缩，用胸腹部力量行 2~3 次短促有力咳嗽，咳嗽的声音应由胸部震动而发出，排出痰液后调整呼吸，舒缓气喘，如此反复。术后常可引起患者伤口剧痛	15min/次，3~5 次 /d
分段咳嗽	让患者进行一连串的小声咳嗽，逐渐驱使支气管分泌物脱落咳出。此方法效果虽然差一点，但患者痛苦少	15min/次，3~5 次 /d
发声性咳嗽 / 哈气式咳嗽	患者坐位或身体前倾，颈部稍微屈曲，掌握膈肌呼吸，强调深吸气；双手置于腹部且在呼气时做 3 次哈气以感觉腹肌的收缩，练习发 "K" 的声音以感觉声带绷紧、声门关闭及腹肌收缩；做深而放松的吸气，接着做急剧的双重咳嗽。可以用手在腹部适当加压	15min/次，4~5 次 /d

注：术后患者练习要注意保护切口，减轻切口疼痛或不适；咳嗽练习要循序渐进，以患者不感觉疲劳和呼吸困难为宜。

2）呼吸肌训练：耐药结核病患者由于肺部炎性、渗出性、纤维化、大片胸膜增厚、膈肌粘连等广泛病变，呼吸肌常受累，造成呼吸肌收缩力减弱，表现为呼吸频率、深度和节律发生改变，甚至出现呼吸困难。呼吸肌训练通过改善患者呼气肌和吸气肌的生理功能，增加呼吸肌肌力，促使分泌物排出，增加通气能力，从而有效改善患者肺功能，主要包括吸气肌训练和呼气肌训练，呼吸肌训练见图 7-1 和表 7-14。

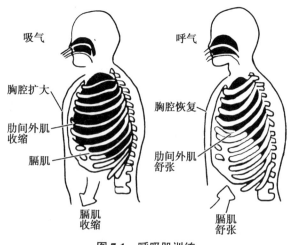

图 7-1 呼吸肌训练

表 7-14 呼吸肌训练

训练方法	训练步骤	训练频率	注意事项
吸气肌训练	患者持手握式阻力训练器吸气。训练器由各种不同直径的管子组成,不同直径的管子在吸气时气流的阻力不同,管径愈窄则阻力越大;在患者可接受的前提下首先选取管径较粗的进行吸气训练	开始训练为 3~5min/ 次,3~5 次 /d,以后训练时间逐步增加至 20~30min/ 次	对于高肺容量的肺气肿耐药结核病患者,吸气肌肌力训练应慎用;如果呼吸肌明显无力,或同时伴有高碳酸血症,应在呼吸肌训练前或间断采用辅助呼吸的方式使呼吸肌休息
呼气肌训练	患者取仰卧位,上腹部放置 1~2kg 的沙袋,吸气时肩和胸部保持不动并尽力挺腹,呼气时腹部内陷,仰卧位做下肢屈髋屈膝、两膝尽量贴近胸壁训练,以增强腹肌力量	2~3 次 /d,5~10min/ 次	训练强度以次日晨起不感到疲劳、乏力、头晕等为宜

3)呼吸方式训练:耐药结核病患者由于肺部的病理改变,患者可出现膈肌活动受限,在安静时也用肋间肌进行呼吸,甚至采用辅助呼吸肌,形成病理性呼吸模式,加重耗氧;另外,长期炎症侵袭肺部,使支气管壁纤维环及软骨环组织受到破坏,呼气时管壁过早受压而塌陷闭塞。正确呼吸模式的建立,如腹式呼吸以膈肌运动为主,可以减少耗氧,减轻缺氧状态,从而缓解呼吸困难症状;缩唇式呼气训练可增加呼气时气道内阻力,防止支气管过早塌陷,减少肺内残气量。因此,呼吸方式训练是减轻慢性呼吸困难患者呼吸异常的有效方法,并且可以改善呼吸肌肌力、耐力及协调性,保持或改善胸廓的活动度,建立有效呼吸方式,从而有效改善耐药结核病患者的呼吸困难症状。两种呼吸方式训练详见表 7-15。

表 7-15 呼吸方式训练

训练方法	训练步骤	训练频率
腹式呼吸训练	患者取卧位或坐位(前倾倚靠位),也可采用前倾站位,让患者正常呼吸,尽量放松身体。先闭口用鼻深吸气,此时腹部隆起,使膈肌尽量下移,吸气至不能再吸时稍屏气 2~3s(熟练后可适当逐渐延长至 5~10s),然后缩唇缓慢呼气,腹部尽量回收,缓缓呼气达 4~6s,同时双手逐渐向腹部加压,促进横膈上移,也可将两手置于肋弓,在呼气时加压以缩小胸廓,促进气体排出;呼气要深而缓,要求呼气时间是吸气时间的 2~3 倍。见图 7-2	5~10 组 / 次,3 次 /d,熟练后逐步增加次数和时间,使之成为自觉的呼吸习惯
缩唇式呼吸训练	患者取舒适体位,肩颈部放松,鼻子吸气,然后用缩拢起的口唇缓慢且完全的呼气,使呼气时施加轻微的压力,能使距口唇 15~20cm 处的蜡烛火焰倾斜而不熄灭为宜,缓慢呼气 4~6s,呼吸要深而缓,同时收缩腹部。吸与呼时间之比为 1 : 2,慢慢达到 1 : 4。见图 7-3	5~10 组 / 次,3 次 /d

注:训练强度以次日晨起不感到疲劳、乏力、头晕等为宜。当患者出现以下 2 种或以上情况时,应终止呼吸功能训练:呼吸>35 次 /min、血氧饱和度<90%、心率>130 次 /min、收缩压>180mmHg 或 <90mmHg;激动、出汗、意识水平改变、胸腹呼吸方式不同步等。训练次日晨起时如果出现疲劳、乏力、头晕等不适,应减少训练时间、次数或暂时停止训练。

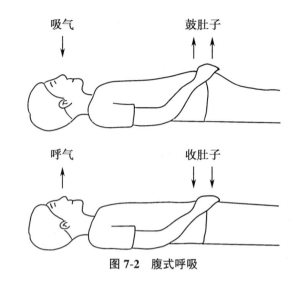

图 7-2　腹式呼吸

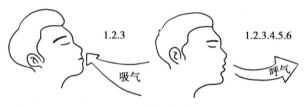

图 7-3　缩唇式呼吸

4）胸廓松动自我训练：耐药结核病患者肺部病变常波及胸膜，尤其是波及壁层胸膜，易引起胸痛，如神经反射作用所致的不固定部位隐痛和炎症刺激胸膜所致的固定部位刺痛。胸腔本身不能充分地自由移动使胸壁有足够的活动范围以满足通气模式的需要，通过胸廓松动自我训练（胸廓活动度训练）可舒张患者紧缩的胸廓和紧绷的呼吸辅助肌，维持或改善胸壁、躯体及肩关节的活动度，增强吸气深度或呼气控制，见表 7-16。

表 7-16　胸廓松动自我训练

训练类型	训练步骤	训练频率	训练强度
松动一侧的胸腔	患者坐位，在吸气时朝胸腔紧绷的相反侧弯曲以牵拉绷紧的组织，并且扩张该侧的胸腔；患者朝紧绷侧侧屈并呼气时，将握拳的手，推紧绷侧胸壁；接着患者上举胸腔紧绷侧的上肢过肩，并朝另一侧弯曲，这使紧绷侧组织做额外的牵张。见图 7-4	3~5 次 /d，5~10 组 / 次	主动运动后只有极轻微的疲劳感，只需经过短时间的休息即可消除疲劳为宜
松动上胸部及牵张胸肌	患者坐位，两手在头后方交叉握；深吸气时挺胸，做手臂水平外展的动作；呼气时将手、肘并拢，低头缩胸，身体向前弯。见图 7-5	3~5 次 /d，5~10 组 / 次	主动运动后只有极轻微的疲劳感，只需经过短时间的休息即可消除疲劳为宜

续表

训练类型	训练步骤	训练频率	训练强度
松动上胸部及肩关节	患者坐于椅上或站立位;吸气时上肢伸直,两臂上举,掌心朝前举高过头;呼气时弯腰屈髋同时两手下伸触地,或尽量下伸。见图7-6	3~5次/d,5~10组/次	主动运动后只有极轻微的疲劳感,只需经过短时间的休息即可消除疲劳为宜

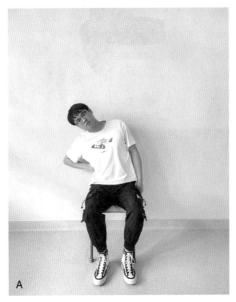
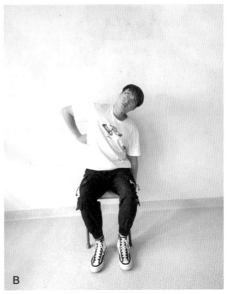
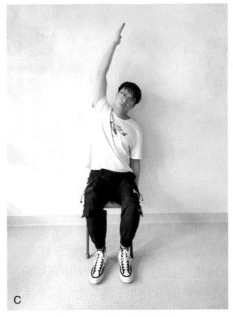

图 7-4 松动一侧的胸腔

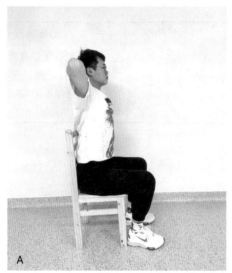
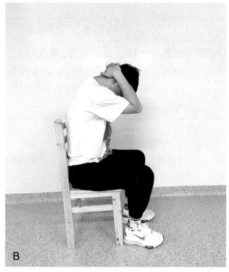

图 7-5　松动上胸部及牵张胸肌

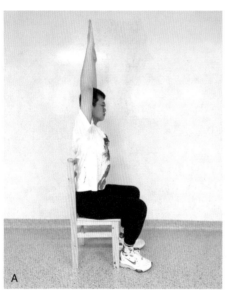
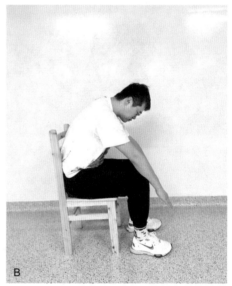

图 7-6　松动上胸部及肩关节

（2）全身耐力训练

全身耐力训练是肺康复的重要内容，它不仅可降低死亡风险、延长生存时间，还可以提高患者的生存质量。全身耐力训练以有氧运动为主要运动方式，包括行走、骑脚踏车和呼吸操，其中行走和骑脚踏车是被美国胸科学会／欧洲呼吸学会、美国运动医学学院、英国胸科协会、美国心血管和肺康复协会四大国际指南推荐为适合肺部疾病患者最普遍应用的有氧运动模式。美国胸科学会／欧洲呼吸学会、美国运动医学学院、英国胸科协会、美国心血管和肺康复协会四大国际指南推荐为适合肺部疾病患者最普遍应用的有氧运动模式。

1）医疗行走：医疗行走是利用定量、定距离的行走作为治疗方法，是一项轻松的全身运动,全身关节、肌肉均能得到锻炼,并且容易控制运动强度和运动量,简单易行,运动损伤小,体弱者或心肺功能减退者缓慢步行可收到良好的效果。行走时,身体挺直,两腿交替收缩,双臂自由摆动,呼吸自由配合,能增加肺的通气量;同时,行走可以促进腹部肌肉有节律地收缩,加速耐药结核病患者新陈代谢,有助于食物的消化和吸收;也可以缓解心理压力。

医疗行走运动频率:3~5 次 / 周,如果是低强度运动建议 1 次 /d。可从 10min/ 次开始,逐渐增加到 30~60min/ 次。

医疗行走运动强度:通常推荐中等强度运动,初始训练的体弱患者可以从低强度开始。根据个体情况和训练目的也可以进行高强度训练,或采用高强度间歇训练模式。运动强度控制在最大心率的 50%~60%(最大心率的算法常采用传统的计算方法,即以年龄估算最大心率 =220- 年龄)。运动时若血氧过低,血氧饱和度明显下降,应暂停运动。

2)骑脚踏车:骑车时的特殊姿势有利于呼气而不利于吸气,机体为了获取运动所需要的足够氧气,肺泡必须都动员起来,可提高肺通气量,增强肺的功能。另外,在骑车时,体能消耗较大,体内新陈代谢旺盛,身体各组织器官所需的营养物质及代谢产物增多,致使心跳加快,心肌收缩力增强以提高心输出量,保证其营养物质的供应及代谢产物的清除,同时也能改善血管壁的弹性。

骑脚踏车频率:3~5 次 / 周,如果是低强度运动建议 1 次 /d。时间可从每次 10min 开始,逐渐增加到 30~60min/ 次。

骑脚踏车强度:通常推荐中等强度运动,初始训练的体弱患者可以从低强度开始。根据个体情况和训练目的也可以进行高强度训练,或采用高强度间歇训练模式。运动强度控制在最大心率的 50%~60%(最大心率的算法常采用传统的计算方法,即以年龄估算最大心率 =220- 年龄)。运动时若血氧过低,血氧饱和度明显下降,应暂停运动。

3)呼吸操:呼吸操能锻炼胸腹部肌肉、呼吸肌和辅助呼吸肌,增强其收缩功能,促使肺内残留的气体呼出,从而增加肺通气,改善呼吸功能。此外,呼吸操还能使人感到心胸开阔,保持情绪乐观。常见的呼吸操为起落呼吸操。

起落呼吸操训练方法:①预备式,全身放松,自然站立,两脚开立与肩同宽,两臂自然下垂,意念集中于做动作,呼吸自然。②两臂微屈,两手手指自然张开,经前方上举到头上,同时吸气,接着两腿下蹲同时呼气。下蹲时,躯体要保持正直,两臂同时由上方沿头、胸前方落至腿侧。然后起立,两臂随后再经前方举到头上同时吸气,再两腿下蹲呼气。如此反复一起一蹲,可做 10~20 下,根据自己病情而定,循序渐进,逐渐增加次数。③熟练上述动作后,在下蹲起立时,加左右转体动作。练习时须注意动作缓慢柔和、呼吸细长均匀。

训练频率:2 次 /d,10~20min/ 次。

训练强度:以不感到疲劳为宜。

(3)传统运动疗法:我国传统运动疗法能够调理人体脏腑、疏通经络、调和气血、平调阴阳,益于耐药结核病患者康复,具体方法如下。

1)八段锦:是我国古代的一种传统医疗保健功法,因有八节运动,称八段。八段锦每个动作根据经络循行起终交结规律,内练脏腑,外通经络,能够达到通经活络,调节脏腑的效果,有助于增加胸部活动度,增强心肺功能,如练习双手托天理三焦时,托天的动作与呼吸的配合,使胸腔呼吸道通气量增加,肺活量也不断扩大;同时,八段锦还可使患者放松心情,促进身心康复。八段锦分为坐式八段锦和站式八段锦,训练步骤见附表19。

2）太极拳：是我国传统的保健疗法之一，是以中医阴阳学说和经络理论为基础，综合地继承和发展了明代以前流行的各家拳法，结合了吐纳导引术，形成的一套独特的健身方法。太极拳练习时呼吸要匀、静、深、长，可使膈肌和腹肌的运动增强，这样肺组织、呼吸肌能得到充分锻炼，肺活量和气体交换量随之增大，从而改善患者肺功能。另外，太极拳可以延缓肌力衰退，保持关节灵活，使血管的弹性增强，血压下降，并且可以改善消化功能，提高机体免疫力。太极拳分为站式太极拳和坐式太极拳，根据患者实际情况选择，常选择站式太极拳，如 24 式简化太极拳，训练步骤见附表 20。

2. 体位训练　肺部通气、血流和通气血流比值主要受重力影响。耐药结核病患者通过体位训练可有效增大肺泡容量、肺泡通气、通气 / 灌注比，从而促进组织液交换、黏液纤毛输送作用和分泌物清除；另外，合并咯血的患者保持正确的卧位，有利于其患侧肺的止血。常见的体位包括侧卧位、俯卧位、半卧位或端坐位。侧卧位可增加肺顺应性，使呼吸道阻力降低，减少呼吸做功；俯卧位通过扭转垂直胸膜压力梯度以及减少心脏和腹部的叠加压力，来改善气体交换；半卧位或端坐位由于重力作用，部分血液滞留于下肢和盆腔，可使回心血量减少，以减轻肺淤血和心脏负担，同时膈肌位置下降，胸腔容量扩大，肺活量增加，利于气体交换，改善呼吸困难症状。

体位训练方法：患者仰卧位时，双手抓握向前伸展，向左 / 右侧翻身，右 / 左腿可屈曲，右 / 左足用力蹬床，有助于翻身，包括主动运动和被动运动。见图 7-7。

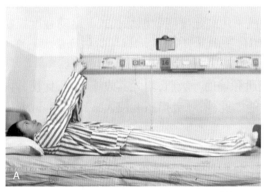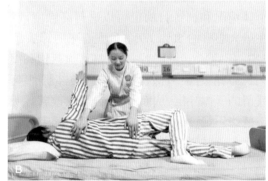

图 7-7　体位训练

体位训练频率：30min/ 次，间隔 2~4h。

3. 关节活动度训练　关节活动训练的目的是使挛缩与粘连的纤维组织延长，维持或增加关节活动范围，以利于患者完成功能性活动。根据运动力量来源，分为主动运动训练和被动运动训练，其训练通常与肌力训练同时进行。肌力训练：①肌力 0~1 级患者被动运动四肢及各个关节；②肌力 2 级患者被动运动和主动运动练习，并结合直立坐姿运动练习等；③肌力 3 级患者建议进行床椅转移练习，由床转移至床沿、桌椅；④引导肌力 4 级的患者做行走前的步态锻炼，直至患者独立行走。

关节活动度训练方法：主动运动时，患者取仰卧位，握拳、扩胸、股四头肌等长收缩、屈膝、屈髋、直腿抬高及踝泵训练均可；被动运动时，患者取仰卧位，配合医护人员做各种被动运动。见图 7-8。

关节活动度训练频率：2 次 /d，每关节 5~10 次。

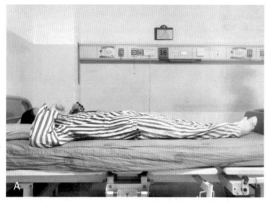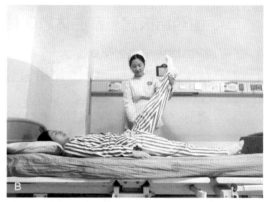

图 7-8 关节活动度训练

关节活动度训练强度：主动运动后以有极轻微的疲劳感为宜，只需经过短时间的休息即可消除。

(三) 活动注意事项

1. 活动前注意事项

(1) 尽早识别活动危险信号，同时掌握活动禁忌证，最大限度减少风险，以免意外发生。有以下情况时，应暂停或延缓活动。

1) 不稳定型心绞痛、急性心肌梗死后病情不稳定、心力衰竭未控制、严重房性或室性心律失常、肺部疾病急性发作期。

2) 确诊或疑似的假性动脉瘤、动脉夹层术前感染性休克、脓毒血症、重度瓣膜病变手术前、心力衰竭的急性期，可导致病情恶化的神经系统、运动系统疾病或风湿性疾病。

3) 安静时心率>120 次/min、呼吸频率>30 次/min、血氧饱和度≤90%、收缩压>180mmHg 或舒张压>110mmHg，72h 内体重变化 ±1.8kg 以上，随机血糖>18mmol/L。

4) 心电图可以明确观察到心肌缺血的证据。

(2) 做好安全教育，加强运动监护。例如：选择便携式电子手表监测心率、血氧饱和度；发生突发事件时，启动急救流程，以确保患者生命安全；跑步应选择安全平坦的道路和适宜的鞋。

2. 活动时注意事项

(1) 运动时要注意心率变化，确保安全。老年人运动时最好不要超过最大心率的 70%。

(2) 肌肉力量锻炼循序渐进，避免阻力负荷过重，建议隔日进行。如果锻炼负荷超量，会迫使肌肉以更大的强度进行工作，可能降低和抵消训练的效果，甚至造成身体损伤。

(3) 掌握合理的呼吸方法，通常用鼻吸气、口呼气，呼吸频率不宜过快，也不宜憋气。

(4) 进行关节运动时，活动范围应尽可能达到正常最大限度。在运动某一关节时，要给予该关节一定的牵拉力，这样可减轻关节面之间的摩擦力，使训练容易进行，并能保护关节，防止关节面挤压。

3. 活动后注意事项

(1) 活动后做 5~10min 整理运动，如深呼吸、肌肉伸展运动等，防止运动后肌肉酸痛，促进机体功能状态的恢复。

(2) 运动时会丢失大量水分和电解质，在运动后宜适当补水或运动饮料，但不宜立即进食。

二、耐药结核病患者的休息评估与指导

(一) 耐药结核病患者休息评估

耐药结核病患者休息评估是对治疗过程中影响休息的因素进行评估,主要包括生理评估、心理评估和睡眠评估。

1. 生理评估　生理上的不适可影响患者休息,生理评估包括咳嗽、咳痰、咯血、胸痛、呼吸困难、体温等。

(1)咳嗽评估:评估咳嗽的性质、咳嗽时间与规律以及咳嗽音色。

(2)咳痰评估:评估咳痰的性质与痰量。

(3)胸痛评估:评估胸痛的程度,可以采用单维度评估如视觉模拟评分(VAS),简便易行,但精确度稍差;也可以采用多维度评估如简化 McGill 疼痛问卷(附表3),该问卷考虑到患者对疼痛的生理感觉、情感因素、认知能力等因素,能比较准确地评价疼痛的强度和性质,但易受患者文化程度和情感因素的影响。

(4)呼吸困难评估:评估呼吸困难的严重程度。呼吸困难程度主观评估通常采用英国医学研究会呼吸困难分级标准,见表 7-1,美国胸科协会的呼吸困难分级标准,见表 7-2。

(5)体温评估:倾听患者对体温的主诉,按时测量体温以了解其基础体温,正常腋温为 36.0~37.0℃。

2. 心理评估　耐药结核病患者普遍存在心理问题,而任何强烈的情绪变化及不良的心理均可影响休息。焦虑和抑郁是耐药结核病患者常见的心理问题,评估工具包括焦虑自评量表(附表 18)、抑郁自评量表(附表 10)、汉密尔顿焦虑量表(附表 11)、汉密尔顿抑郁量表(附表 12)等。

3. 睡眠评估　睡眠是休息的一种重要形式,通过睡眠可以使人的精力和体力得到恢复,保持良好的觉醒状态,良好的睡眠对疾病的康复有着积极的作用。睡眠评估主要从主观方面和客观方面两方面评估,具体如下。

(1)主观评估工具

1)睡眠日志:睡眠日志可监测睡眠质量,也是诊断和治疗昼夜节律性睡眠障碍的有用工具,通过记录入睡时间、觉醒次数、觉醒时间、睡前活动等,评估睡眠质量与白天精力。

2)匹兹堡睡眠质量指数:匹兹堡睡眠质量指数由美国匹兹堡大学精神科医生 Buysse 博士等人于 1989 年编制,适用于睡眠障碍患者、精神障碍患者,同时也适用于一般人睡眠质量的评估。该自评表简单易行,信度和效度较高,与多导睡眠脑电图测试结果有较高的相关性,已成为国内外研究睡眠障碍和临床评定的常用量表。该量表由 23 个条目组成,分 7 个维度:主观睡眠质量、入睡时间、睡眠时间、睡眠效率、睡眠障碍、催眠药物和日间功能。PSQI 总分范围 0~21 分,0~5 分,睡眠质量很好;6~10 分,睡眠质量还行;11~15 分,睡眠质量一般;16~21 分,睡眠质量很差,见附表 8。

3)阿森斯失眠量表(athens insomnia scale, AIS):阿森斯失眠量表为临床常用的睡眠主观评估量表,由 Soldatos 等研究人员以国际疾病分类诊断标准(ICD-10)为基础编写而成,其项目较全面、内容具体、方法简便易行,能在一定程度上了解被调查者近一个月内的睡眠状况。该量表由 8 个条目构成,每个条目从无到严重分为 0~3 分的四级评分,总分 0~24 分,分数越高表示睡眠越差。总分 <4 分,表示无失眠;总分 4~6 分,为可疑失眠;总分 >6 分,则为

失眠,见附表 21。

(2)客观评估工具

1)多导睡眠图:通过对睡眠的生理系统、睡眠进程及睡眠结构的监测,能准确地反映患者的睡眠进程、睡眠结构以及睡眠的生理状态。多导睡眠图的监测是由脑电检测进一步发展而来,包括脑电图、肌电图、眼动电图、心电图、血氧饱和度、周期性肢体运动指数和呼吸描记装置等,对于鉴别失眠及对失眠的严重程度的诊断具有临床意义,但是由于该检测方法繁琐、价格昂贵,普及率并不高。

2)体动记录器:体动记录器是 20 世纪 70 年代开发的一种睡眠监测系统,可诊断失眠、昼夜节律失调、睡眠呼吸紊乱等形式的睡眠障碍。其工作原理是通过持续测量肢体的运动量,在睡眠觉醒周期与休息运动周期相关的基础上,推算出睡眠觉醒周期。它能够在不影响正常生活的情况下进行 24h 连续睡眠记录,数天后通过数据分析,能分析出睡眠的参数,如入睡时间、睡眠持续时间等,方便易行且价格低廉。

3)多次小睡睡眠潜伏期试验:多次小睡睡眠潜伏期试验(multiple sleep latency test,MSLT)是通过让患者白天进行一系列的小睡来客观判断其白天嗜睡程度的一种方法。该试验测试患者能够在多长时间入睡,是定量评价白天嗜睡严重程度最准确的电生理方法。整个试验包括 5 次小睡,20min/ 次,于 8、10、12、14、16 点开始,两次测试之间患者应保持清醒。报告及结果分析:报告内容包括睡眠潜伏期、快速眼球运动睡眠潜伏期及异常快速眼球运动出现的次数。睡眠潜伏时间是指从关灯到出现任何一个窗面的任何一期睡眠之间的时间,小于 5min 为嗜睡;5~10min 称为"灰色带";睡眠潜伏时间 10min 以上为正常;出现 2 次或以上快速眼球运动睡眠,加上其他临床症状,强烈提示患者可能患有发作性睡病。

(二)耐药结核病患者休息指导

疾病对身体是一种应激压力,耐药结核病患者除身体不适外,身处医院陌生的环境、对疾病的恐惧、对疾病预后的担忧等可使患者出现焦虑不安、精神紧张、烦躁易怒、失眠等情况,均可影响患者休息。若患者长期得不到良好的休息,易造成免疫系统失衡,直接影响相关免疫反应。因此,良好的休息对患者康复具有十分重要的意义。通常认为,良好的休息必备以下五个条件:①环境适宜;②生理上的舒适;③心理上的放松;④充足的睡眠;⑤尊重患者的生活和休息习惯。因此,保证耐药结核病患者良好的休息,必须给患者提供舒适的环境,做到其生理舒适、心理放松、睡眠充足,且尊重患者的生活和休息习惯。同时,结合临床上耐药结核病患者实际情况,给予针对性的休息指导,常见的护理措施如下。

1. 维持生理上的舒适 将患者身体的不适降至最低程度,以维持生理上的舒适,从而促进患者良好的休息。例如,对于呼吸困难的患者,协助患者采取半卧位或端坐卧位,使膈肌下降以利于呼吸;对于咯血的患者,及时清除气道内的血块,保持呼吸道通畅,取头低足高位或俯卧位;对于咳嗽、咳痰的患者,指导有效咳嗽的方法,剧烈咳嗽时取半卧位,保证水分的供给,每天饮水量大于 1 500ml,每天液体入量保持在 2 500~3 000ml,足够的水分可以保证呼吸道黏膜的湿润和病变黏膜的修复,利于痰液稀释和排出,必要时遵医嘱给予相应的止咳祛痰药,喉痒时可用局部蒸汽湿化,痰多时可配合胸肺物理治疗,如胸部叩击、体位引流法等。

2. 促进心理上的放松 做好患者心理指导是耐药结核病护理的重要任务。耐药结核病具有治疗周期长、治愈率低、药物不良反应多、费用高等特点,患者除了易遭受社会歧视和偏见,还易产生焦虑、抑郁、自卑、孤独、社交回避等负性心理,而心理放松、精神愉快是保证休息质量的关键。因此,医护人员须耐心的与耐药结核病患者多沟通,了解其心理状况,并教会患者缓解心理不适的技巧,如渐进性肌肉放松、瑜伽、绘画、音乐疗法、冥想等;关爱耐药结核病患者,耐心倾听其叙述心理的不适,消除患者思想上的顾虑,鼓励患者坚持治疗;建立良好的护患关系,让耐药结核病患者对医护人员产生信赖感和安全感,从而缓解其对疾病的恐惧、对治疗的怀疑等消极心理;鼓励耐药结核病患者进行同伴支持,共同交流治疗、情感、生活等心得体会,互相帮助、互相鼓励,让患者在长时间的治疗路上不再孤单,以增强对治疗的信心。

3. 改善失眠,保证充足的睡眠　耐药结核病患者常伴失眠,它不仅影响患者的良好休息,还可引起生理、认知、情感等各方面的问题,如高血压、反应迟钝、抑郁等,严重危害患者身心健康,从而使其生活质量降低。因此,耐药结核病患者在抗结核治疗过程中,注意改善失眠。目前,改善失眠的主要措施包括非药物治疗、药物治疗和健康教育,具体措施如下。

(1)失眠的非药物干预:失眠的非药物干预相关理论与实践指导见表 7-17。

表 7-17　非药物干预失眠的相关理论与实践指导

非药物治疗措施	相关理论	实践指导
聚焦解决模式	聚焦解决模式建立在对个体自身资源的利用上,把干预的关注点集中在与个体共同构建解决方案来达成个体自己期望的结果。与传统的问题解决模式相比,聚焦解决模式是在积极心理学背景下发展起来的一种充分尊重个体、相信个体自身资源和潜能的临床干预模式。它强调把解决问题的关注点集中在人的正向方面,并且寻求最大化地挖掘个体/团体的力量、优势和能力。聚焦解决模式认为在问题原因和解决办法之间没有必然的联系	指导:①描述问题,描述睡眠障碍细节及探查可能的原因;②制订具体可行的目标,在这一阶段对患者的睡眠障碍进行全面评估,最终形成诊断及目标;③探查例外,根据找到的睡眠障碍原因及解决目标,进一步思考,如何能让过去的"例外"状况再次发生;④给予反馈,在这一阶段重要的任务是根据前面的探讨,发现患者的优势和自身资源,及时通过称赞反馈给患者,以此增强患者去实现自己设定目标的可能性;⑤评价进步,在这一阶段,用刻度化提问来帮助患者澄清所发生的进步,比如匹兹堡睡眠质量指数下降,对睡眠质量改善的患者给予充分的肯定,并进一步指导患者朝着自己期望的方向继续努力
渐进性肌肉放松疗法	渐进性肌肉放松疗法基于以下理论基础,即个体的心情包含着"情绪"和"躯体"两方面。如果能改变"躯体"的反应,"情绪"也会随着发生变化。内脏的躯体反应主要受皮层下中枢和自主神经系统影响,不易随意操纵和控制;而中枢和躯体神经系统则可控制"随意肌"的活动,通过有意识的控制随意肌的活动,间接地松弛情绪,建立和保持轻松愉快的情绪状态	指导:①根据音频指导语,闭上眼睛,集中精神感受身体各部位的放松;深吸气时,紧绷肌肉,约5s;②慢慢呼气时,缓慢放松绷紧的肌肉,约15s;③从中体会肌肉紧绷与松弛时的感觉,每个部位做2次,等到感觉各部位均已经放松后,可以静坐一段时间;④每日进行2~3次,每次15min,要求持之以恒,坚持长期训练

续表

非药物治疗措施	相关理论	实践指导
音乐疗法	音乐疗法的原理,一方面,音乐的频率、节律和有规律的声波震动会引起人体组织细胞发生和谐共振现象,直接影响人的脑电波、心率、呼吸节奏等,可以调节体内血液的流量和神经传导;另一方面,音乐声波的频率和声压会引起心理上的反应,提高大脑皮层的兴奋性,改善不良情绪,消除不良心理,从而促进睡眠	指导:①将患者睡眠问题记录在纸上;②选择催眠音乐;③音量一般控制在 25dB 以内;④每天 1~2 次,每次 1~2h
芳香疗法	芳香疗法以芳香精油为物质基础,以芳香治疗学为理论指导,依不同的方法如香熏、按摩、吸入、沐浴、热敷等,将植物的芳香物质渗入到体内,被鼻腔黏膜吸入后,迅速渗入血管,到达脑部,调节中枢神经,缓解心理压力,消除疲劳,放松肌肉,从而起到助眠功效	指导:芳香疗法常使用薰衣草、洋甘菊、柑橘、玫瑰、安息香、佛手柑、杜松子、完全依兰等精油,常采用多种精油混合搭配。可采用以下方法:①按摩法,身体按摩时,将精油 5~8 滴添加于 10ml 的基底沐浴或按摩精油,搅匀后即可按摩身体;②沐浴法,将精油 5~8 滴加入装有温水的浴缸中,搅匀后即可泡澡;③香薰法,将香薰灯或香薰陶瓶加入八分满的水,再倒入 5~6 滴精油,点燃底部的无烟蜡烛,连续燃烧 4h;④嗅吸法,将 2~3 滴精油滴在手帕上,直接吸嗅即可
认知疗法	认知疗法根据人的认知过程,影响其行为和理论假设,通过认知和行为技术改变耐药结核病患者的不良认知,从而矫正并适应不良行为的心理治疗方法。它通过改变耐药结核病患者对失眠认知的偏差,从而改变对睡眠问题的非理性信念和态度	指导:①向耐药结核病患者介绍睡眠基本知识,养成良好的睡眠习惯;②讲解失眠的原因和预防;③正确对待已出现的失眠,给患者建立短时间失眠对人体危害不会很大能很快治好的认知;建立睡眠时间多少、质量高低取决于醒后头脑是否清醒,精力是否充沛的认知;建立失眠治疗不要一开始就吃安眠药,应尽量先用非药物治疗的方法的认知;建立失眠并不可怕,是可以治疗的,有正确的心态,睡眠就会自然好的认知
"任性"疗法	"任性"疗法是一套行为干预措施,目的在于改善睡眠环境与睡眠意向(睡意)之间的相互作用,恢复卧床作为诱导睡眠信号的功能,消除由于卧床后迟迟不能入睡而产生的床与觉醒、焦虑等不良后果之间的消极联系,使患者易于入睡,重建睡眠觉醒生物节律	指导:①有睡意时才上床;②如果卧床 20min 后还不能入睡,应起床离开卧室,可从事一些简单的活动,等有睡意再返回卧室睡觉;③不要在床上做与睡眠无关的活动,如进食、看电视、玩手机及思考复杂事情等;④不管何时睡觉,应保持规律的起床时间;⑤避免日间小睡

续表

非药物治疗措施	相关理论	实践指导
限时疗法	限时疗法通过缩短卧床清醒时间,增加入睡驱动能力以提高睡眠效率	指导:①减少卧床时间以使其与实际时间相符,在睡眠效率维持在 85% 以上至少一周的情况下,可增加 15~20min 的卧床时间;②当睡眠效率低于 80% 则减少 15~20min 的卧床时间;③当睡眠效率在 80%~85% 之间则保持卧床时间不变;④可以有不超过半小时的规律午睡,避免日间小睡,并保持规律的起床时间。例如,某人估计自己平均每晚睡 6h,就强迫自己每天晚上 12 时上床,6 时起床

(2)失眠的药物干预:当促进睡眠的非药物方法无效时,可遵医嘱合理使用镇静催眠药,常用的药物有巴比妥类药物和苯二氮䓬类。催眠量的巴比妥类药物长期服用可能引起头晕、乏力、困倦、恶心、呕吐等;苯二氮䓬类药物长期用药可表现为嗜睡、头晕、困乏,停药后可发生戒断症状,如失眠、焦虑、兴奋等。因此,用药过程中,除了观察药物不良反应,还须注意有无成瘾性、后遗症状和戒断反应。

(3)健康教育:养成良好的睡前习惯,具体做法如下:①睡前 4~6h 避免接触咖啡、浓茶或吸烟等兴奋性物质;②睡前不要饮酒,特别是不能利用酒精帮助睡眠;③睡前不宜暴饮暴食或进食不消化食物;④每日规律的安排适度的体育锻炼,睡前 3~4h 内避免剧烈运动;⑤睡前 1h 内不做容易引起兴奋的脑力劳动或观看容易引起兴奋的书籍或影视节目;⑥卧室环境应舒适、安静,保持适宜的光线和温湿度;⑦规律的作息时间。

4. 尊重耐药结核病患者的生活和休息习惯　耐药结核病患者由于年龄、性别、种族、文化、兴趣爱好等不同,其生活方式有差异。因此,医护人员应在条件允许的情况下,尊重患者的生活和休息习惯。

第四节　耐药结核病患者随访

耐药结核病患者随访管理已成为耐药结核病防治工作的重要措施,可为耐药结核病患者的全程治疗提供可靠的医学依据,也可为开展相关研究提供资料和线索。目前,《国家基本公共卫生服务规范(第三版)》明确规定了乡镇卫生院、村卫生室、社区卫生服务中心 / 站对肺结核患者的随访相关规定,但是对耐药结核病患者全程的规范化随访管理尚无相关统一标准。鉴于临床对耐药结核病患者的管理经验,并结合《国家基本公共卫生服务规范(第三版)》,现对耐药结核病患者的随访管理简单介绍如下,以供参考。

一、耐药结核病患者的随访时间

耐药结核病患者院内随访时间应根据治疗阶段而定,建议分为强化治疗期、巩固治疗期和治疗结束期随访,总共约 4 年,详见表 7-18。

表 7-18 耐药结核病患者随访时间安排

	强化治疗期	巩固治疗期	治疗结束期
电话随访	每周 1 次	每 4 周 1 次	第 1 年每季度 1 次,第 2 年每半年 1 次
门诊随访	第 1 个月,每 2 周 1 次,之后每 4 周 1 次	每 4 周 1 次	第 1 年每季度 1 次,第 2 年每半年 1 次

注:特殊情况除外。

二、耐药结核病患者随访

(一) 门诊随访内容

门诊随访是院内耐药结核病患者随访的核心环节,基于耐药结核病治疗特点和耐药结核病患者普遍存在服药依从性、治疗依从性、心理状况、睡眠质量等问题,建议门诊随访内容如下。

1. 告知患者门诊随访流程和注意事项。

2. 告知患者门诊随访检查项目,包括安全性检测(心电图、血常规、尿常规、肝肾功能、电解质、听力和视力监测)和有效性检测(痰涂片、痰结核分枝杆菌培养和菌种鉴定、药敏试验、胸部 CT、临床症状、体重)。

3. 督促患者服药,评估耐药结核病患者服药依从性。服药依从性评估可以根据患者服药卡(附表 23)填写情况来计算患者服药率(服药率 = 实际服药次数÷应该服药次数 × 100%),或采用 Morisky 服药依从性量表(附表 24)评估。

4. 宣传耐药结核病科普知识,强调按规律服药的重要性,按照化疗方案,规律用药,可保持相对稳定的血药浓度,以达到杀灭结核分枝杆菌的作用。告知患者不规律服药的危害,不规律服药不仅不能将结核分枝杆菌完全杀灭,还可能导致结核分枝杆菌发生基因突变,并增加结核分枝杆菌耐药或者成为广泛的耐药,增加治疗难度,危及生命。同时,结合患者的主诉和各评分量表(如心理评估量表、睡眠评估量表),予针对性的指导。

5. 指导患者做好结核病防控,避免疾病继续传播,具体内容如:①居室阳光充足,通风良好,自然通风是简便经济有效的感染控制措施;②最好独居一室,避免与年龄<5 岁的儿童和老年人同住;③禁止随地吐痰,痰液须经过焚烧或者消毒后才可废弃;④注意戴口罩、咳嗽礼仪和手卫生;⑤生活物品单独摆放,经常在阳光下暴晒,室内减少杂物堆放,对居住的房间经常彻底清扫。

6. 教会患者自我管理的技巧,包括药物自我管理技巧、心理放松技巧、睡眠技巧等,并教会患者自我识别药物不良反应及处理方法。例如:①选择适合自己的药盒装药以避免漏服、多服;②睡眠障碍时,通过促进睡眠的非药物治疗方法改善睡眠;③出现不良反应时,及时联系医护人员以获取指导,必要时及时就诊(如出现高热、严重皮疹、自杀倾向、皮肤黄染、听力下降、视力下降、尿少、癫痫等)。

7. 鼓励患者积极治疗疾病,树立战胜疾病的勇气,指导患者填写治疗足迹卡(附表 25),以缓解心理不适,同时增强治疗的信心。

(二)电话/微信随访内容

通过电话随访和微信随访,了解患者的近期身体情况、服药情况、居家防护、心理状况等,提供疾病相关科普知识及答疑解惑,并做好记录,将患者阳性体征等情况及时反馈给医生。具体内容如下(附表22)。

1. 不良反应情况　如胃肠道反应(恶心、呕吐、腹泻等)、精神神经系统症状(眩晕、头痛、失眠、抑郁等)、神经功能障碍(手足麻木、听力下降、听力障碍等)、过敏反应(皮疹、皮肤瘙痒等)、肌肉骨骼不适(肌肉酸痛、关节酸痛等)等。

2. 疾病症状情况　如咳嗽、咳痰、呼吸困难、咯血、胸闷、胸痛、盗汗、体重、体温、食欲等。

3. 服药情况　如是否按时按量服药、服药执行有无困难、有无自行增减药、有无自行停药、有无漏服等。

4. 居家防护情况　如痰液的处理、居住处环境卫生和通风、外出时佩戴口罩、避免同小孩和老年人在一起等。

第五节　耐药结核病患者的居家管理

MDR-TB患者化疗疗程约为20个月或更长,且必须启用二线抗结核药物治疗,其治疗的不良反应往往较多较大,患者不容易接受。容易造成依从性差、治疗不规律、失访等,对患者本人的身体健康造成极大的损害,治疗费用剧增,对家庭造成沉重负担且治愈率仅为50%~60%。患者住院治疗结束后居家时间为多数,患者及家属应知晓居家期间注意事项、日常物品如何消毒处置、居家感染控制方法,以降低传染性,提高治愈率。

一、行为管理

耐药肺结核治疗时间长,不良反应多,除日常的药物、饮食治疗外,患者自身对于疾病的管理也十分重要,患者及家庭成员的行为管理,是居家治疗感染控制的重要措施。让患者了解疾病自身管理方式可以有效地减少结核分枝杆菌对周围人群传播的风险。

(一)居家治疗的隔离

传染病隔离是将处于传染期的传染病患者、可疑患者安置在指定的地点,暂时避免其与周围人群接触,最大限度地缩小传播范围,减少传播的机会。家庭成员每天在同一空间活动,一旦患者咳嗽产生带结核分枝杆菌的飞沫,极可能引起家庭成员内的传播。具体隔离措施包括。

1. 尽可能固定1名家庭成员照顾居家隔离治疗的耐药结核患者,并佩戴医用防护口罩。

2. 如果条件允许,患者应单独在一个向阳、通风良好的房间休息。不能分开居住的要分床居住,并用布帘进行空间隔离,布帘高度到达屋顶。如无条件分床要分头睡。

3. 年龄<5岁的儿童和老年人应远离患者,避免与耐药结核患者共居一室,有条件的最好不要居住在一处居所,分开生活。应定期随访与传染期患者密切接触者的儿童和老年人,

进行结核病筛查和相关检查。

4. 天气条件允许的情况下,患者应尽可能在户外进行适宜活动,如:打太极、散步、体操等,可吸收新鲜空气。

5. 肺结核患者在家庭共同区域活动时应佩戴外科口罩,与密切接触者距离应保持在2m以上。

6. 患者居室保持清静,空气流通,阳光充足,地面保持一定的湿度,避免烟尘,生活要有规律,养成良好的卫生习惯。

(二) 咳嗽礼仪

咳嗽礼仪是借助遮挡物将咳嗽或打喷嚏喷射出的呼吸道飞沫核进行物理阻断,减少呼吸道飞沫及飞沫核播散于空气中,从而减少周围人群被感染的风险。需要注意以下几点。

1. 当要咳嗽或打喷嚏时,适当低头避免正对他人,使用纸巾等遮掩口鼻,或弯曲手肘靠近面部,用衣服袖管内侧遮掩住口鼻。

2. 咳嗽时接触过口鼻的纸巾不可随处丢弃,不得抓、碰其他物品,更不能和他人握手,痰液或唾液应吐在纸巾上,污染纸巾应放入带盖的垃圾桶和双层垃圾袋,丢弃时应封好袋口,进行焚烧或深埋处理,如有可能使用外科口罩。

3. 如果手部接触呼吸道分泌物,要及时采用肥皂或洗手液洗手。

4. 患者在与人讲话时应注意保持距离在2m以上,并尽量避免或减少在密闭空间内进行。

5. 被呼吸道分泌物污染的衣服要及时洗涤并暴露于阳光下2h进行暴晒,达到消毒的目的。

6. 使用带盖的痰盂。

(三) 口罩的佩戴

选择合适的口罩并正确佩戴可以阻止和减少结核分枝杆菌通过患者的口鼻扩散到空气中,降低传播风险。教会患者选择并正确佩戴合适口罩的方法,是发挥口罩预防作用的前提。口罩通常由纱布、无纺布及其他高分子材料等制成,材质和过滤效果各有不同,应根据需求选择合适的口罩。口罩主要分为普通医用一次性口罩、医用外科口罩、医用防护口罩等。

1. 患者佩戴　具有传染性的肺结核患者,应主动佩戴医用外科口罩,佩戴合适的口罩能够减少其将结核分枝杆菌传染给他人的风险。

2. 接触者佩戴　患者接触者须根据环境的危险程度选择佩戴 N95 或更高安全级别的医用防护口罩。

3. 正确佩戴口罩的方法　佩戴口罩时首先要做到口罩与人体面部契合,医用外科口罩的铁丝调整至与鼻梁紧贴,口罩的夹子和鼻子贴上,口罩应该能够把鼻子、脸、颌部全部遮住,防止空气不经口罩直接进入呼吸系统。

(1)医用外科口罩:我国标准对一次性外科口罩要求为能对佩戴者呼吸、说话等过程排出的细菌具有有效的阻隔作用,即细菌过滤效率达到95%。一般由熔喷无纺布或纺黏无纺布制成,适用于医务人员或相关人员的基本防护,以及在有创操作过程中阻止血液、体液和飞溅物传播的防护。

（2）医用防护口罩：是一种特殊类型的口罩,具有一定标准的滤过能力,与面部结合更紧密,能更好地覆盖口鼻,阻止传染性结核分枝杆菌飞沫核的通过,起到预防和控制感染作用;常见的有 N95 口罩,N95 口罩对直径 0.3μm 颗粒的过滤效率达到 95% 及以上,且吸气阻力不超过 343.2Pa,适用于医务人员和相关工作人员佩戴。对经空气传播的呼吸道传染病的防护等级高。

（3）注意事项:①戴口罩前应洗手,不应一只手捏鼻夹,戴口罩过程中避免手接触到口罩内侧面,减少口罩被污染的可能。尽量紧贴脸部,覆盖住口鼻。②口罩的外层往往积聚着很多外界空气中的灰尘、细菌等污物,平时最好多备几只口罩,以便替换使用。③条件允许的情况下,要对戴医用防护口罩者做适合性检验,选择合适的型号。医用防护口罩不能水洗,不能消毒,不能在医用防护口罩和脸之间垫任何东西,包括头发、胡须、外科口罩、纱布口罩,以免破坏口罩密合性。④使用时间一般不超过 5d,且每天不超过 8h,在高风险条件下,如陪同患者前往医院复诊,建议减少使用时间。⑤已开封未使用过的口罩建议放在原包装内保存,已开封使用的医用防护口罩不应在密闭的塑料袋内保存,以免损坏口罩内的滤膜,应放在透气的袋子里(如干净的纸袋);存放时避免口罩内部(贴脸一侧)受到污染且不要悬挂,以免挂带松弛。如果出现损坏、变形、潮湿、或血液、体液喷溅,使用者感到呼吸阻力变大,应尽快及时更换。

（四）患者外出的感染控制措施

患者居家治疗时,应限制外出频率、采取必要的感染控制措施,降低公众和医护人员感染的风险,具体措施如下。

1. 耐药肺结核患者因就诊必须外出时,要缩短外出时间,外出时必须佩戴外科口罩。

2. 耐药肺结核患者因就诊出行应避免乘坐密闭的公共交通工具,如飞机、高铁和动车等,并减少乘坐非密闭公共交通工具。

3. 耐药肺结核患者应当避免高峰时段到人群密集的公共场所活动,包括机场、车站、轮渡码头、电影院、学校、饭店、游艺厅、商店和宾馆等。

4. 耐药肺结核患者外出时,要注意卫生习惯,不随地吐痰,咳嗽时不直接面对着人群,要掩住口鼻将痰液吐在卫生纸上或痰袋内。

5. 耐药肺结核患者家庭成员陪同患者到医院复查等活动时,应佩戴医用防护口罩。尽量减少到高暴露区域,尽量不带儿童到结核病门诊或病房。

（五）洗手

手是人体活动范围最广的器官,极易受到外界微生物污染,是传播疾病的重要媒介,通过手传播疾病远比空气传播疾病更具有危险性,与日常生活息息相关。通过洗手可将手上 60%~90% 的结核分枝杆菌除去,如果结合刷洗,其清除率可达 90%~98%,将细菌数量减少到感染剂量以下,洗手是最简便易行的预防和控制病原体传播的手段之一。因此,督促患者及家属能够坚持正确洗手方法,养成良好的洗手习惯。家属照顾患者之前和之后,或接触患者的口鼻分泌物后均须勤洗手。洗手时湿润双手,涂抹足够的肥皂或洗手液揉搓双手,搓出泡沫。尽量使用流动水,将手指尖向下,双手下垂,让水顺手指冲下。手的各个部位(手背、指尖、指甲缝、拇指、指关节、手腕等)要充分搓洗 30s,每次洗手后最好采用干净的擦手巾/纸擦干双手。不要与别人共用毛巾或纸巾,干手纸用后应废弃置入垃圾袋。

（六）重视服药依从性的管理

指导患者正确服用抗结核药,提高治疗依从性。依从性是一个人遵从统一的卫生保健建议行为的程度,如服药规律,饮食和 / 或生活方式的改变。影响依从性的原因是复杂的,如经济因素、药物不良反应、疾病的变化、社会因素等。

1. 清楚了解患者的情况是提高治疗依从性的关键。

2. 告知患者抗结核药物的使用原则。患者每天服用药物的数量较多,往往会产生恐惧心理。因结核病疗程较长,尤其是耐药结核病,患者会产生悲观心理,告诉患者规范的治疗能使多数患者治愈,同时列举成功案例予以鼓励患者,增强患者的信心。

3. 耐药结核病用药应坚持早期、联合、适量、规律、全程的原则。尤其是要向患者宣传不规则治疗的危害性及对预后的影响,嘱患者及家属切记服药要求和谨遵医嘱,做到按时按量,不自行增减量和药物种类,不能漏服。对年龄偏大或记忆力减退患者,由于耐药结核患者服药种类多,时间长,不良反应也会相应增多,应让家属全面了解所用药物的治疗作用及不良反应,以做好监督工作,取得患者及家属的主动配合。

4. 提高认知和执行能力,帮助患者分析造成耐多药的原因;让患者及家属了解耐多药结核病的基本知识、治疗过程中可能产生的副作用及应对措施,了解用药依从性的重要性,出现悲观绝望心理放弃治疗时要主动寻求帮助,千万不可擅自停药。

5. 提高患者自我管理的能力和健康水平,营养师评估患者营养状态,依据患者 BMI、血常规及血生化指标指导患者合理搭配饮食,早睡早起,避免疲劳,避免受凉感冒,适当进行体育锻炼,如呼吸操、太极拳、八段锦,以提高机体氧合能力、增强心肺功能,每月组织患者面对面干预交流会,患者分享讨论自我管理经验体会,并进行互动。

6. 建立医患热线电话,建立医患微信群,加强沟通,建立热线电话,追踪患者居家的治疗情况,答疑解惑。教会患者药物副作用观察,面对困惑主动寻求医护人员帮助,而不是擅自停药。

(七) 针对发生失访病例的高危险因素相应的改善措施

职业分类中,农民较学生、干部失访率高;经济状况较差者失访率高;文化程度低者失访率较高;服药方式中自服较督导服药者失访率高。年龄较大、文化程度较低的患者更有可能中断治疗。一项关于 MDR-TB 治疗中不良事件的大型全球研究显示:75% 产生不良反应患者的中位年龄低于 53.4 岁,这表明需要高度重视关于结核病治疗及不良反应预防的相关教育,并实施相关管理措施。

1. 可以利用家庭成员督导、患者之间联系、医患及护患督导等多方位督导提高依从性。

2. 利用移动信息技术提高结核病患者治疗管理,移动电话督导、手机短信督导(SMS)、视频督导服药(VOT)、电子药盒技术服务督导(EMM)、移动终端应用程序(APP)督导、远程观察治疗(WOT)、微信公众号和 QQ 群咨询等管理模式提高治疗依从性。使用新技术优化医患沟通交流的理解能力和治疗的可接受性,制订个性化干预措施。

3. 合并 HIV 的患者需要更多的治疗关注和心理社会支持,减少随访失访(loss to follow up,LFU)。

4. 标准化 9~11 个月较短的方案,有降低 LFU 的潜力。

5. 个体化治疗方案可能会减少 LFU,根据药敏结果及个体情况,所采用的治疗模式应将 LFU 作为关键因素。

6. 高价格药物的报销、药物价格、医保报销的提高,从经济方面讲可降低 LFU。

7. 老年群体 MDR-TB 需要多方面的更多的关注。

LFU 是影响治疗成功的最关键的因素。那么,为耐多药结核病患者治疗提供针对性的、具体的支持和干预,可减少失访,提高依从性和治愈率,并最终有助于控制 MDR-TB 的流行。

二、居所设置与通风

(一)居所设置

患者居所应按照"防止居室内交叉感染,防止污染环境和病原微生物传播扩散"的要求进行区域划分。主要体现在隔离、通风和消毒方面,具体如下。

1. 如果条件允许,最好让患者独居一处。做不到独居一处的要单住一间。无条件单住一间的应分床睡,两床尽可能远离,距离不少于 1.1m。

2. 患者居住的卧室和患者活动区域均应设在下风向,尽量选择日照充足、通风良好的房间,经常进行通风换气。

3. 住宅应有较好的通风条件,如果自然通风条件不好,可安装排气扇等机械通风设施。

4. 养成良好的卫生和生活习惯,患者生活物品单独摆放、单独使用。衣物、床上用品定期更换、清洗、晾晒,被褥、睡枕应经常在阳光下暴晒。室内减少杂物堆放,房间采取湿式打扫,避免尘土飞扬。

5. 使用带盖的垃圾桶和双层垃圾袋,废弃的污染物放入带盖的垃圾桶内,丢弃时封好袋口,防止感染性废物对环境的污染。

(二)居所通风

通风是最简便、经济、有效、常用的环境感染控制措施,可减少空气中飞沫核的浓度,空气中飞沫核浓度越低,对人体的威胁就越小,可降低居所内人群暴露风险。

1. 自然通风 是不借助任何机械而使空气在房间内流动,进而使房间的空气更替,达到稀释结核分枝杆菌和进行空气交换的作用,从而降低结核污染物的浓度,是最简单的获得良好通风的方法。天气允许的条件下,患者居住的房间须尽可能进行充足的自然通风每日 2~3 次,每次不少于 30min。通过开门、窗的方式实现空气流动在条件允许下应持续进行,气候不允许时可以每天通风 10~15 次,每次 10min 以上。若窗户安有纱窗,应定期清洁。

2. 机械通风 如不具备自然通风条件,须借助机械完成空气交换,可采取机械通风方式,如家中安装电风扇或排风扇等达到换气的效果。风向由清洁的房间向污染的房间流动,最终将空气排到室外。

3. 高效空气过滤器(high efficiency particle air filter,HEPA) 有条件的居所可以安装通风系统的过滤装置,把室内的空气通过通风管道排到室外周围环境中。可以在较小的房间或其他较小的密闭区域同时使用,并可调整气流,但不能带来外界空气。

三、日常消毒

家中有耐药肺结核患者时,日常生活中应采取必要的消毒措施,切断传播途径,预防肺结核在家庭中的传播。

(一)物理消毒法

1. 煮沸消毒 煮沸或高压蒸汽消毒是最有效的措施之一,60℃消毒 30min、70℃消毒 10min、80℃消毒 5min、90℃消毒 1min 可将结核分枝杆菌杀死。

2. 紫外线消毒 结核分枝杆菌对紫外线敏感,太阳光直射下 2~7h 即可死亡。患者用过的物品在强阳光下直晒 12h 基本可达到消毒目的。紫外线灯可有效杀灭结核分枝杆菌,但由于穿透力弱,常用于空气和物体表面消毒。

(二) 化学消毒法

结核分枝杆菌直接接触 70%~75% 乙醇 5~30min 即可因菌体细胞蛋白质变性凝固而被杀死,可用于皮肤消毒。5% 苯酚与痰液等量混合,24h 才能杀死结核分枝杆菌。5%~10% 煤酚皂或 5% 甲醛等量混入痰标本,12h 可杀灭结核分枝杆菌。2 000mg/L 的含氯或含溴消毒剂,作用 30min 可杀灭痰液中的结核分枝杆菌。

1. 痰液消毒 禁止随地吐痰,痰最好吐在带盖的配置好消毒液的塑料或玻璃杯内。紧急情况下应将痰吐在纸上,连同擦拭口鼻分泌物的纸张烧掉,不可随处乱扔。

(1)患者用痰杯:须用带盖的器皿,非一次性痰杯内置 2 000mg/L 有效溴或有效氯的消毒液,根据痰量及时倒弃,清洗干净后重新加入消毒液后使用。一次性痰杯用后焚烧。

(2)家庭用痰盂:须带盖。消毒方法同患者用非一次性痰杯,尽可能每天对痰盂表面进行消毒。

2. 餐具消毒 患者的餐具需专人专用,用后清洗干净,晾干,单独放置。患者餐具可按下列程序进行消毒。

(1)煮沸 15~20min,剩余食物煮沸 15~20min 后方可弃倒。

(2)清洗去污。

(3)煮沸 30min 或流通蒸汽消毒 30min,或用 1 000mg/L 有效氯消毒液浸泡 30min,消毒后用清水冲洗,晾干保存备用。

消毒后的餐具用自来水冲洗,去除残留消毒剂后,存放在清洁密封的容器内。一次性餐具用后统一收集进行无害化处理。

3. 物品消毒 物品消毒是采用物理或化学方法消灭停留在不同物体上的病原体,借以切断传播途径,阻止和控制传染发生。

(1)煮沸消毒法:耐煮物品(患者的衣物、被褥、毛巾、口罩等)及一般金属器械均采用本方法,100℃ 1~2min 即完成消毒。

(2)化学消毒剂消毒:家具、陈设品、墙壁和地面可用 1 000mg/L 的含氯或含溴消毒溶液擦拭消毒。门把手、水龙头、门窗、洗手池、卫生间、便池、拖把等容易受到污染的物体表面,每天用含氯消毒液消毒,再用洁净水擦拭干净。对口鼻分泌物要随时消毒。用 250mg/L 的含氯消毒液擦拭室内物品,配置方法为:在 1 000ml 的水中倒入 6~7ml 的 84 消毒液,搅匀。用 500mg/L 的含氯消毒液擦拭地面配置方法为:在 500ml 的水中倒入 6~7ml 的 84 消毒液,搅匀。擦拭 20~30min 才能达到有效的消毒效果。

(3)日光暴晒紫外线消毒:日光由于其热、干燥和紫外线的作用,而具有一定的杀菌力。日光杀菌作用的强弱受地区、季节、时间等因素影响,日光越强,照射时间越长,杀菌效果越好。日光中的紫外线通过大气层时因散热和吸收而减弱,而且不能全部透过玻璃,因此,必须直接在阳光下暴晒,才能取得杀菌效力。日光暴晒法常用于书籍、床垫、被褥、毛毯及衣服等的消毒。暴晒时应经常将被晒物翻动,使物品各面都能与日光直接接触,一般在日光暴晒下 4h~6h 可达到消毒目的。

注意事项:84 消毒液不可同时与洁厕灵使用,洁厕灵主要成分是盐酸(强酸),84 消毒液中的主要成分是次氯酸钠(强碱),强酸与强碱相遇会发生化学反应,生成氢氧化钠和次氯酸,反应继续进行从而产生氯气,氯气中毒严重可致人死亡。

4. 居室消毒　患者居住的房间,有条件的可以安装紫外线消毒灯或空气消毒器进行消毒,需要在专业人员指导下实施。

(1)紫外线消毒

1)直接照射法:将紫外线灯悬挂于室内屋顶或使用移动式紫外线灯进行照射,房间内不能有人。采用悬吊式紫外线消毒时,灯管距地面 1.8~2.2m,平均照射能量不少于 $1.5W/m^3$,照射时间不少于 30min,要充分发挥紫外线的杀菌作用,房间内的空气应该具有流通性且定期用 75% 的酒精擦拭灯管表面的浮灰,紫外线灯管的强度低于 $70\mu W/cm^2$ 需更换。

2)间接照射法:将上照式紫外线消毒灯设备安装到墙壁上较高的位置,紫外线向上照射,微生物被杀灭,经过杀菌净化的气体再循环到房间底部。此种方法要求室内房间有足够的高度,层高在 2.7m 使用平照式,天花板高于 3m 使用上照式。可以在室内有人时进行消毒。

(2)空气消毒器消毒:空气消毒器是将室内空气循环进入设备内部的消毒反应区,对污染物进行治理或杀灭的消毒方式。消毒器每小时的循环风量必须超过消毒室内容积的 8 倍,且建议在关闭门窗的条件下使用。因采用低臭氧紫外线灯消毒,消毒环境中臭氧浓度低于 $0.2mg/m^3$,对人体安全,所以可在有人的房间内进行消毒。

(3)空气化学消毒:可采用弱酸性次氯酸消毒剂进行空气消毒。采用专用的气溶胶雾化器,按 $0.005L/m^3$ 的用量向空中均匀喷雾。在居家使用时,也可直接加在超声波加湿器中,对室内空气进行随时消毒。使用时应根据加湿器的雾化量,以 $0.005L/m^3$ 的用量为宜。

不建议使用产生有害人体的物质的物品:光触媒氧化、臭氧生成器、静电除尘器等。

对居家耐药结核病患者进行生理、心理、营养、消毒隔离、运动保健等方面的综合管理,提高患者主观能动性,从被迫治疗转向主动参与治疗,有效的根治管理和专业指导,提高居家耐药结核病患者对自身疾病的认识,减轻患者的不良心理状态,提高治疗依从性,提升患者自我疾病管理能力,从而提高患者痰液阴转率,提高耐药结核患者治愈率,降低耐药结核发病率及复发率,减轻耐药结核患者对家庭和社会的危害。

（付　莉　邵晓利　杨凤勤　陈晓凤　赵　霞　聂菲菲　绳　宇　矫晓克　谢芳晖）

第八章　耐药结核病患者心理护理与社会支持

第一节　概　　述

耐药结核病是一种慢性传染病,具有病程长、费用高、药物毒副作用多等特点,许多患者容易出现紧张、悲观、焦虑、抑郁等不同程度的异常心理状态,而不良的精神、心理因素将直接或间接影响疾病的治疗和康复。护理作为医疗手段的有效补充,护士应加强与患者的交流及沟通,及时发现患者的负性情绪和心理问题,给予有效的心理护理干预。同时,护士还应了解患者的支持情况,帮助其建立完善的社会支持系统和积极的应对方式,从而增加患者疾病治愈和勇敢生活的信心。

第二节　耐药结核病患者心理评估及干预

一、耐药结核病患者的心理特点

耐药结核病患者由于病程长,情绪上的变化也是多种多样的,患者会产生消极、多疑、恐惧、悲观等心理状态,护士应根据心理学特点去接近患者,根据每位患者的性格特征进行心理护理。

1. 疑虑、恐惧　患者对自身病情有一定了解,但由于缺乏治疗信心,对自己劳动能力可能丧失产生疑虑、恐惧心理。

2. 抑郁、焦虑　耐药结核病疗程长,费用高,尤其对于经济困难的患者容易产生焦虑不安的心理。服药导致患者消化系统、肝肾功能受损等毒副作用,影响患者饮食及睡眠,让患者饱受身心双重折磨,承受能力下降,容易产生抑郁心理。

3. 自卑　患者自觉与常人有别,担心将疾病传染给他人,同时也担心其他人因为疾病而冷落、歧视和疏远自己进而产生自卑心理,在未婚青年、老年人中此种表现更为明显。

4. 怨天尤人　患者因疾病久治不愈,反复住院,加之疾病本身所带来的痛苦,故容易被激惹,对护士及医生均有抱怨情绪,各种小事均可引发矛盾。

5. 混合型　患者心理表现相对多样,易受其他患者影响,出现情绪消极、自暴自弃或抑郁的表现。

二、心理评估工具的使用

为了给患者提供更好、更全面的医疗服务,除了评估患者的各项身体指标外,还应选择恰当的心理健康调查量表对患者的心理状况进行准确评估,以发现患者心理问题,针对问题积极调试,及时干预。接下来为大家介绍几种简单、易于临床操作的焦虑、抑郁心理调查量表。

(一) 焦虑自评量表

该评定量表共有 20 个项目,由评定对象自行填写,测量最近一周内的症状水平,评分不受年龄、性别、经济状况等因素的影响。

1. 项目评定等级标准　①没有或很少时间;②小部分时间;③相当多时间;④绝大部分或全部时间。

2. 计分说明　第 5、9、13、17、19 题反向计分:①=4 分;②=3 分;③=2 分;④=1 分。其余题目正向计分:①=1 分;②=2 分;③=3 分;④=4 分。

3. 分数计算　把 20 题的得分相加为粗分,粗分乘以 1.25 取整数,即得到标准分。

4. 评判标准　焦虑评定的分界值为 50 分,分数越高,焦虑倾向越明显。49 分以下为正常;50~59 分为轻度焦虑;60~69 分为中度焦虑;69 分以上为重度焦虑。具体条目见附表 18。

(二) 抑郁自评量表

评定表共有 20 个反映抑郁主观感受的项目,特别适用于发现成年抑郁症患者,评定的时间范围是过去一周内,每个项目按症状出现的频度分为四级评分。

1. 项目评定等级标准　①没有或很少时间;②少部分时间;③相当多时间;④绝大部分时间或全部时间。

2. 计分说明　第 2、5、6、11、12、14、16、17、18、20 共 10 题为反向计分:①=4 分;②=3 分;③=2 分;④=1 分。其余题目正向计分:①=1 分;②=2 分;③=3 分;④=4 分。

3. 分数计算　把 20 个项目中的各个得分相加,即得粗分,然后将粗分乘以 1.25,四舍五入取整数即得到标准分。

4. 评判标准　标准分的分界值为 53 分,53~62 分为轻度抑郁;63~72 分为中度抑郁;72 分以上为重度抑郁,具体条目见附表 10。

(三) 汉密尔顿焦虑量表

临床常将其用于焦虑症的诊断及程度划分的依据。包括 14 个项目,评定的时间范围为过去一周内。

1. 项目评定等级标准　所有项目采用 0~4 分的 5 级评分法,各级的标准为:0 分无症状;1 分症状轻;2 分症状中等;3 分症状重;4 分症状极重。

2. 评判标准　总分>29 分可能为严重焦虑;>21 分肯定有明显焦虑;>14 分肯定有焦虑;≥7 分可能有焦虑;<7 分没有焦虑症状。具体条目见附表 11。

(四) 华西心晴指数问卷

为响应国家"阳光医院"的号召,该问卷由四川大学华西医院临床心理评估与治疗中心编制,具有条目少、测评时间短、简单易懂、信效度良好等特点。用于对住院患者的不良情绪(焦虑、抑郁、自杀)进行筛查。该量表共有 11 个条目,评估时间分为三次,第一次为患者入院 24h 内,主要评估其近一个月内的心理问题;第二次评估时间为患者入院后一周,主要评估其入院一周内的心理问题;第三次为患者出院前一天,从身体、心理出发,充分评估患者出院条件。如住院期间患者发生心理变化,则及时动态评估。

1. 项目评定等级标准　1~9 题从 "A"~"E" 分别计 0~4 分。完全没有(0 分);偶尔(1 分);一部分时间(2 分);大部分时间(3 分);全部时间(4 分)。

2. 分数计算　总分从 0~36 分。10、11 题得分不纳入总分,得分结果供临床医护人员参考。如所有条目全选 A:总分 0 分,10 题和 11 题不出现;如所有条目全选 E:总分 36 分,10 题和 11 题出现。

3. 评判标准　总分 ≤ 8 分表示无不良情绪;9~12 分表示有轻度不良情绪;13~16 分表示有中度不良情绪;17 分及以上或 / 和第九项 ≥ 2 分表示有重度不良情绪。具体见附表 26。

三、耐药结核患者的有效交流技巧

耐药结核病患者多为复治患者,因多次治疗及复发,患者精神和经济上的双重负担比首发患者更为突出,护士应合理运用沟通技巧指导患者放松心情,可通过语言、姿势、动作等与患者做思想、观念和情感的交流,建立信任合作的医患关系,促进患者保持良好的心理状态。

(一) 语言交流技巧

沟通过程中需要遵循以下两个原则:①整体性原则,交谈前要有整体计划,对交谈的过程要有预估,例如:怎样开始,交谈中可能出现什么情况,出现这些情况时该怎样应对或应答。同时,因耐药结核病患者治疗时间长,护士在与患者首次沟通时,应灵活处理交流中遇到的问题,交谈结束后及时整理、分析资料,为是否需要开展下次交流或调整下次交流目标做好充分准备和计划。还应该充分评估,如果这次交谈有进展,以后能否进一步开展有规律的交流。②保密性原则,交谈中注意保护患者隐私,取得患者信任。

1. 正确的开场模式　①营造轻松的交谈环境,对于初次交流的患者给予耐心引导;②和患者保持约 1m 的个人距离,距离过大或者昂头、俯视都会让对方有疏远或压迫感而难以敞开心扉;③进行正式谈话前首先应介绍自己,例如:"我是护士小王,是您的主管护士",必要的暴露自己,能让患者感受到当前和我对话的是谁,便于拉近护患间的距离,消除患者紧张感,利于谈话的开展和继续。

2. 倾听的注意事项　①患者讲话时护士应耐心倾听患者的诉说,不要轻易打断对方的谈话。有些患者由于长期隔离治疗,缺少亲友的鼓励和支持,难免会表现出一些过激的情绪和言语,护士对患者的上述表现应给予深切的理解,耐心引导。②留心对方谈话中的言外之意,以便洞察出对方的细微变化,尤其是情感、心理等方面的变化,这样才能更深刻地理解患者想表达的内涵。③倾听过程中,护士对所理解的内容及时给予患者反馈,例如,适时地应答:"嗯""对",表示护士在仔细听,听懂了、理解了患者的情感。

3. 选择合适的交谈方式　在和患者交流过程中尽量避免使用医学专业术语,多用通俗易懂的词句,采用打比喻、案例讲解等形式,让患者能够理解。例如,在为耐药结核病患者讲解规律用药的重要性时,还需要强调不规范服药带来的严重后果。

4. 正确表达护士的观点 在护士想表达自己的某些观点时,应借用对方的话做一些引申,例如:"就像您刚才说的……",让对方感到护士在设身处地为他着想,就他的话题进行补充。

5. 合理使用批评技术 在交谈过程中患者表现出心理或治疗中的错误信息,不得不提出批评时,一定要用委婉的口吻提出并注意以下几点:①不可以当着其他人的面对患者进行批评;②在批评前应说一些肯定和赞赏的话语,然后再以"但是"等转折的词语引出批评之处;③批评对方时一定要就事论事,和患者的人格无关,采用协商的口吻而不是生硬的命令语气。

6. 掌握提问的技巧 根据患者性格选择合适的提问方式,如开放式或者闭合式。当患者吞吞吐吐、欲言又止时,护士要适时追问,恰当的引导,以便问出原委。

7. 结束谈话的技巧 在谈话快要结束时,告知患者谈话即将结束,让患者有思想准备,综合整理谈话所收集的内容,言简意赅地做出总结,让对方知道护士了解了多少信息,为下次谈话做好约定。

(二) 非语言交流技巧

非语言性沟通,体现在护士的一个眼神、一个动作和一些举止上,这些往往是"此处无声胜有声"。

1. 表情 面部表情是沟通中最丰富多彩的源泉,是情感的语言。和患者交流时护士应面带微笑,保持和蔼亲切的表情,避免出现不耐烦,不想听等带有消极情绪的表情,以免患者产生误会。

2. 眼神 医护人员坚定且亲切的眼神会给患者力量和信心,不可采用"瞪""瞥""斜视""瞟"等眼神,以免患者产生消极情绪或激惹患者。

3. 姿势 与患者沟通交流时,不论站姿还是坐姿都应直挺、端庄、大方,切忌一些不当的姿势,如:双手环抱、抖腿、跷二郎腿、不停看手表等,会让患者产生距离感和不被尊重感。同时要观察患者姿势改变所隐藏的信息,给予患者及时的反馈,例如:患者转身流泪,护士及时递去纸巾。

4. 触摸 如拍肩膀、握手等简单的接触动作,能够传递关心、支持的情感,减轻患者的陌生感和恐惧感,让其感受到来自医务人员的温暖。

5. 辅助语言 指的是说话时的音调、节奏、速度等非词语元素。沟通交流时应避免语速过快、音调过高,以免使患者感到紧张感和压迫感。恰当地使用辅助语言可使话语更具有说服力和信服力,也能更好地引起患者的共鸣。

四、耐药结核病患者心理护理

耐药结核病患者因活动期具有传染性,且治疗时间长,部分患者疗效不佳,患者容易产生焦虑、抑郁、自卑等心理,医护人员应根据患者性格特征进行个体化心理护理,让患者保持乐观、积极的心态,增强战胜疾病的信心。

(一) 肌肉松弛联合音乐疗法训练

1. 渐进性肌肉放松训练 患者先学着体会紧张和放松的感觉,吸气时逐渐握紧拳头所体会到的感觉为紧张感,呼气时拳头缓缓放松的感觉则为放松感,以上动作分别持续约5s,

从上往下,从头到足,依次放松全身肌肉,整个过程动作均需要与呼吸密切配合。

2. 音乐疗法 根据患者性别、年龄、兴趣爱好等选择自己喜爱的音乐,唤起患者记忆中的生活片段,激起患者对新生活的向往。可选择每日早晨和夜间入睡前播放音乐,听力欠佳的患者可戴耳机,每次持续时间约 15~30min,音量的大小以患者感觉最佳为宜。

(二) 正念疗法

正念指能帮助患者活在当下的正念冥想方法,是一种精神状态,处在这种状态中,患者可以常对自身行为保持觉察,帮助患者改善心理、情绪、身体和精神的整体健康水平,化解自己生命的负能量。在不同的时间或地点均可以进行正念训练,如:早晨醒来时、听音乐时、闲暇时和意识到自己在发怒时。下面以晨起时正念呼吸训练为例,为大家介绍具体的操作方法。

早晨醒来,慢慢地睁开眼睛,不要着急起床,背部平躺,双臂放松,平放在身体两侧,双脚张开,向外舒展,轻轻地微笑。慢慢地吸气、呼气,放松全身每一寸肌肉。同时,专注于自己的呼吸,感觉腹部和胸部的每一个动作,意识到每一次的吸气和呼气。每日可练习5~15min,然后回到平常的呼吸状态。

(三) 团体心理治疗

团体心理治疗是心理治疗的一种团体操作方式,重点在于针对成员的一般或特殊类型的个人问题进行治疗和矫正。

1. 团体构建 由两名接受过团体心理工作培训的且具有心理咨询师或心理治疗师资格证的医护人员主持,一名为组长,一名为副组长,副组长辅助组长工作。组员由 10~12 名耐药结核病患者组成,在做好感控措施前提下,根据患者的需求开展减压团体、支持性团体等不同性质的团体心理工作坊。

2. 团体规则 团体工作过程中应该遵守保密、尊重等规则,所有成员在组长的带领下,在规定的时间内完成事先设置好的游戏、热身活动及团体主题活动。

3. 团体活动的意义 耐多药结核病患者易遭受社会隔离、有耻辱感,常缺乏多方面的社会支持,生活质量整体偏低,缺乏安全感和归属感等,通过团体心理治疗让一群患有同样疾病的患者彼此认识,拉近他们之间的距离,建立信任关系。通过主持人的引导,为患者提供一个能够讲出心里话的安全的、舒适的、被尊重的环境,彼此分享感受,使患者感受到被关爱、被支持、被需要,在分享的过程中不知不觉便会找到自己的问题以及积极解决问题的方法。

4. 团体活动结束后的意义 团体心理治疗结束后,组员间会互留微信、电话等保持联系,促进患者间互相支持和帮助的延续。

(四) 积极心理暗示法

主要包括语言暗示、环境暗示、行为暗示、榜样暗示四种方法。

1. 语言暗示 采用通俗易懂的语言向患者讲解耐药结核病相关知识,并说明心理状态对疾病的影响。告知患者遵医嘱用药的重要性,使其自愿配合医护人员进行用药管理。

2. 环境暗示 为患者提供舒适、安静的病房环境,保持适宜温度、湿度,定期消毒,必要时可留家属陪伴,增加患者安全感。

3. 行为暗示 护士保持良好仪容,护理操作熟练规范,提高患者安全感。与患者交流时保持微笑,语气、语调柔和,及时解答患者的疑问,避免敏感患者对自身疾病有过多猜疑。

4. 榜样暗示　组建护患交流的 QQ 群或微信群,定期在群内推送关于耐药结核病患者积极心理、良好自我管理相关内容的案例,如:邀请情绪乐观、恢复良好,且具有较强语言表达能力的患者现身说法,通过在群内分享自身经验,利用榜样效应激发患者潜能。

第三节　耐药结核病患者社会支持

一、社会支持对患者健康的影响

耐药结核病患者社会支持与患者生活质量密切相关,良好的社会支持能够帮助患者缓冲心理刺激,降低疾病所导致的一系列应激及不良反应的发生,提升患者的心理健康水平。患者社会支持度越高其接受治疗并相信能战胜疾病的信心越足。护士应关注患者的社会支持情况,为患者寻求多渠道的支持力量,进而促进患者康复,早日回归社会。

二、社会支持系统的建立与应用

社会支持的来源包括家人、亲属、朋友或同事、社团等个人或组织给予的物质支持及精神支持。

(一) 经济支持

耐药结核病的治疗费用高,经济支持是缓解患者治疗费用负担最直接的手段。对耐药结核病患者的经济支持主要包括治疗费用减免、社会保障、营养交通补助、治疗激励费等多项措施。目前我国将耐药肺结核纳入特殊病种,患者在接受费用报销和民政救助后,剩余部分由政府提供财政经费补贴,可以报销患者大部分诊疗费用,减轻患者经济负担,提高患者治疗依从性。

(二) 治疗支持

治疗支持直接影响患者疗程完成及方案调整,对于提高患者治疗效果具有较大作用。耐药结核病患者的治疗支持包括家庭随访、直接督导下的短程化疗、不良反应的治疗及监测、提供固定注射点服务等项目。医护人员应建立完善的随访制度,对患者进行全程医疗及护理追踪,及时了解患者治疗情况及病情变化。按时督促服药,指导患者及家属识别药物的副作用和其他不良反应,保证治疗的顺利进行。

(三) 信息支持

信息支持有利于帮助患者和家属了解耐药结核病的相关医学知识、重点注意事项及便捷的就医途径,提高患者的配合度。

1. 健康教育处方　护士应根据患者病情、生活习惯、心理状态、文化程度及宗教信仰等为患者开出个体化健康教育处方,提高患者对耐药结核病相关知识的认知程度及治疗配合度。

2. 多元化健康教育　医院可通过定期举办患者教育讲座、开展义诊活动、应用网络平台等对患者进行多元化健康教育,方便不同年龄段及文化程度的患者获取家庭自我监管的方法,以不断巩固患者对疾病相关知识的认识,使其能积极配合,主动参与到治疗及护理中来。

3. 便捷就医诊疗途径　由于耐药结核病患者治疗时间较长,服药期间需要多次门诊随访。为方便患者就医,患者可以通过拨打电话(114)、医院公众号、医院官方网站等途径进行网上预约挂号、病情咨询,甚至足不出户就可以进行线上诊疗、开药、药物快递到家等服务。如需住院治疗,也可以通过手机网上进行住院预约等便捷医疗服务,提高患者的初诊和复诊率,改善患者"就医难,住院难"的问题,促进患者完成全程治疗。

4. 应用信息化技术全程监管和督导　采用微信群或 QQ 群等交流工具,对耐药结核病患者进行服药视频打卡督导,避免出现多服或者漏服药等情况的发生。及时发现患者不遵医嘱行为并给予干预,增强患者对疾病的自我管理能力,有效地预防疾病复发,提高患者生活质量。

(四) 家庭支持

家庭支持是患者社会支持系统中最重要的组成部分,家属的关心、支持和督导可促进患者更好地配合治疗。耐药结核病患者表示,与亲属的相处更能感到愉悦,一句简单的"加油",一个拥抱都能带给患者无限的温暖。家属更了解患者的饭菜喜好,能为患者提供合适口味和营养均衡的饮食,在家中接受治疗比在医院接受治疗更有利于患者疾病的恢复。同时,让家属接受疾病相关的健康教育,加强对患者服药指导及复查提醒,指导家属为患者创造倾诉和发泄的机会,帮助患者减轻抑郁或焦虑等不良情绪,使患者以健康积极的心态面对治疗过程中的各种问题。

(王　丹　薛　秒)

第九章 耐药结核病医院感染与控制

结核病是全球第十三大死因之一，也是当下仅次于新冠肺炎的第二大单一感染源致死原因，对全人类生命健康造成重大威胁。在 30 个结核病高负担国家中，我国估算结核病发病数位居第 2 位。耐多药和广泛耐药结核病仍然是一个全球性的公共卫生挑战，2019 年估计 3.3% 的新发结核病例和 17.7% 既往经过治疗的患者为 MDR/RR-TB。全球 30 个耐多药结核病高负担国家中，三个国家的耐药结核占比最多：印度（27%）、中国（14%）和俄罗斯（8%）。我国很多患者在确诊后并未启动治疗，即使启动治疗的患者也有近 50% 未能完成治疗，从而导致更多的社区传播。控制肺结核是我国重大传染病防治工作的重点之一，结核病的感染控制对于预防结核病传播是一个重要策略，所有医疗机构和人群聚集的地方都应该实施结核病感染控制措施。

近年来由于耐药性结核分枝杆菌的不断增加，尤其是 MDR-TB 的出现，给全球结核病防控工作带来了严峻挑战。时至今日，耐药结核病，尤其是耐多药结核病已成为结核病控制的三大挑战之一，严重威胁人们在结核病控制领域取得的成就。如何有效控制耐药结核病，成为全球结核病控制工作面临的紧迫问题。本章重点介绍针对耐药结核病感染控制策略实施的具体措施。

第一节 耐药结核病病房布局与管理

空气传播是结核病最主要的传播途径。患者咳嗽、打喷嚏、大笑和讲话都能产生飞沫，而咳嗽是肺结核患者产生飞沫的主要方式，因此易感者与传染源的接触越频繁越密切，受感染的机会越多。通风不良、接触患者时间长、拥挤、接触密切等均增加了获得感染的危险性。因此，肺结核患者，特别是活动性肺结核、耐药肺结核的患者都需要接受住院治疗并进行系统管理。耐多药或广泛耐药结核病患者传染期较长，传染其他人的概率较大，且患者之间容易交叉感染，若病区布局不合理、通风不畅、医务人员防护不到位、未采取有效消毒措施，更容易造成耐药结核分枝杆菌在患者、医务人员之间的交叉传播。

一、耐药结核病病房的布局

医疗卫生机构的建筑布局参照《传染病医院建筑标准》合理设计、建造、修缮和使用卫生设施,建筑布局应设在医院相对独立的区域。

(一) 区域隔离的建筑布局

建筑布局分为"三区""两通道"和"一缓冲"。

1. 三区 即将病房的整个区域分为清洁区、半污染区和污染区。三区之间应设置缓冲间,病室内应设置卫生间。

(1)清洁区:包括医护人员办公室、医护人员通道、值班室、卫生间、男女更衣室和浴室,以及储物间、配餐间等。

(2)半污染区:主要有治疗室、护士站、缓冲间、内走廊等。

(3)污染区:包括病室、处置室、保洁室、污物间以及患者通道。

2. 两通道 即医务人员通道、患者通道。医务人员通道出入口设在清洁区一端;患者通道出入口设在污染区一端。

3. 缓冲间 为清洁区与半污染区、半污染区与污染区之间专门设立的区域,是一个两侧均有门的通道。缓冲间两侧的门不应同时开启,无逆流,不交叉。

(二) 隔离预防要求

1. 应严格遵守服务流程和三区管理,三区划分明确,清洁区、半污染区和污染区,两通道和两缓冲,有实际物理屏障和明显标志。

2. 建立耐多药结核病病区,尽量单人隔离(若无条件做到单人隔离,也可适度进行双人隔离)。

3. 洁污分开,防止人流、物流交叉导致的污染。

4. 隔离病房应设单独通往室外的通道或阳台。

5. 通过打开的门窗或装排风扇等方式确保室内外空气流动畅通,以降低飞沫的浓度。如果通风状况不充分,应增加辅助空气净化设备,实行室内空气净化消毒,禁止使用中央空调进行通风换气。有条件的可设立负压病房。

6. 应严格执行探视制度。

二、耐药结核病病房的管理

1. 设置耐多药结核病病区,将耐多药结核病患者安置在单独的病房或隔离病区。疑似患者应单人间安置,确诊的同种病原体感染的患者可安置于同一病室。

2. 采取自然通风或混合通风方式改善病区通风状况,有条件的安置在负压病区/房中,床间距不小于 1.2m。其活动范围宜限制在隔离病室内。

3. 应根据疾病传播途径的不同,采取接触隔离、飞沫隔离或空气隔离措施,标识正确、醒目。

4. 做好患者的卫生宣教,培养良好的卫生习惯。告知患者将痰液吐入放有消毒液的痰缸内,不得随地吐痰,痰缸中的痰液不得随意倒入下水道中,每日更换消毒液。

5. 加强病房通风,保持病室的空气流通。每日开窗通风不少于两次,每次 30min,并使用空气消毒机每天定时进行空气消毒,床单位终末消毒用紫外线照射30min,配备专用的拖布、抹布等保洁物品。

6. 每个病房备单独的听诊器、血压计、体温计等物品,严格消毒管理。

7. 肺结核传染途径主要是飞沫传播,病原学阳性患者通过咳嗽、说话、打喷嚏传染给他人,宣传正确的咳嗽礼仪,教会患者咳嗽、打喷嚏时要罩住口鼻。病原学阳性患者应隔离治疗,避免前往公共场所,在不得不去公共场所时,应该主动佩戴医用外科口罩,以免将结核分枝杆菌在人群中传播。

8. 医务人员佩戴医用防护口罩,患者佩戴医用外科口罩。

9. 医院要建立严格的陪护及探视制度,包括探视路线、时间及人员数量要求等,儿童不宜探视耐多药或广泛耐药结核病患者。医护人员应教育探视者佩戴口罩。

10. 加强病原学阳性患者的管理,使患者进行早期、联合、适量、规律、全程的治疗,尽量减少在卫生机构的停留时间,是减少结核病传播、切断传播途径的重要手段。

11. 加强患者服药依从性的管理,住院期间护士做到送药到口,监督患者按时服药,使患者积极配合治疗。病原学阳性患者的密切接触者,要教育其定期进行体检。

12. 医疗废弃物处置应该按照《医疗废物管理条例》执行。

13. 住院期间护士积极开展以患者为中心的关怀服务,通过形式丰富、多种途径的健康教育活动提供咨询服务,为患者及家属讲明结核病的传播、发病情况、消毒隔离及日常生活中如何掌握自我预防疾病的卫生知识,以防止肺结核的传染和提高患者自身预防保健能力。

第二节 医院内感染控制

医院既是诊治疾病和促进健康的场所,又是感染源、传播途径和易感人群集中的场所,是人群感染结核病的高危场所,医院感染已成为一个严重的公共卫生问题。结核病在医疗卫生机构内的传播,增加了结核分枝杆菌感染和结核病患病的风险,要降低风险最终达到控制结核病的目的,首先就是要解决医疗机构结核感染控制问题。因而医疗机构内的结核感染控制起到了至关重要的作用,若院内感染控制不力,还可能导致肺结核的医院内暴发,因此在医疗机构对结核进行管理控制尤为重要。

结核病院内感染控制是指能减少结核分枝杆菌传播的特定方法与工作流程,同时也是减少结核病在人群中传播的多种措施的综合。关于结核感染控制措施,在遵循《标准预防》基础上,世界卫生组织进一步建议根据结核分枝杆菌传播特点采取有针对性的不同层次的预防控制措施,包括管理控制、环境和工程控制及个人职业防护。管理控制是采取管理措施,预防飞沫核的产生,来减少暴露于结核分枝杆菌的风险。环境和工程控制是采取工程系统来预防结核分枝杆菌的蔓延,减少空气中结核分枝杆菌飞沫核浓度。职业防护是通过防护阻挡空气中悬浮的微小感染颗粒,进一步减少暴露于结核分枝杆菌的风险。

一、医院内结核病感染管理措施

院内感染管理措施主要是通过采取一系列干预措施,尽可能防止传染性肺结核患者产生飞沫核,减少结核分枝杆菌播散的危险。其最主要目的是减少医疗机构的工作人员和患者对结核分枝杆菌的暴露,即避免结核病患者将飞沫排到环境中去,或尽可能少的排到环境中。结核病感染控制措施中,第一个也是最重要的层面就是利用管理措施降低暴露风险,是环境控制及个人防护措施顺利开展的基础和前提。管理措施包括以下几方面。

（一）对该环境中结核分枝杆菌感染控制的责任分配

1. 成立本单位结核病感染控制机构,负责制订结核感染预防与控制计划并组织实施。

2. 建立健全感染预防与控制的制度、落实《传染病防治法》《医院感染管理办法》及其相关技术性标准、规范。

3. 医院感染管理委员会,至少每年召开两次工作会议,有会议记录或会议简报。构建临床、检验、感染管理、药学等部门的联动机制,信息及时共享。与医院相关委员会分工协作,共同推进医院质量与安全管理并持续改进。

4. 制定三级组织的工作制度及职责并落实,临床及医技科室成立医院感染管理小组,相关人员知晓本部门、本岗位职责并履行。进行定期检查,对存在问题给予反馈并持续改进。

5. 医院感染管理部门,专兼职人员配备应符合《医院感染管理办法》的要求,配备专职人员的数量与素质能够满足医院开展医院感染监测、控制与管理工作的需要,原则上应每250张开放床位配备1名专职人员。

6. 制定就诊者预检分诊制度、医务人员感染控制考核制度、医务人员岗前和在岗期间定期培训制度、定期体检制度等。

7. 结核病患者进入医疗机构后,从候诊、接诊及住院等各环节及区域均应做好相应的防控工作,每一个工作人员都应履行责任,并执行相关感染控制措施,以减少疾病在医疗机构中的传播。

（二）对环境中结核分枝杆菌感染风险评估

各类医疗机构及机构内各部门均面临着不同的结核感染风险,传播风险的级别根据环境、职业群体、社区结核病患病率、患者群体及结核分枝杆菌感染控制的效力而定。每一机构应针对实际情况开展结核感染风险评估,是实施结核感染预防控制的重要步骤,也是进一步制订结核感染预防控制计划的基础。

1. 医院每年接诊的传染性肺结核患者的类型、数量 接诊耐药肺结核患者或 TB/HIV 双重感染者的环境,结核感染风险最高,应优先评估。接诊的数量越多,结核感染风险越高。

2. 与传染性结核患者直接接触的时间 接触时间越长,结核感染风险越高。

3. 传染性结核患者在医院内停留的时间 停留时间越长,结核感染风险越高。包括结核病诊断延误、未能迅速识别有结核病症状的人群及时进行分诊等。

4. 小型、封闭空间的结核暴露,局部或总体通风不足导致传染性飞沫核扩散或消除不充分。例如空气预防措施实施不足、空气感染隔离措施失效等。

5. 特殊部门、区域或特定检查是否存在导致空气中结核分枝杆菌浓度上升的因素,如环境通风、痰液收集、支气管镜检查等。增加传染性的操作越多,结核感染风险越高。

6. 结核患者接受健康教育的程度评估。

7. 开展本单位结核感染危险性评估。构建医院感染重大事件如医院感染暴发的应急体系及联动机制,并落实。

(三) 制订结核分枝杆菌感染控制方案

为保证疑似或确诊结核病患者的早发现、早诊断、早治疗,应制订结核分枝杆菌感染控制方案。

1. 结核病患者的早期发现、早期诊断

(1) 对结核病患者(包括可疑者)的早期发现、早期诊断是减少结核分枝杆菌播散以及人员暴露的最有效措施之一,主要包括以下几类。

1) 多途径发现患者:加大就诊人群中患者发现力度,各级各类医疗卫生机构对有咳嗽、咳痰两周以上或痰中带血、咯血等肺结核可疑症状的患者进行排查。

2) 全民健康体检进行结核病筛查。

3) 及时发现耐药结核病患者:对病原学检查阳性肺结核患者和耐药肺结核高危人群进行细菌学检测。

(2) 实验室检查:为了保证结核病患者的早诊断,实验室须及时进行标本处理、检测以及报告检测结果。细菌学检查是目前诊断 MDR-TB 的唯一手段,主要的实验室检查方法包括涂片镜检、培养、菌种鉴定和药物敏感试验。实验室技师遵循实验室安全指南对痰进行涂片显微镜检查以及对涂片进行结核分枝杆菌培养和药物敏感试验。

2. 结核病早期治疗

对确诊的结核病患者及时给予正确治疗是减少传染源的关键措施,耐多药患者诊疗优先。治疗越早,传染性患者痰菌转阴越早,其传染风险就越低。

(四) 执行有效的工作实践

为管理疑似或确诊结核病患者,应执行有效的工作实践,包括门诊患者的筛查和评估、住院患者的隔离管理。

1. 门诊患者的筛查和评估　早期发现有结核病症状的患者(筛查)非常重要,筛查和隔离的联合控制措施已经成功用于结核病暴发的控制并且能够降低结核病在卫生工作者中的传播。对所有痰培养阳性患者进行 MDR-TB 筛查已成为许多国家的常规结核病控制策略,这种策略可以最大限度地发现 MDR-TB 患者,有利于快速消灭传染源。

(1) 预检分诊:迅速识别有结核病症状的患者,及时进行分诊。为了避免结核病院内传播(即在医院或者医疗卫生机构获得),应尽快确诊结核病可疑者,尽可能减少在医疗卫生机构停留的时间,降低诊断延迟。

(2) 通过使用快速诊断工具,要求快速诊断、隔离和治疗具有结核病症状的患者。对于诊断为结核病的患者,尽快开始充分治疗和教育、鼓励依从性以及确保完成治疗非常重要。

(3) 候诊室应通风良好,并在候诊区域设立标牌,给患者提供一次性外科口罩。诊室中每次只能为一人进行检查,防止患者交叉感染。

(4) 所有病原学检查阳性肺结核患者均为耐药筛查对象,其中以下 5 类耐药高危人群为重点筛查对象:①复治失败或慢性排菌患者;②密切接触利福平耐药肺结核患者的病原学检查阳性患者;③初治失败的患者;④复发和其他复治患者;⑤治疗 2 月末痰涂片或培养仍阳性的初治患者。

(5) 长期停留医疗卫生机构的人群和其他人口聚集场所的人群,应在进入医疗卫生机构前进行结核病筛查。卫生工作者有提示结核病的症状和体征,应该给予正确的信息并且鼓励其进行结核病诊断。

（6）医务人员应该保证为传染性患者提供高质量的临床诊治与护理，并且尽量减少与这些患者在拥挤或者通风差的区域停留的时间。

2. 住院患者的隔离管理　对发现的传染性肺结核患者进行迅速隔离是正确处理患者的关键步骤，评价结核病可疑者或者管理药物敏感性结核病患者时，不建议住院，患者住院时间越长，院内感染的风险就越大，除非患者病情复杂或者有并发症需要住院治疗。如果住院，患者的治疗场所也很重要，不应将有结核症状的患者安置在与易感染者或者传染性结核病患者相同的区域。多数患者在门诊接受治疗，应避免与易感人群（包括儿童和 HIV 感染患者等）接触。也有少数患者需要住院治疗，应提倡以社区为基础的不住院督导治疗，以减少患者和医务人员的交叉感染。

（1）尽快确诊结核病可疑者：要及时隔离传染性患者，控制病原体传播。尽快对患者做痰涂片检查，并尽可能缩短检查时间。

（2）将患者安置在隔离的有良好通风的区域，直到痰涂片转阴。痰培养阳性的耐药结核病患者尤其是 MDR 和 XDR-TB 或耐药结核病可疑者应该与其他患者，包括其他结核病患者隔离（优先根据耐药谱）。HIV 感染者应该与结核病患者隔离。

（3）无条件收治呼吸道传染病患者的医疗机构，对暂不能转出的患者，应安置在通风良好的临时留观病室或空气隔离病室。

（4）结核病患者或者结核病可疑者的物理隔离需要合理的设计、建设或改造，以及合理使用建筑。利用可用的空间改建现有的机构或者新建机构以达到最佳的感染控制。

（5）医务人员应尽量避免在不必要的情况下进入隔离病房，且严格控制进入探视的家属。进入隔离病房的人员均应佩戴医用防护口罩。

（6）指导患者正确佩戴医用外科口罩。

（五）降低实验室的暴露风险

1. 建立健全实验室管理制度　包括准入制度、人员培训管理制度、人员行为管理制度、人员健康保障监护制度、清洁管理制度、消毒制度、废弃物处理制度、实验仪器检测制度、菌种或样本运输安全制度等。

2. 标准操作程序　包括个人防护装备的选择使用和维护程序、实验项目操作程序、菌种与培养物管理与销毁程序。

3. 实验室检查规范操作，降低结核病实验室的暴露风险。

（1）医院管理部门提供安全测评和个人防护用具，并保证仪器设备处于良好工作状态。

（2）医院管理部门提供安全检测，如进行培养和药敏试验区的通风系统。

（3）正确收集痰标本：最好设置单独的留痰室（必须通风、有流动水洗手设备），严禁在候诊区、病房等人群聚集区进行痰标本收集，严格遵守操作流程，送检人员须确保痰液标本处理得当并正确转送。

（4）感染控制团队指导实验室工作人员正确地处理样本和感染测评。

（六）对医务人员进行结核相关的培训

1. 重点在于结核病相关的预防、传播及症状培训。

2. 加强领导，重视医护人员职业性结核病感染的防护。

3. 感染管理科、医务科、护理部等应当加强对全体医务人员医院感染预防与控制知识的培训。定期开展对临床一线医务人员的培训，强化防控意识，提高医务人员有效预防和控制医院感染的工作能力和处置能力,切实保障医疗安全。

4. 医务人员必须积极参加医院感染预防与控制培训,掌握院内感染的诊断、治疗、预防与控制等相关知识,认真落实消毒灭菌、无菌技术操作、手卫生及隔离等措施。

(七) 筛检及评价存在结核病发病风险或可能有结核病分枝杆菌暴露的医务人员

1. 向卫生工作者提供预防和保健的干预措施,包括监控与评价系列。致力于向卫生工作人员、患者和就诊者进行结核病感染控制的倡导、传播和社会动员。

2. 根据预防控制需要,开展工作人员的症状监测。医疗机构工作人员发生经空气传播疾病的职业暴露时,应采用相应的免疫接种和 / 或预防用药等措施。

3. 有结核感染控制专项经费,对机构中相关工作人员开展感染预防与控制、职业安全防护等技术培训和开展预防结核感染的宣传教育。

(八) 恰当指导呼吸卫生及咳嗽礼仪

对所有候诊者、就诊者和结核病患者进行结核病相关知识的教育,使其了解结核病传播的基本机制,掌握预防结核分枝杆菌传播的简单措施,从而降低飞沫传播的可能性,主要包括以下内容。

1. 为了尽量减少飞沫核的传播,任何有呼吸道感染的咳嗽患者,尤其是结核病患者或者可疑者,都应该佩戴医用外科口罩。

2. 打喷嚏或者咳嗽时用手帕或纸巾、衣袖遮盖住口鼻,避免正对他人,不仅针对患者和疑似患者,也包括卫生工作者、就诊者和家庭成员。接触呼吸道分泌物后实施手卫生。

3. 使用带盖的痰盂,内盛 2 000mg/L 有效氯消毒液或含溴消毒剂,每日更换消毒液。

4. 利用开发的宣传材料,通过人际交流、大众传媒和特殊活动的形式,开展一系列健康教育活动。

(九) 各类各部门间应相互协调,组织开展结核病防治健康促进活动

1. 加强各部门协调合作,各级卫生行政部门牵头,疾病控制中心、结核病防治研究单位、医务人员等多方参与,积极开展预防结核病传播的健康促进活动,进一步规范系统做好结核病防治工作。

2. 健康教育宣传方式应根据群众的需求不同采取多种形式。

(1)在有效利用传统媒体,例如电视、广播、电影和纸质媒体(报纸、杂志、书籍)基础上,积极探索应用新媒体拓展延伸服务,例如互联网社交媒体、微信、微博等加大宣传力度。互联网平台应确保结核病相关知识的专业性和前瞻性,提供多元化专业咨询服务及社会支持,切实解决患者治疗中存在的问题。

(2)通过发放结核病感染预防控制宣传册、宣传单和张贴宣传画等措施,增加公众对结核病防治知识的知晓率。

(3)结合重要活动时机开展结核病专场防治健康教育,例如大型义诊活动,社区宣讲、课堂宣讲等活动方式。

3. 医疗机构医务人员应针对患者需求开展有效咨询服务及个性化健康教育、志愿者服务等,提高治疗依从性。

二、医院内感染环境工程控制措施

环境工程控制是结核分枝杆菌感染控制中位于管理控制措施之后的第二道防线。环境工程控制包括环境中结核分枝杆菌的排除或使其失活的措施。这些措施包括通风、排气通风、高效空气过滤器过滤以及紫外线照射杀菌(ultraviolet germicidal irradiation,UVGI)。上述措施有助于阻止空气中传染性飞沫核的扩散并降低其浓度,是预防控制结核感染的有效、经济和方便的措施。

(一) 结核病感染控制区域通风

通风能稀释空气,是最简单、最经济的技术,是减少工作环境中高浓度感染性颗粒最好的方法,即空气流通能够确保空气的稀释和交换,包括自然通风和机械通风。

1. 自然通风　是借助外界的自然风形成室内的气体流动,从而达到降低可吸入感染性微滴核浓度的目的。优点是经济方便,但受到地区、气候、温度和房屋建筑构造等条件的限制,不能准确掌握通风量和控制气流方向。

(1)自然通风是一种最简单、最低廉的环境控制措施,通过打开的门窗等通路确保室内外空气流动畅通,尤其是人群聚集的场所,以降低飞沫的浓度,从而控制结核感染,开窗时使用吊扇可进一步加大自然通风。

(2)医院、门诊、病房、房间进行最大限度的自然通风,安装窗户有助于更好的通风,窗户应与外面环境相通而不是与其他病房相通。

(3)存在结核病传染风险的机构及机构内的特定区域,应保持良好的通风(最好是通路相对),避免通风不畅、拥挤不堪。在极低的温度下应部分开放,患者、探视者以及工作人员应加衣保暖。

(4)由于气候或其他原因无法实现足够通风时,可选择性的减少空气中飞沫核浓度的措施包括使用紫外线照射杀菌,或利用空气过滤设备移走感染性颗粒。然而需要确保空气充分混合和流通,否则这些方法的效果有限。

2. 机械通风　是指使用使空气循环和流动的设备技术,达到气体交换的目的。优点是相对经济方便,可以掌握或控制通风量和气流方向;缺点是易受房屋建筑构造等条件限制,消耗能源,对病原体没有杀灭作用。

(1)机械通风包括送风和排风两种方式。送风的方法可选用落地式或台式风扇,排风的方法可选用排风扇。

(2)在自然通风不良或不能进行自然通风的条件下,可采取机械通风,在感染飞沫核高浓度区域强烈推荐使用机械通风,以降低飞沫浓度。

(3)机械通风采用窗扇、排风扇等加强室内外空气的流动,或应用负压装置造成一定区域的负压状态,使空气从邻近区域吸入后直接排放到室外,从而降低区域内飞沫浓度。

(4)使用密闭机械通风时,应确保房间的门窗紧闭。

(5)在开窗及使用吊扇通风不足的情况下,排风扇可以提供定向的空气流通。引入"清洁"空气稀释室内结核分枝杆菌的浓度再排出,从而减少传播的风险。通常在窗户上放置排风扇使室内有感染颗粒的空气与室外"清洁"空气进行交换。

(6)室内如果采用送风方式进行机械通风,患者应处于下风向的末端,且靠近出风口;如果采用排风方式患者应靠近排风口。

(7)定期对风扇进行检查和清洁,保证风扇洁净、运转良好。

(8)专业工程人员负责机械通风系统的定期维护检修并记录。

(二) 结核病感染控制区域排气通风系统

排气通风系统可稀释及排除污染的空气,并控制房间或环境内气流模式,防止污染的空气进入清洁区域,至少要提供 6 次 /h 换气,当区域风险较高且经费允许时使用。最常见的方法就是使用负压设备建立通风系统,房间通过相对周边区域的负压引入室外的空气并且排出。

通风效果需要很好的检测并且定期维护,每小时空气交换次数(air changes per hour, ACH)计算每小时的空气流通量是分析通风设备性能的一个简单方法,ACH 越大,空气的稀释程度越好,通过空气传播疾病的风险越低。WHO 对空气传播疾病推荐的标准是建议 ACH 在 6~12 之间,临床工作中为确保通风效果,一般要求 ACH 至少 12 次。对于候诊区、收集痰的房间等标准相同。

(三) 结核病感染控制区域高效微粒空气过滤器消毒

HEPA 可将空气中的传染性飞沫核滤除,还可作为安全措施用于排风管道中滤除排至室外的空气中的飞沫核。可采用 HEPA 进行空气循环的区域包括:没有一般通风系统;现行通风系统无法保证足够的 ACH;不影响新鲜空气供应的空气清洁(粒子清除)或负压系统。该设备可以增加室内或某区域等效 ACH 数量。主要适用于有限患者的较小区域或较小且相对封闭的区域。它可以随意放置或被暂时固定在地板或天花板上,以最大限度地减少室内空间的占用,但此种方式较昂贵且必须及时对过滤器进行清洗和维护。总之,空气过滤在控制结核病中的作用仍然是有限的,且受经济条件的影响。

1. 高效微粒空气过滤器可以清洁空气,合适的过滤器可以从空气中除去很多通过空气传播的微粒,可以从空气中去除接近一半的结核飞沫核。

2. 高效过滤器的维护很重要,因为随着灰尘的聚集,风扇通过过滤器过滤的空气会越来越少。高效过滤器良好维护有助于清洁室内空气,过滤器维护不良,会降低其稀释和去除空气中感染微粒的能力。

3. 使用高效微粒空气颗粒过滤器或紫外线杀菌对结核病感染控制会有一定的帮助,但不能取代上面提到的环境控制措施,除非有充足的空气流通确保感染颗粒与这些设备的接触,否则这些辅助措施的作用十分有限,而且很难现场评估其效果。

(四) 紫外线照射杀菌

上层空间紫外线照射杀菌系统是控制肺结核空气传播的重要手段之一,合适的安装该系统可以持续灭活结核分枝杆菌,更有效地保护人群,被认为是一种相对简单有效控制肺结核传播疾病的方法。2002 年我国卫生部颁发的《消毒技术规范》将 UVGI 确定为主要空气杀菌技术之一。UVGI 系统是一种空气清洁技术,可用于房间或走廊内,照射房间或走廊的上层空气。安装在导气管内照射通过导管的空气(导管照射)或者整合在房间的空气循环装置内部,可以有效地杀灭其中的微生物,具有杀菌效果好、安装简便、使用灵活、投资少、能耗低等优点。UVGI 装置比较适合用于人员流动比较大的场所,如普通病房、注射室等场合的空调系统中。而对空气卫生要求很高的手术室、无菌病房等,需要采用 UVGI 装置和过滤器等其他消毒技术手段相结合的形式。

1. 为保证功能正常并尽可能降低对医务人员和房间内其他人员的潜在危险,紫外线上层空气杀菌(UP-UVGI)系统应正确、恰当地安装、维护及标示。

2. 为保证该工作区域内的紫外线暴露在安全范围内,还应对进行紫外线消毒区域的紫外线照射水平进行监测,以确定辐射水平在有效范围内。

（1）UVGI 装置受风速、环境温度、反射材料以及微生物种类等因素的影响。

（2）有效的 UVGI 可保证包含在传染性飞沫核内的结核分枝杆菌暴露于充分的紫外线（UV-C）剂量（253.7nm）中以达到灭活效果。

（3）紫外线灯的辐射强度随风速升高而降低，紫外线灯集中布置时风管内 UVGI 装置适宜风速为 2.0~3.0m/s。相对房间下方较冷的空气扩散到天花板，可以使 UVGI 效率明显增加。

3. 使用 UVGI 系统时，应做好医护人员培训，其内容包括：UVGI 系统的基本原理、过度暴露造成的潜在危险效应、潜在光敏反应、系统维护操作及相关记录的重要性。此外，应告知患者及其访视者该系统的用途、潜在危险以及安全预防措施。

（五）紫外线灯照射消毒

紫外线灯照射消毒可以进行空气消毒或物体表面消毒，进一步降低空气中的细菌浓度，补充空气流通的不足，作为环境控制措施是感染控制的一种补充措施。短波紫外线能杀灭包括结核分枝杆菌在内的微生物，其杀灭作用已得到证明，$10\ 000\mu W \cdot s/cm^2$ 的照射剂量即可将结核分枝杆菌灭活。具有经济、便捷优点，缺点是紫外线直接照射对人体有伤害，照射效果受距离、照射强度、照射时间，以及湿度的影响。适用于患者家庭以及医疗机构的诊室、病房、治疗室、实验室等室内空气的日常消毒和受污染公共场所的空气消毒，最常用的照射方式有两种。

1. 直接照射法　将紫外线灯悬挂于室内屋顶或使用移动式紫外线灯进行照射。这种方法简单、方便，对空间要求不高，便于灯管的监测、维护与更换，但照射时室内不宜有人。

2. 间接照射法　是将紫外线灯安装到墙壁上较高的位置或悬挂在天花板上，然后在固定灯管装置上安装金属挡板，紫外线向上照射，以免辐射到房间内的人员。当气流常规、有规律地循环时，空气从房间底部到达顶部，暴露于紫外光下，微生物被杀灭，经过杀菌净化的气体再循环到房间底部。此种方法要求室内空气上下循环、流动，房间有足够的高度。照射时室内人员可以活动，但灯管的维护和更换不方便。

3. 紫外线灯照射消毒的注意事项

（1）在室内无人的条件下，可采取紫外线灯悬吊式或移动式直接照射，灯管距地面 1.8~2.2m，紫外线灯的照射强度必须 $\geqslant 70\mu W/cm^2$，安装紫外线灯的数量为平均 $\geqslant 1.5W/m^3$，照射时间 $\geqslant 30min$。

（2）紫外线灯消毒室内空气时，房间内应保持清洁干燥，减少尘埃和水雾，温度低于 20℃或高于 40℃，相对湿度大于 60% 时，应适当延长照射时间，相对湿度大于 70% 的房间不建议使用。

（3）新灯的辐照强度不得低于 $90\mu W/cm^2$，使用中紫外线的辐照强度不得低于 $70\mu W/cm^2$，凡低于 $70\mu W/cm^2$ 者应及时更换灯管。

（4）使用紫外线灯进行物品表面消毒时，灯管距离物品表面不得超过 1m，以达到足够的照射剂量。

（5）紫外线灯有单独的开关，由专人负责开关。确保紫外线灯在任何时候都可以正常使用。

（6）需要定期对紫外线灯进行清洁与检测，一般每两周用 75% 酒精棉球擦拭 1 次。发现灯管表面有灰尘、油污时，应随时擦拭。

（7）室内有人时,不宜直接使用紫外线灯照射消毒以避免对眼睛及皮肤的损伤。

（六）结核病感染控制区域地面和物体表面的清洁和消毒

地面、物体表面应当每日定时清洁,需要使用液体化学消毒剂时,要保证其使用方法、浓度、消毒时间等符合有关规定。同时应认真做好使用中的液体化学消毒剂的浓度监测。化学消毒对预防结核病的传播还没有充分的科学依据,可作为一种公共的感染控制措施。

1. 每日对诊室物体表面（桌、椅、柜门、门把手）、窗、病历夹、医用仪器设备（有特殊要求的除外）等用 500~1 000mg/L 有效氯消毒液或含溴消毒剂擦拭。

2. 每个诊室备单独的听诊器、血压计、体温计等物品。每次使用 1 000mg/L 有效氯或含溴消毒剂擦拭,血压计袖带及体温计使用后用 500mg/L 有效氯或含溴消毒剂浸泡 30min 后,清水冲洗晾干备用。

3. 地面要湿式清扫,抹布、拖布分区使用,耐药隔离病房应配备专用的拖布,使用后用 1 000mg/L 有效氯浸泡 30min 后悬挂晾干。每月对诊室内空气及物体表面进行微生物检测。

4. 其他物品消毒及处理

（1）消毒后的排泄物、分泌物按照结防机构和医疗卫生机构生物安全规定处理。每天应当对痰具进行高水平消毒,2 000mg/L 有效氯消毒液或含溴消毒剂浸泡 30min 后方可倒掉。患者使用的便器、浴盆等要定时消毒,用 1 000~2 000mg/L 有效氯消毒液或含溴消毒剂浸泡 30min。

（2）呼吸治疗装置使用前应当进行灭菌或高水平消毒,尽量使用一次性管道,重复使用的各种管道应当在使用后立即用 2 000mg/L 有效氯消毒液或含溴消毒剂浸泡,浸泡 30min 后再清洗,然后进行灭菌处理。

（3）床单、被套、枕套等直接接触患者的床上用品,应一人一更换;患者住院时间超过一周时,应每周更换;被污染时应及时更换;更换后的用品应及时清洗与消毒。被芯、枕芯、褥子、病床隔帘、床垫等间接接触患者的床上用品,应定期清洗与消毒,阳光下暴晒。

（4）患者的生活垃圾和医务人员使用后的口罩、帽子、手套、鞋套及其他医疗废弃物均按《医疗废物管理条例》《医疗卫生机构医疗废物管理办法》执行。患者出院、转院、死亡后,病房必须按照上述措施进行终末消毒。

三、医务人员的职业防护

职业防护是预防控制结核感染的一项有效措施,是管理措施、环境控制的有益补充。医疗卫生机构是结核病等呼吸道传染病产生和传播的高危环境,结核病防治医务人员负责结核病患者的发现、诊疗和督导管理,在结核病防治中发挥着重要作用,因职业关系也是结核分枝杆菌感染和患病的高危人群。如果医务人员缺乏结核相关知识及职业防护意识,职业暴露的防护知行不一,在职业防护方面存在侥幸心理,且医疗机构对职业防护的教育和培训不足,就有可能在治疗或接触结核患者的过程中被感染成为传染源和传播媒介,提高潜在的医院内感染的风险。研究证明,接触结核病患者一年以上的医护人员患病率较短时间接触者高近 20%。每增加一年工作时间,危险度增加 1.5 倍。因此,应当加强医务人员的职业防护,通过采取适当的个人防护措施降低特定人群受感染的风险,尽量杜绝或减少职业危害的发生。

（一）完善各项规章制度,加强职业安全教育

1. 不断建立系统的结核防治工作医务人员结核感染和患病筛查制度。

2. 明确管理责任,医院的管理部门需要根据岗位特点提高职业防护用品的供应等级,在结核病、艾滋病的门诊及病房提高医用防护用品的使用率,有效降低结核病的医源性传播。

3. 医疗机构应针对本机构实际情况加强职业安全教育与防护技能的培训,提高医务人员的自我防护意识。医务人员在上岗前必须进行医院内感染、职业防护、安全工作技术和方法的专业教育培训,经考核合格后方可上岗。

4. 培训教育必须是持续性、经常性的,做到常态化和前瞻性,要不断强化个体的健康管理意识,加强个体防护措施的实际操作训练和习惯养成。对医院行政管理人员的培训应提高其结核病感染的风险和管理意识。

5. 应每年度对医务人员进行多种主题的培训,包括该卫生环境中结核病的性质、程度及风险等。另外,培训主题还应包括风险评估过程及其与职业防护制度的关系,预防传染性飞沫核传播及降低其浓度所采取的环境控制措施,不断进行相关知识的认知提高,提高医务人员的自我防护和主动防护意识。

6. 要保证充足人员,避免和减少造成工作压力的各种因素,使由于心理危害造成的职业损伤大幅度降低,切实保护好医护人员的身心安全,为医护人员院内感染结核病的职业防护提供保障。

7. 加强营养及运动,定期检查身体,注意劳逸结合,增加机体的抗病能力。医务人员应每年进行一次体检。

(二) 医务人员职业防护措施

1. 标准预防 标准预防是针对医院所有患者和医务人员采取的一组预防感染措施,是基于患者的血液、体液、分泌物(不包括汗液)、非完整皮肤和黏膜均可能含有感染性因子的原则。无论患者是否已经确诊患有传染性疾病,在面对或处理之前都要采取必要的标准预防措施,使患者和医务人员的感染暴露风险或程度降至最低。采取标准预防措施可以对包括呼吸道传播疾病在内的大部分传染性疾病进行有效的预防和控制。当有确定的感染风险存在时,医疗卫生机构应根据疾病的传播途径(接触传播、飞沫传播、空气传播和其他途径的传播),结合实际情况,在标准预防的基础上采取相应的隔离和防护措施。

(1)标准预防措施

1)进行有可能接触患者血液、体液的诊疗、护理、清洁等工作时应戴清洁手套,操作完毕,脱去手套后立即洗手或进行卫生手消毒。接触患者黏膜或破损的皮肤时应戴无菌手套。

2)在诊疗、护理操作过程中,有可能发生血液、体液飞溅到面部时,应戴医用防护口罩、防护眼镜或防护面罩;有可能发生血液、体液大面积飞溅或污染身体时,应穿戴具有防渗透性能的隔离衣或者围裙。

3)在进行侵袭性诊疗、护理操作过程中,如在置入导管、经椎管穿刺等时,应戴医用外科口罩等医用防护用品。

4)有呼吸道症状(如咳嗽、鼻塞、流涕等)的患者、探视者、医务人员等应采取呼吸道卫生(咳嗽礼仪)相关感染控制措施。

5)使用后针头不应回套针帽,不应用手直接接触污染的针头、刀片等锐器。废弃的锐器应直接放入耐刺、防渗漏的专用锐器盒中。重复使用的锐器,应放在防刺的容器内密闭运输和处理。

6）应密封运送被血液、体液、分泌物、排泄物污染的被服。

7）对确诊感染传染病的患者，还要在标准预防措施的基础上，实行患者的隔离、防护隔离和空气隔离。

8）隔离的确诊或疑似传染病患者，除确诊为同种病原体感染之外，应安置在单人隔离房间。

9）隔离患者的物品应专人专用，定期清洁与消毒，患者出院或转院、死亡后应进行终末消毒。

10）接触隔离患者的工作人员，应按照隔离要求，穿戴相应的隔离防护用品，并进行手卫生。

11）呼吸机相关性肺炎、导管相关血流感染、导尿管相关泌尿道感染、手术部位感染、多重耐药菌感染等的预防与控制应遵循有关标准的规定。

（2）医务人员标准预防的分级防护要求

医务人员从事不同医疗工作应正确采用防护技术，包括合理使用医用防护口罩、手套、防护服等防护用品，且应根据不同的操作要求选用不同种类的防护用品。

1）一级防护：①用于发热门/急诊、结核科的医务人员。②穿工作服、隔离衣，戴工作帽和医用防护口罩（N95口罩），口罩可连续使用6~8h，遇污染或潮湿，应立即更换。③每次接触患者后立即进行手卫生。手消毒用0.3%~0.5%碘伏消毒液或快速手消毒剂揉搓1~3min。

2）二级防护（加强防护）：①用于进入隔离留观室和专门病区的医务人员，接触从患者身上采集的标本、处理其分泌物、排泄物、使用过的物品和死亡患者的工作人员，转运患者的医务人员和司机。②进入隔离留观室和专门病区必须戴医用防护口罩（N95口罩），可连续使用6~8h，遇污染或潮湿，应立即更换；穿工作服、隔离衣、鞋套、戴手套、工作帽。③接触患者后立即进行手卫生。手消毒用0.3%~0.5%碘伏消毒液或快速手消毒剂揉搓1~3min。④实施近距离操作时，戴防护眼镜或面屏。⑤注意呼吸道及黏膜防护。

3）三级防护（严密防护）：①用于为患者实施吸痰、气管切开和气管插管等有创操作或尸体解剖的医务人员。②二级防护外，必要时还应当加戴全面型呼吸防护器。

（3）医务人员手卫生规范

医院既是防病治病的场所，也是病原微生物相对集中的地方，医院感染多为外源性感染，以接触传播为主，经手接触传播是导致病原微生物在医患之间交叉感染的主要传播途径，大部分医务人员手部皮肤的暂居菌导致了大多数微生物迁移，引发医院感染。严格手卫生措施可降低30%的医院感染，WHO指出，预防和控制医院感染最重要、最简单、最经济的方法就是手卫生。正确的洗手和卫生手消毒可以显著减少手部暂居菌，有效切断直接接触传播，达到预防与控制医院感染。

1）手卫生包括洗手、卫生手消毒和外科手消毒三种方式。①洗手：医务人员用肥皂/皂液和流动水洗手，去除手部皮肤污垢、碎屑和部分致病菌的过程；②卫生手消毒：医务人员用速干手消毒剂揉搓双手，以减少手部暂居菌的过程；③外科手消毒：外科手术前医务人员用肥皂/皂液和流动水洗手，再用手消毒剂清除或者杀灭手部暂居菌和减少常居菌的过程。使用的手消毒剂可具有持续抗菌活性。手消毒剂是用于手部皮肤消毒以减少手部皮肤细菌的消毒剂，如乙醇、异丙醇、氯己定、碘伏等。速干手消毒剂是指含有醇类和护肤成分的手消毒剂，包括水剂、凝胶和泡沫型。用于洗手与手消毒的设施，包括洗手池、水龙头、流动水、清洁剂、干手用品、手消毒剂等。

2)手卫生的管理与基本要求:①医疗机构应明确医院感染管理在手卫生管理工作中的职责,加强对手卫生行为的指导与管理,将手卫生纳入质量考核,提高医务人员手卫生的依从性;②医疗机构应制定并落实手卫生管理制度,配备有效、便捷的手卫生设施;③医疗机构应定期开展手卫生的全员培训,医务人员应掌握手卫生知识及正确的手卫生方法,保障洗手与手消毒的效果。

2. 结核病的呼吸防护　结核病的呼吸防护是医疗卫生机构预防结核分枝杆菌感染的第三道防线,是管理控制和环境控制的有效补充,主要作用是防止吸入飞沫核。结核分枝杆菌飞沫可通过结核病患者咳嗽、打喷嚏等扩散到周围空气,在管理措施和环境控制不能有效降低飞沫浓度的情况下,除标准防护措施外通过让结核病患者佩戴一次性医用外科口罩,医务人员佩戴防护口罩(N95口罩)等措施进行防护,能有效防护医护人员感染细菌或病毒,保护特定人群。医务人员和患者都应接受标准原则教育和防护设备使用的培训,防护设备的选择必须对结核分枝杆菌传播给患者、医疗工作者或者家属的风险进行评估。

(1)结核病患者及家属佩戴外科口罩

1)外科口罩是通过阻挡大的微粒,防止微生物传播给其他人,口罩应该能够把鼻子、脸、颌部全部遮住。对结核分枝杆菌可疑以及结核明确诊断者离开隔离区接受检查或者治疗都应佩戴外科口罩。

2)合适的口罩能够阻止病原微生物通过佩戴者口鼻扩散到他人,但不能防止佩戴者吸入传染性飞沫,因此佩戴合适的口罩能减少传染他人的风险。

3)结核患者在结防机构及医疗卫生机构就诊时,佩戴外科口罩。疑似或已知传染性肺结核患者在离开隔离室进入必要的医学检查科室或转诊时,都要佩戴合适的外科口罩。

4)教会患者正确佩戴合适的口罩,是发挥预防作用的重要前提。

(2)医务人员佩戴防护性N95口罩

国外研究显示,医务人员使用医用防护口罩能够降低感染结核分枝杆菌的风险,我国的结核病控制实施指南中建议医务人员直接接触活动性肺结核患者时应使用医用防护口罩,防止吸入传染性飞沫。医用防护性的口罩是一种特殊类型的面罩(N95口罩),具有一定标准的滤过能力,滤料的颗粒过滤效率≥95%,能有效过滤空气颗粒,显著减少空气中的细菌或病毒进入机体引起感染。与面部结合紧密,能有效地遮盖口鼻,能防止传染性结核分枝杆菌微粒的通过,起到控制和预防感染作用。

(3)需要佩戴N95口罩的情况

1)在进行管理和环境控制的同时,与具有传染性的患者接触的医务工作者都要佩带N95口罩。医务人员佩戴防护性N95口罩,可以保护佩戴者本人。如不能一次性使用必须经紫外线消毒后方可再次使用。

2)访视者与传染性患者同在密闭空间时也应该佩戴防护口罩,并由医务人员对其进行口罩使用方面的指导。

3)在治疗和护理已确诊或疑似的结核病患者(尤其是耐多药结核患者)时;对结核患者实施可能产生气溶胶的程序时;在支气管镜检查、气管插管、吸痰过程中医务工作者需要佩戴N95口罩。

(4)N95口罩的正确戴法及更换

1）先将头带每隔 2~4cm 处拉松,手穿过口罩头带,金属鼻位向前。

2）戴上口罩并紧贴面部,口罩上端头带位放于头后,然后下端头带拉过头部,置于颈后,调整至舒适位置。

3）双手指尖沿着鼻梁金属条,由中间至两边,慢慢向内按压,直至紧贴鼻梁。

4）双手尽量遮盖口罩并进行正压及负压测试。正压测试:双手遮盖口罩,大力呼气。如空气从口罩边缘溢出,即佩戴不当,须再次调整头带及鼻梁金属条;负压测试:双手遮盖口罩,大力吸气。口罩中央会陷下,如有空气从口罩边缘进入,即佩戴不当,须再次调整头带及鼻梁金属条。

5）N95 口罩的使用寿命依赖工作环境与类型。当口罩受污染如有血迹或飞沫等异物,使用者感到呼吸阻力变大,口罩损毁,需要更换口罩。

6）N95 口罩适合性试验是为确保佩戴者佩戴的医用防护口罩具有一定的密闭性,包括适合性试验和敏感试验。

3. 结核病的呼吸防护措施

（1）同一病种患者,可同住一室,应佩戴外科口罩,接触患者或可能污染物品必要时穿隔离衣。

（2）病室开窗通风每日 3 次,空气消毒 1~2 次/d。

（3）患者所用食具,痰杯等应予消毒。食具每餐消毒,痰杯每天消毒更换,呼吸道分泌物应于消毒后废弃。

（4）打喷嚏或咳嗽时应用手帕或纸巾掩住口鼻,避免飞沫污染他人,双手接触呼吸道分泌物后（如打喷嚏后）应立即洗手。

（5）勤洗手,使用肥皂或洗手液并用流动水洗手,不用污浊的毛巾擦手。

（6）在结核门诊、结核病区走廊、检查室等各个场所设置佩戴医用防护口罩、正确洗手、咳嗽礼仪的温馨提示牌及宣传图,以便随时提示医务人员及就诊患者。

（7）医用防护口罩放置在醒目位置,以方便医务人员取用,医疗机构应保证口罩充足的供应。

（8）长期居住在人口聚集场所的疑似或确诊为结核病的患者,要佩戴外科口罩,痰培养阳性患者实行隔离治疗。在短期人口聚集场所的疑似或确诊为结核病的患者,应组织适当的转诊。

（马秀霞　安洪霞　杨风勤）

第十章　结核病常见诊疗技术与护理

第一节　结核分枝杆菌感染皮肤试验技术及护理

结核菌素皮肤试验（tuberculin skin test，TST）是一种以结核菌素纯蛋白衍生物（purified protein derivative，PPD）为抗原诱发迟发型超敏反应（基于Ⅳ型变态反应）的皮内检测方法，临床上称 PPD 试验。PPD 试验是通过皮内注射结核菌素，并根据注射部位的皮肤状况进行判断，因药物经济效益价值高、操作简便、临床安全性好、敏感性高、检测成本较低，故应用较为广泛。我国广泛应用于结核分枝杆菌感染、流行病学调查、结核病的辅助诊断、检测卡介苗接种是否成功、群体健康筛查等。

一、技术方法

（一）应用范围

1. 结核分枝杆菌感染率调查。

2. 病原学阴性肺结核、肺外结核的辅助诊断。

3. 卡介苗接种对象的选择和接种后机体免疫反应的监测。

4. 对重点人群（学生、部队、监狱、病原学阳性结核患者亲密接触者、职业暴露的医务人员）筛查。

（二）禁忌证

1. 患急性传染病（麻疹、百日咳、流行性感冒、肺炎等）。

2. 急性眼结膜炎、急性中耳炎。

3. 患全身性皮肤病者。

4. 有多种药物过敏反应史。

5. 精神异常不配合者。

二、操作流程

(一)操作前准备

1. 患者评估

(1)评估患者意识状态及合作程度。

(2)评估患者有无禁忌证。

(3)评估患者全身及注射部位局部皮肤状况,询问有无酒精过敏史。

2. 环境准备 室内环境清洁,安静、光线适宜。

3. 用物准备 见表 10-1。

表 10-1 用物准备

项目	内容
设备	便携式冰桶或冰包
物品	消毒治疗盘、1ml 注射器、快速手消毒液、测量毫米尺、结果记录表
药品	结核菌素纯蛋白衍生物、肾上腺素

4. 患者准备

(1)向患者解释操作目的和注意事项,消除其紧张情绪,签署操作知情同意书。

(2)清洁注射部位局部皮肤。

(二)操作步骤

1. 查对医嘱,并核对患者信息、药物。

2. 护士操作时应戴医用防护口罩,戴手套。

3. 操作方法 用 75% 酒精消毒注射部位皮肤,待干后在左前臂掌侧前 1/3 中央皮内注射 0.1ml(2IU/5IU)PPD,注射时针头斜面向上与皮肤呈 5° 刺入皮肤,待针头斜面完全进入皮内注入药液使局部隆起形成 7~8mm 皮丘(图 10-1)。

(三)操作后护理

1. 记录注射时间和部位,及时进行结果判定。

2. 保持注射部位清洁、干燥,勿触摸或按压穿刺部位,如出现水疱或破溃时及时告知医护人员。

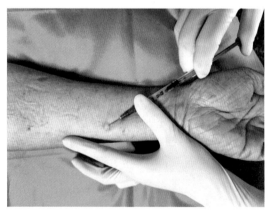

图 10-1 TB-PPD 试验皮内注射

3. 门诊患者注射后观察 30min,无不适方可离开。

三、注意事项

1. 严格执行无菌操作原则,注射器一人一针一管。

2. 结核菌素纯蛋白衍生物安瓿开启后在半小时内使用,操作前备好急救药品。

3. 结核菌素纯蛋白衍生物,避光储存,温度为 2~8℃。

四、不良反应的观察与护理

结核菌素皮肤试验不良反应的临床表现及护理措施见表 10-2。

表 10-2　不良反应的观察与护理

分类	临床表现	护理
水疱	周围皮肤出现大小不一的水疱	保持局部清洁和干燥,避免抓挠。小水泡:选用不含酒精的碘伏局部消毒;大水泡:可用无菌注射器将水疱内渗出液抽出,同时局部消毒
溃疡或坏死	周围皮肤出现溃疡或坏死	保持局部清洁,干燥,涂擦外用地塞米松(0.05%)或氟轻松软膏(0.025%),并覆盖无菌纱布(隔日无菌换药),防止感染
淋巴管炎	局部炎症表现	限制患者活动,早期可采取热敷,以缓解症状
晕厥	头晕、心慌、面色苍白,出冷汗等	受试者采取头低足高位,松解领口和腰带,保持环境安静和通风,注意保暖,可同时按压人中、合谷、足三里等穴位,待稍好转时喝些温水或糖水。一般不需要特殊处理,在短时间内即可恢复正常
过敏反应	皮肤瘙痒、皮疹,甚至出现过敏性休克	全身皮肤瘙痒和皮疹可以服用抗组胺药对症处理,如果发生过敏性休克,则按照过敏性休克程序及时处理,必要时皮下注射 0.1% 肾上腺素 0.5~1.0ml,婴幼儿按体重计算剂量
发热	不同程度的发热	轻度发热无须特殊处理,重度发热者须对症治疗,观察记录

五、试验结果判定标准及分析

(一)结果测量方法

注射后 72h(48~96h)观察结果,以皮肤硬结为准。一看:看局部有无红晕、双圈、水泡、溃疡等;二摸:用手指轻轻上下、左右触摸有无硬结;三量:测量硬结边缘,根据手背的横纵径垂直交叉各测量一次。

(二)结果记录

首先记录硬结的横径,再记录硬结的纵径,以毫米(mm)表示,局部有水泡、坏死、溃疡等记录在硬结横纵径数值的后面。测量记录皮肤硬结的最大横径、最大纵径的数值,如:硬结横径 17mm,硬结纵径 19mm,有水泡,则记录为"17mm×19mm,水泡"。

(三)结果判定

皮肤硬结为横纵径平均直径。

1. 一般情况下,在没有卡介苗接种和非结核分枝杆菌干扰时,PPD 反应硬结 ≥5mm 应视为已受结核分枝杆菌感染。

2. 在卡介苗接种地区和 / 或非结核分枝杆菌感染流行地区,以 PPD 反应 ≥10mm 为结核感染标准。

3. 在卡介苗接种地区和 / 或非结核分枝杆菌感染流行地区,对 HIV 阳性、接受免疫抑制>1个月,PPD反应≥5mm为结核感染。

4. 在与涂片阳性肺结核患者有密切接触的5岁以下儿童,PPD反应≥5mm为结核感染。

5. PPD反应≥15mm及以上或伴有水泡、坏死、淋巴管炎等为结核感染强阳性。

结果解读见表10-3。

表10-3 结果解读

前臂局部硬结直径	反应结果	符号
无反应或硬结直径<5mm	阴性	–
5mm≤硬结直径<10mm	一般阳性	+
10mm≤硬结直径<15mm	中度阳性	++
硬结直径≥15mm	强阳性	+++
局部有水泡、坏死、双圈、淋巴管炎	强阳性	++++

(四)分析及处理

1. 结核菌素皮肤试验阴性结果 提示患者近期感染结核的可能性低,以下情况不能排除结核分枝杆菌感染的可能(假阴性)。

(1)感染阶段处于细胞免疫发生前的窗口期患者。

(2)少数免疫系统功能不全的情况。

(3)正在/近期进行抗结核治疗的患者或重症结核患者。

(4)阴性结果一般不需要进一步处理。

2. 结核菌素阳性结果 提示患者近期感染结核的可能性高,阳性结果的解释应考虑以下情况。

(1)假阳性可能为非结核分枝杆菌感染。

(2)活动性结核与潜伏感染,须进行综合分析后,才能区分是否为活动性结核病。

(3)一般阳性(+)可以不做处理。

(4)中度阳性(++)及以上结果、HIV感染者/AIDS患者需要做进一步检测:询问病史、密切接触史、影像学检查、病原学检查等,排除活动性结核并进行预防性治疗。

(5)强阳性(+++)进一步检查未能确诊,可以预防性服药或追踪(第3、6、12月复查胸片结果)。

3. 阳性结果的处理

(1)活动性肺结核患者:应尽快开始规范的抗结核治疗和督导服药管理等。

(2)疑似肺结核患者:应先行隔离,待确诊或排除肺结核后再按照相关要求进行后续处理。

(3)TST检测强阳性:应在知情同意的原则下进行预防性治疗。对于没有进行预防性治疗的TST检测强阳性,应加强健康教育和健康监测,出现肺结核可疑症状及时到结核病定点医疗机构就医,并在首次筛查后3月末、6月末、12月末各进行一次胸部X光片检查。

(4)TST检测中度阳性和一般阳性者:应开展健康教育并加强健康监测,出现肺结核可疑症状及时到结核病定点医疗机构就医。当出现3例及以上有流行病学关联病例的散发疫情时,建议对 TST 检测中度阳性和一般阳性者在 3 个月后再次进行胸部 X 光片检查。

(5)TST 检测阴性:应开展健康教育并加强健康监测,出现肺结核可疑症状及时到结核病定点医疗机构就医。在发生学校结核病突发公共卫生事件时,应在 3 个月后再次进行 TST 检测,对阳转者进行胸部 X 光片检查。在出现 3 例及以上有流行病学关联病例的散发疫情时,建议在 3 个月后再次进行 TST。

(6)在接种卡介苗后 4~8 周,PPD 试验反应阳性,说明卡介苗接种成功,机体人工免疫已建立。但卡介苗接种后结核菌素皮肤试验的反应强度明显弱于结核分枝杆菌自然感染,无须特殊处理,两者区别见表 10-4。

表 10-4 接种卡介苗与自然感染阳性对 TB-PPD 的反应区别

项目	接种卡介苗	自然感染
硬结直径	多为 5~9mm	多为 10~15mm
硬结颜色	浅红	深红
硬结质地	较软,边缘不整	较硬,边缘清楚
阳性反应持续时间	较短,2~3d 即消失	较长,可达 7~10d 以上
阳性反应的变化	有较明显的逐年减弱的倾向	较短时间内反应无减弱,可持续若干年,甚至终身

(五) 影响因素

1. 对 TST 结果有减弱影响的个体因素 包括微生物感染、活病毒疫苗预防接种、代谢紊乱、药物、淋巴系统疾病、应激状态、年龄等。

2. 结核菌素试剂影响 试剂生产质量保证,冷藏和运输符合条件。

3. 注射和查验反应的影响 抗原注入剂量不足、日光照射、试剂开瓶时间过长,试剂吸入针管后放置时间过长、查验反应与记录错误等。

六、知识链接

重组结核分枝杆菌融合蛋白皮肤试验

重组结核分枝杆菌融合蛋白(EC)是结核分枝杆菌早期分泌性抗原靶 6(ESAT-6)和培养滤液蛋白 10(CFP-10)两种蛋白的融合蛋白,为新型 MTB 感染皮肤试验的检测试剂,可诱导特异的迟发型变态反应以鉴别 MTB 的感染状态。

(一)使用对象

EC 皮肤试验结果不受卡介苗接种的影响,适用于结核感染和辅助结核病的临床诊断。按照 EC 的药物说明书,适用于 ≥ 6 月龄婴儿、儿童及 <65 周岁成人。

(二) EC 的使用范围

1. 潜伏性结核感染(latent tuberculosis infection,LTBI)筛查和流行病学调查。

(1)结核病患者密切接触者(家庭、学校、医疗机构、社区、聚集性疫情等)的 LTBI 筛查。

(2)在结核病高风险人群、重点人群(HIV 感染人群、肿瘤坏死因子拮抗剂使用人群、器官移植人群、血液透析人群、尘肺人群、糖尿病患者、风湿病患者、羁押人员、流浪者、外来务工人员、社区中老年人群、其他免疫力低下人群等)中的 LTBI 筛查。

（3）全部人群中 LTBI 的流行病学调查。

2. 肺结核和肺外结核的辅助诊断。因操作快速简便,适宜于各级医疗卫生机构开展肺结核诊断和鉴别诊断使用,提高肺结核诊断的准确性。

3. 结核病预防性干预。

（三）临床应用展望

EC 作为新型 MTB 感染皮肤试验的检测试剂,是国内唯一入选 WHO 推荐用于感染筛查的结核特异性抗原检测药品,也是中国结核病防控体系的一个重大突破。其诊断结核感染的敏感度和特异性均较高,检测技术成本较低、操作简单,可作为 LTBI 和病原学阴性肺结核的辅助诊断。但是 EC 在 LTBI 高危人群和<6 月龄婴儿中的应用数据缺乏,在各种临床或其他因素造成免疫功能低下的人群,以及与肺结核患者密切接触的人群,其安全性和有效性尚有待进一步考证。

第二节　电子气管镜的检查及护理

气管支气管结核为临床比较常见的一种呼吸疾病,主要由结核分枝杆菌对气管及支气管的黏膜、黏膜下层、外膜等造成侵袭而引起,通常继发于肺结核。其临床表现主要以咳嗽咳痰、发热及呼吸困难为主,但由于缺乏特异性,容易与其他肺部疾病(如哮喘、支气管炎、肺炎等)相混淆,因而加大了临床诊治难度。电子气管镜作为诊断和治疗肺、支气管疾病的重要工具,是将细长的气管镜经口或鼻置入患者的下呼吸道,不但可以直接窥视气管、支气管形态改变,而且还可以通过活检、刷检、灌洗、局部用药等方法来进行诊断和介入治疗。

一、适应证与禁忌证

（一）适应证

1. 不明原因的慢性咳嗽,需要明确诊断者。

2. 不明原因的咯血、痰中带血,需要明确出血部位及出血原因者。

3. 支气管内有占位性病变及怀疑有气管、支气管瘘、气管狭窄者。

4. 感染性疾病的患者需要留取高质量标本进行病原学检查。

5. 肺部手术前常规检查,了解支气管管腔情况。

6. 气道异物、分泌物的清除。

7. 排痰困难或反复查痰均未找到抗酸杆菌的疑似肺结核患者。

（二）禁忌证

1. 极度衰竭不能耐受者。

2. 活动性大咯血,若需要行气管镜检查,应在建立人工气道后进行,以降低窒息发生的风险。

3. 严重心功能障碍,明显心律失常,近期发生心肌梗死或有频发心绞痛发作史。

4. 严重肺功能障碍,多发性肺大疱。

5. 高血压危象、严重的肺动脉高压。

6. 凝血功能障碍,有严重出血倾向,严重的上腔静脉阻塞综合征。

7. 严重精神病患者、不能配合者。

二、操作流程

(一)操作前准备

1. 患者评估

(1)评估患者意识状态及合作程度。

(2)术前完善胸部影像学、血常规、凝血功能、传染病学指标(乙型病毒性肝炎、丙型病毒性肝炎、梅毒、艾滋病等)及心电图检查等。

(3)患者药物过敏史、支气管哮喘史及基础疾病史,明确有无适应证。

2. 环境准备 操作间环境安静、整洁,温湿度适宜,环境符合医院Ⅱ类环境要求,有条件者可选择负压隔离间。

3. 用物准备 见表10-5。

表 10-5 用物准备

项目	内容
设备	电子气管镜及主机设备、负压吸引装置、吸氧装置、心电监护仪、抢救车
物品	吸痰管、口咽通气管、一次性细胞刷、标本盒、一次性隔离衣、面屏
药品	急救药品、麻醉药品

4. 患者准备

(1)向患者解释操作目的和注意事项,告知相关风险,签署知情同意书,有义齿者,检查前取下。

(2)局部麻醉者术前4h开始禁食,2h开始禁水;全身麻醉者术前8h开始禁食,术前2h开始禁水。

(3)全身麻醉者术前建立静脉通道,局部麻醉者推荐首选2%利多卡因注射液吸入麻醉。

(二)操作中配合

1. 根据医嘱核对患者信息、药物、标本条码信息。

2. 指导患者去枕仰卧位,头部后仰,不能平卧的患者肩部垫薄枕,抬高下颌开放气道。

3. 给予患者持续3~5L/min氧气吸入,安置心电监护。

4. 气管镜进入声门后指导患者深呼吸,切勿憋气,严密观察患者生命体征情况,如有不适及时报告医生。

(三)操作后护理

1. 局部麻醉患者术后观察要点

(1)检查结束后2h内禁食、禁水。

(2)术后患者痰中带血较常见,应向患者做好解释工作,指导患者轻咳出痰液和血液,勿吞咽。

(3)监测生命体征,观察有无发热、声嘶或咽喉疼痛、呼吸困难、咯血及胸痛等情况。

2. 全身麻醉患者术后观察要点

(1)全身麻醉患者术后进入麻醉复苏室,予床挡保护,严密观察。

（2）协助患者去枕平卧位，头偏向一侧；安置心电监护，密切观察生命体征和神志；注意有无恶心呕吐、气道梗阻及喉痉挛等并发症。

（3）待患者清醒后告知饮食、活动等注意事项，嘱患者 24h 内不能驾驶和高空作业等。

（4）门诊患者完全清醒后由亲友陪同离院，住院患者由护士护送回病房。

三、注意事项

1. 操作过程中，操作者位于患者头部顶端，配合者位于患者右侧。

2. 操作结束后，须再次查对医嘱、患者信息及条码信息，对采集的标本进行分类处理，并及时送检。

3. 做好操作登记，包括气管镜编号、检查日期、患者姓名、登记号、年龄、性别、操作者姓名等。

四、常见并发症的观察与护理

见表 10-6。

表 10-6　常见并发症观察与护理

并发症	观察与护理
发热	常为短暂的发热，38℃左右，检查后 4~24h 可自行恢复正常
出血（术中）	轻度出血：须持续吸引，出血可自行停止 中度出血：肾上腺素溶液或者冰盐水局部止血 重度出血：须放置支气管阻塞球囊、外科介入、使用全身凝血剂 极重度出血：须气管插管、输血，必要时进入重症监护室
麻醉药物过敏	给予氧气吸入，保持呼吸道通畅，开放静脉通路，必要时按过敏性休克进行抢救
咽喉不适或疼痛、声音嘶哑	与术中的机械损伤及患者配合欠佳或术后麻醉效果尚未消失有关，嘱患者术后少说话，该症状可自行消失
喉痉挛	气管镜进入声门刺激咽喉，易发生喉痉挛，保证良好的表面麻醉效果，指导患者正确吸入麻醉药物
低氧血症	当血氧饱和度明显下降至 90% 以下，并持续超过 1min 时，须提高吸氧浓度，必要时停止气管镜操作

第三节　支气管动脉栓塞术及护理

支气管动脉栓塞（bronchial artery embolization，BAE）最早由法国学者 Remy 在 1974 年首先应用于治疗大咯血并取得成功，随着放射介入技术的日趋成熟，BAE 成为大咯血的有效治疗手段。肺结核伴大咯血是结核科常见的急、危重症，发生窒息风险大，死亡率高，常规内科治疗往往效果欠佳，但外科治疗又存在较大风险，因而临床多以经导管 BAE 的方式进行治疗。支气管动脉栓塞术是通过股动脉置入导管在降主动脉寻找支气管动脉开口,在选择性造影明确出血点后进行栓塞止血,目前广泛用于大咯血的治疗。

一、适应证和禁忌证

(一) 适应证

1. 治疗肺结核引起的支气管动脉损害所造成的咯血,咯血反复发作,药物治疗无效,不符合手术指征或者患者拒绝通过手术治疗。

2. 对于肺结核伴急性大咯血的患者,内科药物保守治疗无效果,并且病情加重可能危及生命。

(二) 禁忌证

1. 碘对比剂过敏。

2. 重要器官功能衰竭、全身状况较差、不能仰卧者。

3. 靶动脉与脊髓动脉交通,栓塞可能导致脊髓损伤者。

4. 导管不能深入支气管动脉,栓塞时可能会造成栓子反流入主动脉者。

5. 肺动脉严重狭窄或闭锁的先天性心脏病,肺循环主要靠体循环供血者,在不具备立即手术矫正肺动脉畸形时。

二、操作流程

(一) 术前准备

1. 患者评估

(1) 评估患者意识状态,心理状态及合作程度。

(2) 评估患者咯血量、颜色、性质、有无失血性休克。

(3) 有无用药过敏史。

(4) 查看患者血常规、肝肾功能、出凝血时间及血型、心电图结果等。

2. 环境准备　符合医院Ⅱ类环境要求,并具有防辐射的专用手术室,温湿度适宜。手术室内备有射线防护用品。

3. 用物准备　见表 10-7。

表 10-7　用物准备

项目	内容
设备	心电监护仪、负压吸引器、介入手术床等、吸氧装置、麻醉机
物品	一次性耗材:介入导管(一般选用 Cobra 或 Simmons 端孔导管等)、高压注射针筒;无菌器械包:止血钳、巾钳、卵圆钳、治疗碗、弯盘等;无菌敷料包:治疗巾、大单、中单、手术孔巾等;栓塞材料:明胶海绵或 Ivalon 颗粒、不锈钢圈等;股动脉穿刺压迫止血器
药品	碘对比剂:非离子型造影剂或泛影葡胺 其他:急救药品、麻醉药品

4. 患者准备

(1) 告知患者手术的目的、注意事项及风险,签署知情同意书。

（2）更换病员服，戴手术腕带，建立静脉通路。

（3）对患者进行心理疏导，予以鼓励、安慰及支持，借助肢体接触、语言沟通等形式，普及栓塞优势、预期疗效等，列举治愈良好患者，使其重建信心、提高配合度。

（4）协助患者完善心电图、X线胸片等检查，双侧腹股沟做好备皮，建立静脉通路，提前备齐相关器械。

（二）术中配合

1. 协助患者保持正确体位，取平卧位，头偏向一侧，给予低流量吸氧、持续心电监护，建立静脉通道。

2. 协助医师穿戴防辐射服及无菌手术衣，消毒脐下至双侧大腿内侧 1/3 皮肤，进行股动脉穿刺。

3. 支气管动脉造影时，嘱患者短暂闭气，栓塞开始时，告知患者平静呼吸，勿咳嗽。

4. 术中严密监测患者生命体征，观察是否出现肿块、出血现象，询问有无胸前区灼热感、胸闷、肋间痛等不适症状，发现问题积极配合医生抢救。

5. 股动脉穿刺处用弹性宽绷带"十字"交叉加压包扎，术后返回病房与病房护士进行交接。

（三）术后护理

1. 监测患者血压、脉搏、呼吸及术后是否出现咽喉发痒、刺感等咯血再发的先兆症状，备好抢救物品，并与患者沟通，及时汇报处理异常情况。

2. 用 8 字形弹力绷带加压包扎穿刺点，沙袋加压 6h，加压包扎时力度适当，以能触到足背动脉搏动为宜。伸直穿刺下肢 12h，术后绝对卧床休息 24h，观察穿刺部位有无渗血、皮下血肿，定期按摩受压部位，改善局部血液循环，提高卧床舒适度。

3. 术侧肢体制动，观察足背动脉搏动、皮肤颜色和温度的变化，帮助被动伸展、按摩，观察肌力恢复情况，评估下肢动脉血栓、尿潴留及大小便情况，发现异常及时对症处理。

4. 术后 24h 后情况良好可在床上做轻微翻身、伸展等运动，72h 后可下床缓慢走动，以促进血液循环及肌力恢复，后期根据患者恢复程度进行康复训练，以促进肺功能恢复。

5. 术后高度重视营养，予以高热量、高蛋白及高维生素食物，多食新鲜蔬菜瓜果，禁食油腻、刺激性食物，嘱多饮水，促进造影剂排出。

6. 术后及时告知患者手术的成功情况，消除其担忧和顾虑，关注患者情绪变化，给予个性化疏导。

7. 加强患者家属的健康宣教，告知隔离的重要性，倡导患者与家属进行视频、电话等形式交流，减少直接接触，主动做好隔离工作。

8. 术后 48h 内易出现并发症，须加强监测与护理，预防并发症发生。

三、注意事项

1. 转运患者时备好抢救物品及药品，做好咯血窒息的抢救准备。

2. 术后严格术侧肢体制动，确保局部压迫止血在穿刺点上方，减少出血及皮下血肿的发生。

3. 加强足背动脉搏动及术侧肢体感觉的观察。

4. 使用弹性宽胶带时应预防医用黏胶相关皮肤损伤的发生。

四、常见并发症的观察与护理

1. 穿刺点并发症观察与护理,见表 10-8。

表 10-8 经股动脉行肺动脉栓塞术后穿刺点并发症的观察与护理

并发症	表现	预防措施	发生后的处理
出血或皮下血肿	敷料处有新鲜血迹,局部肿大,皮下淤血	术后加压包扎 6h,12h 内术侧严格制动、绝对卧床,多饮水加快造影剂排出,咳嗽、打喷嚏时用双手压迫穿刺点部位	血肿直径>3~5cm 或局部张力增高者应给予重新加压包扎,延长绝对卧床时间;24h 内局部冷敷,24h 后热敷或用 50% 的硫酸镁湿敷;如血肿逐渐增大甚至有感染征象可外科切开引流
假性动脉瘤	触及搏动性包块,伴周围皮肤瘀斑、血管杂音和震颤	提高穿刺技术,术后应避免过早的下床活动,遵医嘱使用抗凝药物	大多数假性动脉瘤不能自愈,可经超声引导下压迫治疗或是超声引导下注射凝血酶、外科手术切除与修补术等
血栓	肢体苍白、疼痛、穿刺点附近或远端动脉搏动消失、皮肤感觉异常和瘫痪	提高穿刺技术,向鞘管或导管内注射肝素等渗盐水,先回抽,及时发现小的血栓块,拔管前自抽血管鞘,负压下拔除血管鞘;术前和术后监测肢体动脉搏动,若搏动微弱或消失应及时松开包扎带,嘱患者进行足部背屈活动,加强抗凝治疗	一旦血栓脱落形成栓塞,立即溶栓、取栓治疗
动静脉瘘	患肢肿胀,静脉曲张,皮肤温度升高,可扪及搏动性肿块和触及震颤	术前进行血管彩超检查、提高穿刺技术,可在 B 超下进行股动脉穿刺	加压包扎、腹膜支架腔内隔绝、外科修补等;对穿刺点形成动静脉瘘处进行加压包扎,以能扪及该侧足背动脉搏动、皮肤温暖为宜,延长卧床时间,至局部连续性血管杂音消失后可解除包扎

2. 其他并发症 脊髓损伤表现为感觉障碍、尿潴留、偏瘫甚至截瘫等。多数经对症治疗后,在数天或数月内恢复,少数成为不可逆损伤。使用非离子型造影剂、导管尖端超过脊髓动脉分支起始部或采用同轴导管技术进行栓塞,可减少脊髓损害的发生。

第四节 腰椎穿刺技术及护理

结核性脑膜炎(tuberculous meningitis,TBM)是结核分枝杆菌感染引起的颅内非化脓性炎症性疾病,是常见的肺外结核病之一,也是最严重的结核病,超过 50% 的患者遗留严重的神经系统后遗症。早期诊断及治疗是影响 TBM 预后的重要因素。近年来,随着结核病获得性耐药菌株的不断增多,耐药结核性脑膜炎日益受到关注,其诊断与治疗愈加困难。脑脊液中检测到耐药结核分枝杆菌是确诊的金标准,目前临床上常对耐药结核性脑膜炎患者行腰椎穿刺术(lumbar puncture,LP),以获取患者脑脊液及测定颅内压,进行协助诊断。腰椎穿刺术是自 $L_{3\sim4}$($L_2\sim S_1$ 间隙均可)的椎间隙进行穿刺进入蛛网膜下腔,以获取脑脊液协助中枢神经系统疾病的诊断和鉴别诊断,或以注入药物、行内外引流术等治疗性穿刺为目的的技术。

一、适应证与禁忌证

(一) 适应证

1. 确定脑脊液性质,协助诊断中枢神经系统炎症或出血性疾病。

2. 对颅内蛛网膜下腔出血、炎症或手术后患者引流脑脊液,预防蛛网膜下腔粘连或脑积水。

3. 测定脑脊液压力;进行腰椎麻醉或鞘内注射药物。

(二) 禁忌证

1. 疑有颅内压升高者,如有明显的视盘水肿或有脑疝先兆者。

2. 患者处于休克,衰竭或濒危状态。

3. 穿刺点附近脊柱有结核病灶。

4. 颅后窝有占位性病变者。

5. 有严重的凝血功能障碍患者。

二、操作流程

(一) 术前准备

1. 患者评估

(1)评估患者病情、意识状态、自理能力及合作程度;指导患者了解腰椎穿刺术的目的、体位配合及注意事项,消除患者紧张情绪;告知患者及家属穿刺风险,签署知情同意书。

(2)药物过敏史。

2. 环境准备　病房空气消毒 30min,温湿度适宜,环境清洁、宽敞明亮,隔帘遮挡。

3. 用物准备　见表 10-9。

表 10-9　用物准备

项目	内容
设备	吸氧装置、心电监护仪、抢救车、治疗车
物品	一次性腰椎穿刺包、医用无菌手套、一次性隔离衣、医用 N95 口罩、面屏、碘伏
药品	急救药品、麻醉药品

4. 患者准备

(1)嘱患者排尿,排便,协助患者清洁穿刺处皮肤。

(2)必要时根据医嘱术前快速静脉滴注 20% 甘露醇,降低颅内压。

（二）术中配合

1. 根据医嘱查对患者身份信息。

2. 体位指导　患者去枕侧卧位，背齐床沿并垂直，双手抱膝紧贴腹部，脊柱尽量后凸以增加椎间宽度。若患者无法配合，由助手在术者对侧用一手挽患者头部，另一手挽双下肢腘窝处并用力抱紧使脊柱尽量后凸以增宽椎间隙（图10-2）。

3. 协助医生常规消毒穿刺部位皮肤和穿刺点局部麻醉，测量脑脊液压力或留取标本。

4. 穿刺过程中应严密观察患者的意识、瞳孔、呼吸、脉搏、血压及面色变化，如有异常，立即采取急救措施。

5. 加强术中沟通，嘱患者在操作过程中勿大声咳嗽，不憋气，缓慢深呼吸，配合操作完成。

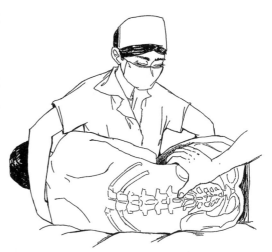

图 10-2　腰椎穿刺术体位

6. 必要时播放轻松的音乐，指导患者配合音乐放松全身肌肉，缓解术中的紧张及不适感。

（三）术后护理

1. 核对患者及标本条码信息并及时送检。

2. 指导患者平卧 4~6h，卧床期间不可抬高头部，可适当转动身体。

3. 观察患者神志、瞳孔、生命体征及有无头痛、呕吐、腰背痛、双下肢运动感觉异常等。

4. 保持穿刺部位敷料干燥，观察穿刺部位皮肤有无破溃感染，有无渗液、渗血。

5. 给予患者心理支持。

三、注意事项

1. 严格无菌操作，做好职业防护。

2. 腰椎穿刺术后平卧时间较长，加强患者生活护理，注意预防压力性损伤、跌倒等发生。

四、常见并发症的观察与护理

见表 10-10。

表 10-10　常见并发症的观察与护理

并发症	观察与护理
尿潴留	热敷和按摩腹部膀胱区
低颅压	多饮水，忌饮浓茶、糖水，适当延长卧床休息时间
压力性损伤	术后平卧位，可 2h 翻身 1 次，适当变换体位
腰背痛	选择适当的穿刺针，拔针后局部压迫穿刺点以减少脑脊液外漏，术后指导患者交替平卧位
脑疝	最严重的并发症，遵医嘱快速静脉滴注 20% 甘露醇，观察神志、瞳孔及生命体征的变化，保持呼吸道通畅，准备抢救物品，做好气管插管的准备

第五节　胸腔穿刺术及护理

结核性胸膜炎是一种常见的肺结核病,因 MTB 的代谢产物或炎症因子刺激胸腔可产生胸腔积液。由于胸腔积液对疾病的水平及诊断具有一定的价值,因此规范胸腔穿刺术具有重要的意义。胸腔穿刺术又称胸膜穿刺术,是用于移除胸膜腔内液体或气体,以诊断或治疗为目的的侵入性操作。

一、适应证与禁忌证

(一) 适应证

1. 胸部外伤疑有血气胸,须进一步明确者。
2. 胸腔积液性质待定,须穿刺抽取积液明确病因者。
3. 大量胸腔积液(或积血)影响呼吸、循环功能,且不具备条件施行引流术时,或气胸影响呼吸功能者。
4. 脓胸、恶性胸腔积液或胸腔内注射药物者。

(二) 禁忌证

1. 胸腔积液和积气过少患者。
2. 严重心肺功能不全、极度衰弱、病情危重不能配合者。
3. 对麻醉药物过敏者。
4. 凝血功能障碍,有严重出血倾向者。
5. 患有精神疾病或不合作者。
6. 穿刺处皮肤有感染者。
7. 咳嗽剧烈难以定位者。

二、操作流程

(一) 术前准备

1. 患者评估

(1)评估患者年龄、病情、意识状态、自理能力及合作程度。

(2)询问患者过敏史及基础疾病史,确定有无适应证。

(3)术前须完善血常规、凝血功能、传染病学指标(乙型病毒性肝炎、丙型病毒性肝炎、梅毒、艾滋病等)及心电图等检查。

(4)完善影像学和超声检查,明确胸腔积液、积气量,确定穿刺部位并标记。

2. 环境准备　操作间空气消毒 30min,温湿度适宜。环境清洁,光线明亮。若在床旁操作,应用隔帘遮挡。

3. 用物准备　见表 10-11。

表 10-11　用物准备

项目	内容
设备	吸氧装置、心电监护仪、床旁彩超仪、抢救车、治疗车
物品	胸腔穿刺包、无菌纱布、医用无菌手套、碘伏、胶布、医用 N95 口罩、一次性隔离衣、面屏、积液收集装置
药品	急救药品、麻醉药品

4. 患者准备

(1) 了解操作的目的、方法、注意事项及配合要点，了解手术风险及并发症，签署知情同意书。

(2) 操作前排尿、排便。

(3) 操作前进食少量食物。

(4) 学会正确的呼吸方法，如腹式呼吸。

(二) 术中配合

1. 协助患者摆放体位，反向坐位，最大限度暴露胸部及背部，胸前垫软枕。不能长时间保持坐位者，取半卧位，患侧前臂置于枕部。见图 10-3。

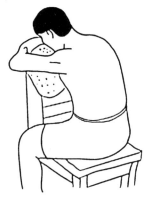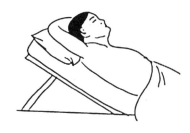

图 10-3　胸腔穿刺术体位

2. 穿刺部位　穿刺前应结合 X 线或超声波检查定位，穿刺处可用蘸有龙胆紫的棉签在皮肤上做标识。

(1) 胸腔积液穿刺部位：应根据胸部叩诊选择实音最明显部位进行，胸腔积液多时一般选择肩胛线或腋后线第 7~8 肋间隙；必要时也可以选择腋中线第 6~7 肋间隙或腋前线第 5 肋间。

(2) 气胸穿刺部位：应根据肺部听诊选择无呼吸音，叩诊鼓音部位进行，一般取患侧锁骨中线第 2 肋间隙或腋前线第 4~5 肋间隙进针。局限性气胸，则在胸腔内积气最多的部位进行穿刺。

3. 穿刺过程中观察患者面色、呼吸、脉搏，询问感受。若穿刺抽液过程中患者出现心悸、头晕、出冷汗、胸部疼痛、剧烈咳嗽等反应立即停止操作，遵医嘱处理。

4. 穿刺抽液速度不宜过快、量不宜过多。诊断性抽液时，取 50~100ml；少量胸腔积液患者一次性抽液不得超过 600ml；穿刺结束，予无菌纱布压迫穿刺点，保持干燥。脓胸患者，每次尽量抽尽脓液。

（三）术后护理

1. 患者护理

（1）体位选择：指导患者卧床休息，胸痛时取患侧卧位；呼吸困难时取半坐卧位，利于呼吸和炎症局限。

（2）术后观察：患者呼吸、脉搏、血压、血氧饱和度的变化并做好记录，观察穿刺点有无渗血、渗液。

（3）静卧休息：避免早期下床活动，24h 后可洗澡，观察穿刺后的反应，注意血胸、气胸、肺水肿等并发症发生。

（4）加强深呼吸锻炼，鼓励咳嗽、咳痰、吹气球训练。胸腔积气患者，须掌握呼吸训练方法，1 个月内不宜参加打球、跑步、抬举重物等剧烈的体育活动。如突发胸部针刺样或刀割样疼痛伴呼吸困难、刺激性干咳等症状，应及时就近就诊。待其病情恢复后，可告知患者每天坚持肢体功能锻炼，可指导其进行散步、太极等有氧运动，促使康复。

（5）饮食护理以高蛋白、高热量、高维生素的饮食为主，多食用新鲜的水果和蔬菜，保持大便通畅。

（6）鼓励患者说出内心感受，检查前向患者耐心讲解疾病相关知识及穿刺的目的，消除患者的恐惧和担忧。

2. 健康教育

（1）指导患者有意识地使用控制呼吸的技巧，进行缓慢的腹式呼吸。

（2）取舒适体位，抬高床头 15°~30°，半卧或健侧卧位，遵医嘱吸氧 2~3L/min。

（3）鼓励患者积极咳嗽、排痰，保持呼吸道通畅。

（4）鼓励患者下床活动，增加肺活量，促进肺功能恢复。

三、注意事项

1. 严格无菌操作，做好职业防护。

2. 将抽出的胸水直接与 2 000mg/L 含氯消毒液充分混合至少 30min 后，按医疗废物处理。

3. 应避免在第 9 肋间以下穿刺，以免穿透膈肌损伤腹腔脏器。

四、常见并发症的观察与护理

见表 10-12。

表 10-12 并发症的观察与护理

分类	临床表现	护理
胸膜反应	头晕、面色苍白、大汗、心慌、胸闷、剧烈咳嗽、呼吸急促等	立即停止操作，安抚患者，取平卧位，低流量吸氧，监测生命体征，多数情况患者症状可自行缓解，必要时遵医嘱用药
出血	肺内、胸腔内或胸壁出血	少量出血一般不予处理；若出现较大量出血，应立即止血抽出胸腔积血，必要时采取外科手术止血等措施

分类	临床表现	护理
复张性肺水肿	出现不同程度的低血压和低氧血症、剧烈咳嗽、胸痛、呼吸急促、烦躁不安、眩晕,咯大量粉红色泡沫痰,甚至昏迷及休克等	35%~50% 乙醇湿化吸入,必要时行机械通气治疗;健侧卧位,保持呼吸道通畅,必要时吸痰;建立静脉通道,遵医嘱用药,监测中心静脉压和生命体征,记录 24h 出入量
气胸	咳嗽、胸闷、胸痛、呼吸困难	症状轻者应严密观察,胸部 X 线片随访;症状明显者,须行胸腔闭式引流术

第六节　胸腔闭式引流术及护理

结核性胸膜炎是由 MTB 直接感染和 / 或胸膜对 MTB 菌体成分产生迟发型变态反应而发生的炎症,患者常表现为咳嗽、发热、胸痛、呼吸困难以及胸腔积液。当耐药结核病患者胸腔内有大量积液、积气时,为避免反复穿刺,给予持续胸腔闭式引流术。胸腔闭式引流术是利用超声确定穿刺点后,在无菌操作原则下,将引流管一端置入胸腔内,另一端外接密闭式引流装置,利用呼吸重力原理将胸腔内的积液、积气引流到体外,重建胸膜腔负压,促进肺复张,恢复肺功能的技术,又称胸廓造口术、胸腔管手术。

一、适应证与禁忌证

(一) 适应证

1. 中量、大量胸腔积液或积气,张力性气胸、血胸者。

2. 自发性气胸,肺部压缩>30% 者。

3. 脓胸患者。

4. 外科开胸术后引流者。

5. 胸腔穿刺术治疗下肺无法复张者。

(二) 禁忌证

同胸腔穿刺术。

二、操作流程

(一) 术前准备

患者评估、环境准备和患者准备同胸腔穿刺术,用物准备见表 10-13。

表 10-13 用物准备

项目	内容
设备	吸氧装置、心电监护仪、床旁彩超仪、抢救车、治疗车
物品	胸腔穿刺包、一次性无菌留置引流导管、无菌纱布、医用无菌手套、一次性手术衣、碘伏、面屏、医用 N95 口罩、导管标识、胶布、固定器、引流袋。胸腔积气可备：弹力绷带、肋间切开包、蕈状引流管、水封瓶
药品	急救药品、麻醉药品

（二）术中配合

1. 协助患者摆放体位，反向坐位，最大限度暴露胸部及背部，胸前垫软枕。不能长时间保持坐位者，取半卧位，患侧前臂置于枕部。

2. 胸腔引流穿刺点选择肩胛线或腋后线第 7~8 肋间，必要时也可选择腋中线第 6~7 肋间或腋前线第 5 肋间，穿刺前应结合 X 线或超声波检查定位。抽取胸腔积气时，穿刺点选择患侧锁骨中线第 2 肋间。

3. 穿刺过程中观察患者面色、呼吸、脉搏并询问感受。穿刺抽液过程中患者如出现心悸、头晕、出冷汗、胸部疼痛、剧烈咳嗽等反应立即停止操作，遵医嘱处理。

4. 术中配合医生将引流管一端置入胸腔内，另一端外接密闭式引流装置。并妥善固定。胸腔积气穿刺成功后，另一端连接无菌密闭的水封瓶，引流管末端没入水面下 3~4cm，并保持直立。确认水封瓶密闭后开放引流管，防止放气过快导致复张性肺水肿。见图 10-4。

（三）术后护理

1. 患者护理

（1）体位选择：取舒适体位，指导患者变换体位，利于积液的引流。

（2）生命体征监测：持续心电监护，观察患者呼吸节律、频率及面色并记录。

（3）鼓励患者进行呼吸方式训练（见第七章第三节表 7-15）。

（4）活动指导：术后早期下床活动，促进引流，预防肺不张，改善呼吸功能，促进切口愈合。床上翻身、坐起及下床活动时应注意防止引流管受压、打折、扭曲、脱出，引流瓶应低于胸腔出口平面，避免引流液反流。

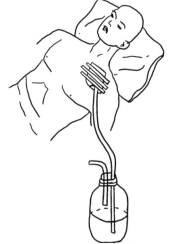

图 10-4 胸腔闭式引流

（5）饮食护理：同胸腔穿刺术。

（6）心理护理：向患者解释说明携带引流装置可能导致的不适及解决方法。

2. 引流装置的护理

（1）穿刺点护理：保持穿刺处皮肤、敷料清洁干燥，防止穿刺处感染。

（2）保持引流装置连接牢固、密闭、通畅、无漏气。引流瓶应低于穿刺点平面 60~100cm。转运患者前须反向夹闭引流管。

（3）胸腔积液应观察引流液性质、量及颜色。胸腔积气应观察水封瓶内水柱波动及有无气泡溢出。首次放液不宜超过 600ml，以后每天不应超过 1 000ml。有异常应及时通知医生。

（4）加强巡视，做好交接。如发生导管意外滑脱应立即捏紧穿刺点周围皮肤；若水封瓶接口松动脱落，应立即夹闭引流管，另换水封瓶。

3. 更换引流装置与拔管

（1）更换引流装置

1）治疗巾垫于引流管下，纱布包裹引流管，避免夹管时损伤管道，取两把血管钳反向夹闭引流管纱布包裹处。

2）取无菌纱布包裹胸腔引流管与引流瓶连接管的连接处，将二者分离。将引流瓶连接管前端向上提起，使引流液全部流入胸腔引流瓶内，螺旋式消毒胸腔引流管管口，待干后连接备用的新引流瓶。

3）胸腔积液使用 2 000mg/L 含氯消毒液消毒处理，引流瓶放入黄色医用垃圾袋内扎紧袋口，按照感染性医疗废物处理。

（2）拔管与护理

1）拔管指征：胸腔积液患者闭式引流术后 48~72h，引流量明显减少且颜色变淡，24h 引流液<50ml，脓液<10ml 方可拔管。胸腔积气患者水封瓶内水柱无波动，无呼吸困难，可先行夹闭胸腔引流管 24h，再行 X 线胸片检查，若提示肺复张良好，即可拔管。

2）拔管操作方法：拔管由医师进行。气胸拔管时嘱患者深吸一口气，在吸气末屏气迅速拔管，并立即用凡士林厚纱布及厚敷料封闭伤口，并加压包扎固定。

3）拔管后护理：拔除引流管后 24h 内密切观察患者有无胸闷、憋气、呼吸困难、气胸、皮下气肿等。观察穿刺部位敷料有无渗血、渗液，如有异常及时报告医师处理。

4. 健康教育

（1）指导患者半坐卧位休息，鼓励早期下床活动，告知携管注意事项及管道滑脱的应对措施。

（2）对有气体溢出的患者，须始终保持引流管通畅，不可随意夹管。

（3）患者疼痛较为剧烈须及时告知医生，遵医嘱使用镇痛药物，提高舒适感。

（4）鼓励患者积极排痰，保持呼吸道通畅。

（5）鼓励患者下床活动，增加肺活量，促进肺功能恢复。

三、注意事项

1. 严格无菌操作，做好职业防护。
2. 连接装置时保持密闭，防止空气进入胸腔。

四、常见并发症的观察与护理

同胸腔穿刺术。

第七节 腹腔穿刺术及护理

结核性腹膜炎是由 MTB 引起的慢性、弥漫性腹膜感染,可累及腹膜腔、肠系膜、大网膜,临床表现为低热、盗汗、腹痛、腹胀、腹水,严重者可出现肠梗阻、肠穿孔、肠瘘及化脓性腹膜炎等并发症。目前结核性腹膜炎发病率约占全身结核病的 5%,腹腔积液是常见症状之一。腹腔穿刺术是通过穿刺针或导管直接从腹前壁刺入腹膜腔抽取腹腔积液,可留取标本明确诊断,还可有效排除腹水中结核分枝杆菌和相关的代谢产物,降低腹腔内压,减轻中毒症状,促进腹膜血液循环的改善和腹膜细胞功能的恢复。

一、适应证与禁忌证

(一) 适应证

1. 诊断性穿刺,以明确腹腔内有无积脓、积血。

2. 抽液做常规化验、细菌培养、药敏试验、脱落细胞检查等。

3. 腹水引起呼吸困难或腹部胀痛时,适量抽放腹水以减轻压迫症状。

4. 以诊断或治疗为目的腹腔内给药。

(二) 禁忌证

1. 昏迷、休克及严重电解质紊乱者。

2. 肝性脑病先兆,有出血倾向者。

3. 粘连性腹膜炎、包虫病、卵巢囊肿、腹腔内病灶被内脏粘连包裹。

4. 腹腔内巨大肿瘤(尤其是动脉瘤)、妊娠中后期。

5. 胃肠高度胀气,肠麻痹。

6. 尿潴留,未行导尿者。

7. 精神异常、不能配合者。

二、操作流程

(一) 术前准备

1. 患者评估

(1)评估患者病情、意识状态、自理能力及合作程度。

(2)询问患者过敏史及基础疾病史,确定有无适应证和禁忌证。

(3)术前须完善血常规、凝血功能、传染病学指标(乙型病毒性肝炎、丙型病毒性肝炎、梅毒、艾滋病等)及心电图检查等。

(4)完善腹部影像学和超声检查,明确腹腔积液、积气量,确定穿刺部位并进行标记,测量腹围。

(5)告知患者及家属手术风险及并发症,签署知情同意书。

2. 环境准备 操作间空气消毒 30min,温湿度适宜。环境清洁,光线明亮。

3. 用物准备 见表 10-14。

表 10-14　用物准备

项目	内容
设备	心电监护仪、抢救车、治疗车、床旁彩超仪
物品	腹腔穿刺包、医用无菌手套、无菌纱布、敷料、碘伏、一次性手术衣、医用 N95 口罩、面屏、积液收集装置
药品	急救药品、麻醉药品

4. 患者准备

(1)告知患者及家属操作目的、操作中注意事项,可能发生的不适及应对措施。

(2)操作前应排空膀胱,防止术中穿刺时损伤膀胱。

(3)清洁患者腹部皮肤,超声定位并标记穿刺点。

（二）术中配合

1. 查对患者信息,确认穿刺部位,核对标本条码信息。

2. 关闭门窗,注意保护患者隐私。

3. 术中保持与患者有效沟通,增强患者的信心,缓解患者紧张状态。

4. 监测生命体征,必要时给予持续低流量吸氧。

5. 取平卧位或斜坡卧位;腹水量少者,可取侧卧位。若抽吸不畅,可将穿刺针稍做移动或变换体位。左下腹部穿刺点常选择脐与髂前上棘连线中、外 1/3 交界点(见图 10-5A);侧卧位时选择脐水平线与腋前线或腋中线交点,常用于诊断性穿刺(见图 10-5B)。

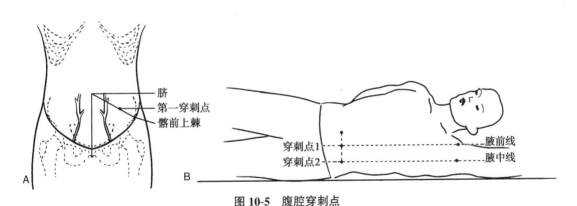

图 10-5　腹腔穿刺点

6. 穿刺过程中观察患者面色、呼吸、脉搏,询问感受。若患者出现心悸、头晕、出冷汗、腹部疼痛、剧烈咳嗽等反应立即停止操作,遵医嘱用药。

7. 抽液速度不宜过快、过多,穿刺结束,用无菌敷料覆盖穿刺点,保持敷料清洁干燥。

8. 留取培养标本及时送检。

（三）术后护理

1. 嘱患者半卧位休息,观察穿刺部位,如出现红、肿、热、痛,体温升高或液体溢出等及时通知医生;保持穿刺部位敷料清洁干燥。

2. 监测生命体征,观察患者呼吸节律、频率、面色,详细记录。

3. 可适当下床活动,如慢步行走。

4. 进食优质植物蛋白、高碳水化合物和易消化的少渣食物。

5. 做好患者疼痛护理,穿刺处疼痛较轻患者,可播放喜爱的音乐,与家属病友交流感兴趣的事物,以分散注意力从而减轻疼痛。告知患者若疼痛较为剧烈须及时告知医生,遵医嘱使用镇痛药物,提高舒适感。

三、注意事项

1. 严格无菌操作,做好职业防护。

2. 将抽出的腹水直接与 2 000mg/L 含氯消毒液充分混合至少 30min 后,按医疗废物处理。

四、常见并发症的观察与护理

见表 10-15。

表 10-15　常见并发症的观察与护理

并发症	临床表现	护理措施
出血	面色苍白、脉率加快,严重时脉搏微弱、血压不稳、尿量减少,甚至出现休克	监测生命体征,观察引流情况,建立静脉通路,遵医嘱给予止血药物,及时补液,抗休克治疗
感染	体温升高、脉率增快、呼吸急促等全身感染症状,严重者可发生感染性休克	合理使用抗生素,严格无菌操作,监测生命体征,准确记录 24h 出入量,及时发现感染性休克征象
减压性休克	因腹水抽吸过快、过多,腹腔压力骤降引起其他脏器血管扩张,血压快速下降,出现休克表现	首次抽液不超过 1 000ml,以后不超过 2 000ml,术中询问患者有无不适,如出现面色苍白、头晕、心悸、冷汗等表现,应停止抽液,遵医嘱用药,注意血压变化,防止休克

第八节　腹腔闭式引流术及护理

结核性腹膜炎患者腹腔内有大量积液时,可行腹腔闭式引流术将积液中细菌及其代谢产物、渗出物、坏死组织等引流出体外,避免反复穿刺,减少对腹腔组织的刺激,增加抗结核治疗的效果。腹腔闭式引流术是将引流管一端放入腹腔内,另一端接入比其位置更低的引流袋,以便排出腹腔内的脓、液、血、气,使腹腔环境恢复正常的一种技术,该技术还可收集标本进行检验,明确诊断。

一、适应证与禁忌证

(一) 适应证

1. 大量腹水引起呼吸困难或腹部胀痛时,适量抽放腹水以减轻压迫症状。

2. 外科腹腔手术后行腹腔置管。

3. 因诊断或治疗目的行腹腔内给药或腹膜透析。

4. 消化道瘘。

5. 其余同腹腔穿刺术。

(二) 禁忌证

同腹腔穿刺术。

二、操作流程

(一) 术前准备

患者评估、环境准备、患者准备同腹腔穿刺术,用物准备见表 10-16。

表 10-16　用物准备

项目	内容
设备	心电监护仪、抢救车、治疗车、床旁彩超仪
物品	腹腔穿刺包、一次性无菌留置引流导管、无菌纱布、医用无菌手套、一次性手术衣、碘伏、面屏、医用 N95 口罩、导管标识、胶布、固定器、引流袋
药品	急救药品、麻醉药品

(二) 术中配合

1. 穿刺前配合同腹腔穿刺术。

2. 协助医生完成操作,并妥善固定引流装置。

3. 留取培养标本并及时送检。

(三) 术后护理

1. 患者护理

(1)体位选择半卧位,利于引流。

(2)生命体征监测:观察患者血压、脉搏、神志、尿量等。必要时给予持续心电监护。

(3)大量引流腹水可造成水、电解质紊乱引起的不良反应(如休克、昏迷)。所以引流不宜过快过多,治疗性的引流一般初次不宜超过 1 000ml,以后每日不超过 3 000~6 000ml。合并肝硬化的结核病患者一次引流一般不超过 3 000ml,过多的引流可诱发肝性脑病和电解质紊乱。一般引流 1 000ml 的腹腔积液可补充白蛋白 6~8g。

(4)活动指导:早期床上翻身活动,避免压力性损伤。待患者适应后指导进行离床活动。

(5)饮食指导:进食优质蛋白、高碳水化合物和易消化的少渣食物。

(6)疼痛护理:穿刺处疼痛较轻患者,可播放喜爱的音乐,与家属病友交流感兴趣的事物,以分散注意力从而减轻疼痛;若疼痛较为剧烈须及时告知医生,遵医嘱使用镇痛药物,提高舒适感。

2. 引流装置的固定与护理

(1)注意保持引流装置连接牢固、密闭,无漏气。防止引流管受压、打折、扭曲、脱出,并保持引流管通畅。引流袋应低于腹壁穿刺点平面 60~100cm。观察记录引流液的性质、量、颜色及穿刺处周围皮肤等情况。

(2)加强巡视,做好交接。如发生导管意外滑脱应立即捏紧穿刺点周围皮肤;若引流装置接口松动脱落,应立即夹闭引流管,另换引流装置,然后开放钳夹引流。

(3)评估导管脱落风险,如有认知障碍、行为异常、拔管史的患者,征求家属同意后遵医嘱予约束。

3. 更换引流装置与拔管

(1)更换引流装置

1)取无菌治疗巾垫于引流管下,建立无菌区,取两把止血钳反向夹闭引流管。

2)取无菌纱布包裹腹腔引流管与引流装置连接处,分离腹腔引流管将引流瓶连接管前端向上提起,使引流液全部流入腹腔引流装置内,消毒腹腔引流管管口,连接备用的引流装置。

3)引流装置应保持密闭和无菌,保持腹壁引流口敷料清洁干燥,渗出液较多时应及时更换敷料。

4)腹腔积液使用2 000mg/L含氯消毒液消毒处理,引流装置放入黄色医用垃圾袋内扎紧袋口,按照感染性医疗废物处理。

(2)拔管

1)拔管指征:①引流液的量<10ml/d;②患者无发热、无腹胀、白细胞计数恢复正常;③彩超提示腹腔积液明显减少。

2)拔管操作方法:拔管时嘱患者深吸气,屏住呼吸,拔管后迅速用无菌纱布覆盖并用宽胶布加压固定,如遇穿刺点有腹水渗漏,可用蝶形胶布封闭。

3)拔除引流管后24h内密切观察患者腹部体征,穿刺点有无渗血、渗液,如有异常及时报告医师。

4. 健康教育

(1)指导患者及家属掌握疾病有关知识和自我护理能力。患者在坐起、翻身、变化体位时应注意防止引流管受压、打折、扭曲、脱出,保持引流管通畅,勿使引流袋连接管高于腹壁引流口水平,以防引流液逆流进入腹腔。

(2)指导患者穿宽松的棉质衣服。大量腹水患者,注意保持皮肤清洁和完整性,定时翻身防止压疮,动作轻柔,以免损伤皮肤。

(3)根据病情进食优质蛋白、高碳水化合物和易消化的少渣食物,做到生活规律,睡眠充足。

三、注意事项

1. 严格无菌操作,做好职业防护。

2. 大量腹腔积液,腹腔压力过高时,积液易从穿刺点漏出,应及时更换敷料,防止非计划拔管的发生。

四、常见并发症的观察与护理

见表10-17。

表 10-17 常见并发症的观察与护理

表 10-17 常见并发症的观察与护理

并发症	临床表现	护理措施
出血	面色苍白,脉率加快,严重时脉搏微弱、血压不稳、尿量减少,甚至出现休克	监测生命体征,观察引流液情况,建立静脉通路,遵医嘱给予止血药物,及时补液,抗休克治疗,必要时抢救输血
感染	体温升高、脉率增快、呼吸急促等全身感染症状,严重者可发生感染性休克	合理使用抗生素,严格无菌操作,监测生命体征,准确记录 24h 出入量,及时发现感染性休克征象

第九节 心包腔引流术及护理

结核分枝杆菌感染心包所引起的心包积液,是最常见的心包疾病。结核性心包积液一般发病较缓,毒性症状较轻,以蛋白性浆液纤维或血性浆液渗出液为主,渗出液存在时间可达数月。当心包腔内的积液在短期内迅速增加或者缓慢积累到一定程度时,患者会出现胸闷、呼吸困难,血压下降和心率加快等心脏压塞症状,需要立即进行心包穿刺引流放液,将心包积液引流出来。心包穿刺术是通过穿刺抽液对心包积液性质的判断(渗出液或漏出液)、协助病因的诊断,同时减轻积液对心脏压迫的一种诊疗技术。

一、适应证与禁忌证

(一)适应证

1. 抽液检查,以确定积液性质及病因。
2. 各种原因引起的心包积液导致心脏压塞。
3. 化脓性心包炎穿刺排脓。
4. 行心包腔内注射药物治疗等。

(二)禁忌证

1. 凝血功能障碍者慎做。
2. 患出血性疾病或患者烦躁不安,不能镇静者慎做。

二、操作流程

(一)术前准备

1. 患者评估

(1)评估患者意识、心理状况及合作程度。

(2)评估患者有无咳嗽、血压下降、心率增快、呼吸困难及发绀等情况。

2. 环境准备 操作间环境安静、整洁,温湿度适宜,适合穿刺操作,环境符合医院Ⅱ类环境要求,有条件者可在负压隔离病房进行。

3. 用物准备 见表 10-18。

表 10-18　用物准备

项目	内容
设备	超声仪、心电图机、抢救车、除颤仪、心电监护仪
物品	无菌心腔穿刺包(内有连接胶管的心包穿刺针、7号针头、血管钳、洞巾、纱布)、无菌纱布、无菌橡皮手套和胶布、无菌杯、引流袋
药品	急救药品、麻醉药品

4. 患者准备

(1)告知患者手术的目的、注意事项及风险,签署知情同意书。

(2)协助患者完善心电图、凝血功能及心脏超声等检查,确定积液量及穿刺部位,并对最佳穿刺点做好标记。

(3)指导患者做呼气后屏气训练,提高术中配合效果。嘱患者穿刺过程中勿咳嗽或深呼吸,精神紧张者可于术前遵医嘱给予适量镇静药物。

(二) 术中配合

1. 常选取以下部位为穿刺点　①左侧第五肋间锁骨中线外心浊音界内 2cm 左右,沿第六肋上缘向背部偏正中方向进针(图 10-6A)。②剑突和左肋弓缘夹角处,穿刺针尖与胸壁呈 30°~45° 角,向上、后穿刺进针(图 10-6B)。

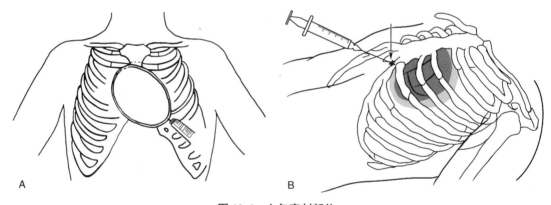

图 10-6　心包穿刺部位

2. 协助患者取坐位或半卧位,充分暴露穿刺部位,保护患者隐私,并注意保暖。

3. 建立静脉通道,给予患者低流量吸氧,安置心电监护。

4. 穿刺过程中做好配合　指导患者平稳呼吸,避免咳嗽,动态观察患者神志、面色及生命体征的变化,询问患者有无头晕及其他不适,如患者突然出现心律失常、四肢厥冷、呼吸困难等,应及时告知医生并配合处理。

5. 穿刺成功后,配合医生调整引流管于最佳的引流位置并妥善固定,缓慢持续引流,并正确记录引流液总量等指标,心包积液标本及时送检。

(三) 术后护理

1. 协助患者取坐位或半卧位,以利于呼吸及引流通畅。严密监测病情,持续心电监护和低流量吸氧,若出现呼吸困难、心悸、胸闷、心前区疼痛及时通知医生。

2. 观察穿刺部位有无红肿、压痛及渗液,保持穿刺部位敷料清洁干燥,避免穿刺周围皮肤潮湿,及时更换,预防感染。妥善固定引流管,协助患者翻身及搬运时注意防止引流管牵拉、滑脱。

3. 观察引流液的速度、量、颜色及性状,首次引流量 100~200ml 为宜,以后每天间断缓慢引流 400~600ml,若出现血性积液、引流管堵塞等,及时汇报医生处理。定期更换引流袋,保持引流袋合理位置并避免高于穿刺点部位,准确记录引流量。

4. 当患者心包填塞症状消失、引流量<25ml/d、心脏超声提示心包积液明显减少或无积液可遵医嘱夹管观察。若 24~48h 后无异常即可拔管,穿刺部位加压包扎 24h,无菌敷料覆盖 48h。

5. 进食高热、高蛋白、高维生素等易消化食物,避免发生便秘。加强护理,做好口腔清洁,保持皮肤清洁、干燥,采用侧卧位、半卧位、坐位交替,减少压疮发生风险。

三、注意事项

1. 第一次引流不宜超过 200ml,引流速度不宜过快。

2. 穿刺时完善麻醉,以免因疼痛引起神经源性休克。

3. 在穿刺过程中若抽出液为血性应注意:①观察液体是否凝固,不凝固表示抽出液体来自心包腔;②将抽出液体滴在纱布上一滴,如中心为一深红点,四周呈浅红晕,则表示液体来自心包腔;③将抽出液体红细胞压积与患者的血液红细胞压积进行比较,测得值相近说明穿刺针已进入心脏;④穿刺针与电压针相连,若呈右心室曲线者,说明针尖已进入心室腔;超声心动图观察到云雾样回声出现在积液区,则表示针头位于心包腔中,证实为心包积液,可继续排液。

4. 心包引流液用 2 000mg/L 含氯消毒液浸泡半小时以上,按医疗废物处理。

四、常见并发症的观察与护理

见表 10-19。

表 10-19 常见并发症的观察与护理

常见并发症	护理
心律失常	一般的心律失常,改变穿刺深度延缓抽液速度,适当使用镇静剂常能改善;而严重的心律失常,应及时使用抗心律失常药物,并终止心包穿刺
心包反应	穿刺时刺激迷走神经而引起血压降低、心率减慢、面色苍白、出汗等反应,严重者可出现意识丧失,应立即告知医生,可给予阿托品进行防治
肝损伤、肺损伤	超声心动图定位,选择合适的进针部位及方向,避免损伤周围脏器
急性肺水肿	常见于心包积液抽吸过快,心包快速减压时发生,因此抽液要缓慢,持续引流者应均衡缓慢引流

187

第十节 脑室外引流术及护理

结核性脑膜炎是由结核分枝杆菌导致的脑膜及脊髓膜的非化脓性炎症,占所有结核病相关死因的 1.5%~3.2%,早期的临床特征及脑脊液改变不典型,确诊时多数已到中晚期。由于基底池小脑幕裂隙、小脑等处结核性炎症产生大量浆液纤维蛋白物渗出,导致脑脊液循环障碍而引起结核性脑积水,造成严重神经功能障碍,致死、致残率达 50%。由于单纯内科抗结核、糖皮质激素治疗难以解决因 TBM 导致的严重高颅内压或脑积水,因而早期进行脑室引流是改善患者预后、降低病死率的关键。脑室外引流指将脑室内的脑脊液向体外密闭系统持续引流的一种技术,其主要目的是将脑脊液、分泌液及血液引流到颅外,或用于监测和控制颅内压以及经引流管注射药物。该技术是对某些颅内压增高患者进行急救和诊断的有效方法之一。

一、适应证与禁忌证

(一) 适应证

1. 各种病变引起的脑积水。
2. 自发性或外伤性脑室内出血或脑内血肿破入脑室系统。
3. 开颅术中或术后颅内压监测。

(二) 禁忌证

1. 穿刺部位明显感染者。
2. 有明显出血倾向患者。
3. 脑室狭小患者。
4. 离散性脑肿胀和脑水肿患者。
5. 严重颅内高压且视力低于 0.1 的患者。

二、操作流程

(一) 操作前准备

1. 患者评估 评估患者神志,瞳孔,生命体征,肢体活动情况,有无头痛、呕吐等症状。
2. 环境准备 层流洁净手术间(Ⅰ类环境),温湿度适宜。
3. 用物准备 见表 10-20。

表 10-20 用物准备

项目	内容
设备	颅骨钻
物品	消毒剂、脑室穿刺引流包、无菌引流袋、硅胶导管、颅内压监测装置(按需准备)
药品	急救药品、麻醉药品

4. 患者准备

(1)向患者及家属做好解释和沟通工作,使他们了解脑室引流的目的、方法及注意事项。

(2)剃光头颅手术视野内的头发,用适宜温度的肥皂水或洗发液反复清洗冲洗头皮,并进行常规消毒。

（二）术中配合

1. 术中协助患者保持安静,维持正确体位,减少头部活动。

2. 严密观察生命体征、神志及瞳孔变化,尤其注意呼吸的改变。

（三）术后护理

1. 观察患者意识、瞳孔、生命体征、头痛、呕吐等情况,适当限制患者头部活动范围,必要时给予保护性约束,如有异常及时通知医生处理。

2. 术后接引流袋于床头,引流管应悬挂固定在高于脑室平面(外耳道)10~15cm 的位置,以维持正常的颅内压。

3. 密切观察引流液的量、颜色、性质,准确记录。一般 24h 脑脊液的引流量不超过500ml,正常脑脊液无色透明,无沉淀,术后 1~2d 引流液可略带血性,以后转为橙黄色;若引流液中有大量鲜血或血性颜色逐渐加深,提示脑室出血,及时报告医生;若引流液由清变混浊或有絮状物,提示可能发生颅内感染,应放低引流袋,并留取标本送检。

4. 控制引流速度,一般小于 15~20ml/h,预防过度引流引起低颅压,造成继发性颅内出血。保持引流管通畅,防止引流装置受压、折叠或扭曲,搬运患者或协助患者翻身时,防止引流管牵拉、滑脱。

5. 保持穿刺部位敷料清洁干燥,每天更换穿刺处敷料及引流袋;保持引流系统的密闭性,防止逆行感染。

6. 缩短留置引流管时间,待患者神志清楚、颅内压持续稳定、脑水肿及脑神经损伤症状消失应及时拔除引流管,脑室持续引流时间不超过 7~10d,拔管前夹管 24h,密切观察患者有无头痛、呕吐等症状,以便了解是否有颅压升高的表现。

7. 拔管后,加压包扎穿刺处,注意穿刺伤口有无渗血渗液,指导患者卧床休息,减少头部活动。

8. 规范化早期活动能缩短患者脑室外引流时间及整体住院时间,鼓励和协助患者早期活动,活动前须对患者进行整体全面的评估,在实施过程中注意严格把控活动指征。活动强度、持续时间以及下床时间取决于患者耐受性,早期活动方案见表 10-21。

表 10-21　脑室外引流患者早期活动方案

活动分级	活动内容
一级活动 (下肢肌力 0~1 级)	主要是被动活动,以护士为主导,内容包括良肢位摆放,床上被动体位转换,根据患者情况协助摆放床上坐位,每日患者坐位时,使用震动排痰机 2 次,每次 30min,每侧肺部各 15min
二级活动 (下肢肌力 2~3 级)	以主动活动为主,辅以被动活动,对四肢关节开展屈伸活动训练,护士在旁指导并协助患者进行,活动时患者可取半卧位,每次活动至少 20min,以患者耐受为准
三级活动 (下肢肌力 4 级)	患者可在二级活动内容的基础上,由坐位过渡到床边坐位,下肢悬空,同时辅助以被动活动,由护士协助完成
四级活动 (下肢肌力 5 级)	在三级活动内容的基础上,患者可下床活动,下床活动时密切关注患者病情变化,由护士协助完成

三、注意事项

1. 严密观察患者的意识瞳孔变化。瞳孔变化是脑疝早期的重要观察指标。

2. 注意保持引流通畅,适当限制患者头部活动范围,进行体位变化时,需要关闭引流管,待恢复体位后方可开放,避免引流管内脑脊液返流入脑室或气体逆行进入到颅内。

3. 颅内出血是脑室外引流术最严重并发症,严格记录引流液的颜色、性质和24h引流量。

4. 严格无菌操作。

四、常见并发症的观察与护理

见表 10-22。

表 10-22　常见并发症的观察与护理

并发症	护理
出血	在穿刺置管前及引流过程中动态评估患者凝血功能及血小板情况,及时纠正凝血功能异常
感染	严格无菌操作、避免引流管漏液和逆流,防止引流管外口与脑脊液收集瓶中的液体接触,对于预计带管时间较长或出现引流欠通畅、脑室内积血等情况早期预防性给予广谱抗菌药物
过度引流	建议评估颅内压力后设定引流量,如有去大骨瓣患者,可选择弹力绷带约束颅骨处,以预防出现低颅压
脑疝	密切观察患者有无头痛、呕吐、意识障碍、瞳孔异常等颅内压增高症状,对昏迷、高血压及癫痫等脑疝先兆临床症状的患者,立即告知医生,配合医生处理

第十一节　结核病患者咳嗽咳痰指导技术

咳嗽咳痰是结核病患者最常见的临床症状之一,有效的咳嗽咳痰指导技术可提高黏液纤毛系统清除分泌物的功能,改善肺通气,去除气道分泌物的潴留,减缓细菌的繁殖,降低肺炎及肺部感染的发生概率。因此,指导结核病患者正确进行有效的咳嗽咳痰是保持患者呼吸道通畅、预防肺部感染的重要方法。咳嗽咳痰指导技术是保持呼吸道通畅的重要技术,该技术主要通过一系列方法清除留在呼吸道的痰液和异物,主要有以下几种方法:有效咳嗽技术、胸部叩击技术、体位引流技术。

一、有效咳嗽技术

有效咳嗽是通过深吸气进行咳嗽,并将气管内的痰液咳出以保持呼吸道通畅的一项呼吸道护理技术。咳嗽是排除黏液最有效的手段,咳嗽时较高的呼气流速和加大的吸气量可清除第6或第7节段支气管的分泌物,因此,指导患者正确应用有效咳嗽至关重要。

（一）适应证与禁忌证

1. 适应证

（1）久病体弱、痰液黏稠、排痰不畅、咳痰无力患者。

（2）雾化吸入、胸部叩击等操作后。

（3）长期卧床的患者或手术后为预防肺部感染时。

2. 禁忌证　无明显禁忌证。

（二）操作流程

1. 操作前准备

（1）患者评估

1）评估患者病情、意识情况、配合能力及影响咳嗽的因素。

2）评估咳嗽首次出现时间及持续的时间、咳嗽与体位的关系、咳嗽是否影响睡眠、咳嗽的性质、咳嗽的伴随症状等。

3）评估患者咳嗽的难易程度,观察痰液的颜色、性质、量、气味和有无肉眼可见异常物质等,痰量多时可收集于干净加盖容器中测量,必要时痰液静置几小时后观察是否分层。

4）了解患者既往痰液结核分枝杆菌涂片、培养和药物敏感试验等检验结果。

（2）环境准备:指导患者咳嗽咳痰时建议在负压病房进行,若无负压病房,建议单人间,若无单人间,建议床间距≥1m。

（3）用物准备:见表10-23。

表 10-23　用物准备

项目	内容
设备	负压吸引装置（必要时）
物品	含消毒液痰杯、治疗巾、漱口水、快速手消毒剂、吸管、毛巾、吸痰管（必要时）

2. 操作步骤

（1）医护人员操作前洗手,操作时应严格按照防护措施执行,戴医用防护口罩、护目镜（必要时戴面罩）、一次性帽子、穿隔离衣、戴手套。

（2）核对患者信息,向患者解释咳嗽时的注意事项,分步指导患者深呼吸和有效咳嗽的方法。

（3）协助患者取合适体位,直背坐姿或上身微向前倾。

（4）嘱患者缓慢深呼吸数次后,深吸气至膈肌完全下降,屏气数秒,然后进行 2~3 声短促有力咳嗽,张口咳出痰液后缩唇将余气尽量呼出,循环 2~3 次,休息或正常呼吸几分钟后可重新开始。

（5）评估有效咳嗽效果,观察咳出痰液的颜色、性质和量,询问患者有无不适。

（6）为患者取舒适卧位,协助患者漱口、清洁口鼻,必要时吸痰。

（7）整理用物,洗手、记录。

3. 注意事项

（1）告知患者有效咳嗽的重要性,掌握正确的方法,避免无效咳嗽。

（2）指导患者进行有效咳嗽应在清晨或饭后 1h 进行,如因胸痛而不敢咳嗽的患者,咳嗽时协助轻压胸部,以减少牵拉痛;如疼痛剧烈者,遵医嘱予以止痛药物后 30min 再进行咳嗽。

(3)病情危重、体弱或术后患者可半卧位,胸腔手术正中切口患者,一般采取高侧卧位,慢性阻塞性肺疾病和哮喘患者不鼓励做深呼吸。

(4)痰液黏稠者,雾化湿化气道后有利于黏稠痰液咳出。

二、胸部叩击技术

胸部叩击技术的原理是力作用于胸廓产生震动,震动通过胸廓传至肺部,使黏附于细支气管、支气管、肺的分泌物松动脱落,通过咳嗽排出体外。常见的胸部叩击技术主要有三种:胸部叩击手法、震颤法和机器叩击,其中机器叩击又包括:振动排痰仪和呼吸道清除系统。

(一) 适应证与禁忌证

1. 适应证

(1)咳痰无力,气道痰液过多,痰液过于黏稠的患者。

(2)年老体弱,长期卧床不能配合主动排痰患者。

(3)外科术后疼痛引起深呼吸、咳嗽困难患者。

2. 禁忌证

(1)咯血、肋骨骨折、低血压、肺水肿、肺部血栓、肺出血、肺挫裂伤、未经引流的气胸、过去 6 个月进行过肺叶切除或肺切除的患者。

(2)呼吸衰竭、肺栓塞、严重胸腔积液、颅内压大于 20mmHg、支气管胸膜瘘患者禁用呼吸道清除系统。

(3)胸部皮肤感染、溃烂和皮下气肿患者。

(二) 操作流程

1. 胸部叩击手法 在需要治疗的肺段部分,医务人员手呈杯状,对患者胸部进行有节律的扣拍,达到气道移除或松动分泌物一种治疗方法。

(1)操作前准备:患者评估、环境准备同有效咳嗽技术,用物准备见表 10-24。

表 10-24 用物准备

项目	内容
设备	负压吸引装置(必要时)
物品	含消毒液痰杯、治疗巾、漱口水、快速手消毒剂、吸管、毛巾、吸痰管(必要时)

(2)操作步骤:①医护人员操作前洗手,操作时应严格按照防护措施执行,戴医用防护口罩、护目镜(必要时面罩)、一次性帽子、穿隔离衣、戴手套。②核对患者信息,向患者解释胸部叩击的目的与注意事项。③听诊患者肺部有无异常呼吸音,以便明确痰液滞留部位。④患者侧卧位或坐位,护士双手手指弯曲并拢,使手掌成杯状,手、腕、肩膀放松可单手或双手同时进行有节律的叩击(图 10-7),自肺底部由下而上、由外向内,频率 2~3 次 /s,每一肺叶叩击 1~3min,叩击时避开乳房、心脏和骨突(胸骨、肩胛骨、脊椎)部位。⑤叩击后协助患者咳嗽咳痰,评估叩击效果,观察咳出痰液的颜色、性质和量,询问患者有无不适。⑥为患者取舒适卧位,协助患者漱口、清洁口鼻,必要时吸痰。⑦整理用物,洗手、记录。

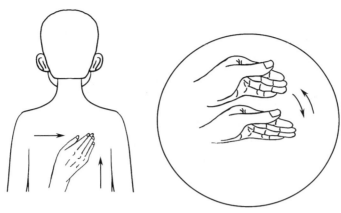

图 10-7 胸部叩击手法

2. 震颤法 双手交叉重叠按在胸壁部,配合患者呼气时,做震颤、震动加压,促进支气管中分泌物排出的一种治疗方法。

(1)操作前准备:患者评估、环境准备同有效咳嗽技术,用物准备见表 10-25。

表 10-25 用物准备

项目	内容
设备	负压吸引装置(必要时)
物品	含消毒液痰杯、治疗巾、漱口水、快速手消毒剂、吸管、毛巾、吸痰管(必要时)

(2)操作步骤:①医护人员操作前洗手,操作时应严格按照防护措施执行,戴医用防护口罩、护目镜(必要时戴面罩)、一次性帽子、穿隔离衣、戴手套。②向患者解释操作的目的与注意事项。③听诊患者肺部有无异常呼吸音,以便明确痰液滞留部位。④双手交叉或重叠,按在外胸壁,靠肩部和手臂肌肉用力,嘱患者做深呼吸,在患者深吸气末呼气初,配合患者在呼气的同时自下而上震颤、振动,频率 3~5 次 /s。⑤震颤操作后协助患者咳嗽咳痰,评估操作后效果,观察咳出痰液的颜色、性质和量,询问患者有无不适。⑥为患者取舒适卧位,协助患者漱口、清洁口鼻,必要时吸痰。⑦整理用物,洗手、记录。

3. 振动排痰仪 振动排痰仪根据物理定向叩击原理设计,具有低频振动,深穿透性、叩振结合等特点,通过垂直方向产生的叩击、震颤和水平方向产生的定向挤推、振动促进呼吸道黏膜表面黏液和代谢物液化松动,并通过咳嗽反射排出体外的一种治疗方法。

(1)操作前准备:患者评估、环境准备同有效咳嗽技术,用物准备见表 10-26。

表 10-26 用物准备

项目	内容
设备	振动排痰仪、负压吸引装置(必要时)
物品	含消毒液痰杯、治疗巾、漱口水、快速手消毒剂、吸管、毛巾、吸痰管(必要时)、听诊器

(2)操作步骤:①医护人员操作前洗手,操作时应严格按照防护措施执行,戴医用防护口罩、护目镜(必要时面罩)、一次性帽子、穿隔离衣、戴手套,检查仪器性能。②核对患者,向患

者解释叩击的目的与注意事项。③患者取仰卧位或侧卧位,病情允许可取坐位,前胸或后背盖上治疗巾,连接振动仪,叩击头外套一次性叩击头套,将连接好的叩击头放在主机上的支架上,连接电源,开机。④一般设定振动频率为 20~35Hz,时间 10~20min,叩击头贴靠在患者胸前或背后,一手握住叩击头手柄,另一手轻加压力引导叩击头,由下而上、由外向内振动胸壁,或根据结核病患者的病情和年龄选择适当的振动频率和时间,治疗过程中严密观察患者生命体征及自觉症状。⑤评估操作后效果,观察咳出痰液的颜色、性质和量,询问患者有无不适。⑥为患者取舒适卧位,协助患者漱口、清洁口鼻,必要时吸痰。⑦整理用物,振动排痰仪一次性叩击头套放入黄色垃圾袋,按照感染性医疗废物处理,仪器消毒备用,洗手、记录。

4. 呼吸道清除系统 呼吸道清除系统,又称高频胸壁振荡排痰系统,其主体是一个充气背心,由两根管道连到一个小型气动脉冲发生器,气动脉冲发生器能快速对背心进行充气和放气,每秒最多对胸壁进行 20 次的柔和压缩和释放,通过模拟正常生理咳嗽的原理,达到排出痰液的目的。

(1)操作前准备:患者评估、环境准备同有效咳嗽技术,用物准备见表 10-27。

表 10-27 用物准备

项目	内容
设备	呼吸道清除系统仪、负压吸引装置(必要时)
物品	含消毒液痰杯、治疗巾、漱口水、快速手消毒剂、吸管、毛巾、吸痰管(必要时)、听诊器

(2)操作步骤:①医护人员操作前洗手,操作时应严格按照防护措施执行,戴医用防护口罩、护目镜(必要时戴面罩)、一次性帽子、穿隔离衣、戴手套,检查仪器性能。②核对患者,向患者解释呼吸道清除仪使用的目的与注意事项。③患者取仰卧位或坐位,着单衣,给患者穿上充气夹克背心,背板固定带由后向前固定好充气背心,将两根管路分别连接在充气背心和发生器上。④按下启动键"ON",根据患者耐受情况决定振动频率,设定初始频率为 10~14Hz,压力 1~4 级,时间 10~30min。或根据结核病患者的病情和年龄选择适当的振动频率、压力和时间,治疗过程中严密观察患者生命体征及自觉症状,如有不适按下关闭按钮"OFF"即可停止治疗。⑤治疗结束后评估治疗效果,指导患者通过有效咳嗽等方式排痰,询问患者有无不适。⑥为患者取舒适卧位,协助患者漱口、清洁口鼻,必要时吸痰。⑦整理用物,呼吸道清除系统仪消毒备用,洗手、记录。

(三) 注意事项

1. 胸部叩击法应在餐前半小时或餐后 2h 进行,防止患者因治疗引起恶心、呕吐导致误吸。操作过程中注意观察患者的反应,如有不适,立即停止操作,配合医生处理。

2. 密切观察患者生命体征,如果患者不耐受,应立即停止操作,防止并发症的发生。

3. 震动排痰仪震动时从低频率开始循序渐进,每日 2~4 次,操作时,震动排痰机使用一次性叩击头罩,一用一换,防止患者交叉感染。

4. 呼吸道清除系统仪治疗前,充气背心应该紧密地与患者身体相接触,以确保排痰效果。

5. 治疗中根据患者耐受情况,调整治疗各项参数,减少患者治疗中不适。

三、体位引流技术

体位引流技术是将患者置于特定体位,将病变肺部处于高位,引流支气管开口朝下,通过重力将小支气管远端的痰液引流到大支气管,以促进痰液排出的技术。

(一) 适应证与禁忌证

1. 适应证

(1)易产生较多痰液引起肺部并发症的患者,如长期卧床患者、肺部疾病稳定期患者。

(2)肺功能差不易咳痰者,肺部产生痰液需要排痰,而痰液过于黏稠不易排出者。

2. 禁忌证

(1)无力排出分泌物、无法耐受所需体位、近期有大咯血病史患者。

(2)心血管及呼吸功能不稳定或有突发状况,如心肌梗死、严重的心律不齐、充血性心力衰竭、张力性气胸、肺栓塞等。

(3)有明显呼吸困难,发绀患者。

(4)胸廓或脊柱骨折的患者、严重骨质疏松患者。

(二) 操作流程

1. 操作前准备　患者评估和环境准备同有效咳嗽技术,用物准备见表 10-28。

表 10-28　用物准备

项目	内容
设备	负压吸引装置(必要时)
物品	含消毒液痰杯、治疗巾、漱口水、快速手消毒剂、吸管、毛巾、吸痰管(必要时)、听诊器、枕头 / 体位垫

2. 操作步骤

(1)医护人员操作前洗手,严格按照防护措施执行,戴医用防护口罩、护目镜(必要时戴面罩)、一次性帽子、穿隔离衣、戴手套。

(2)核对患者,向患者解释体位引流的目的与注意事项。

(3)根据听诊或影像学检查结果确定病变部位,确定引流体位及姿势,达到良好的排痰效果,具体体位如下。

1)双肺上叶尖段(图 10-8)　直立坐位

2)双肺上叶前段(图 10-9)　屈膝仰卧位

3)左肺上叶后段(图 10-10)　右侧卧位,与床面水平成 45° 夹角,用枕头将肩部抬高约 30cm

4)右肺上叶后段(图 10-11)　左侧卧位,与床面水平成 45° 夹角,背后和头部分别垫软枕

5)左肺舌段(图 10-12)　仰卧位,将身体向右侧稍倾斜,在左侧从肩到髋部垫枕头支持,胸部朝下与地面成 15° 夹角

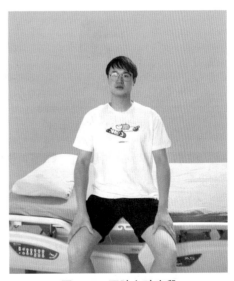

图 10-8　双肺上叶尖段

195

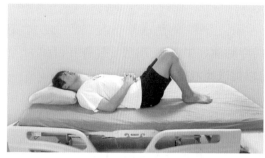

图 10-9　双肺上叶前段

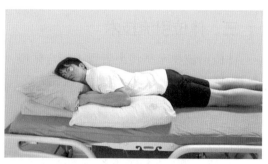

图 10-10　左肺上叶后段

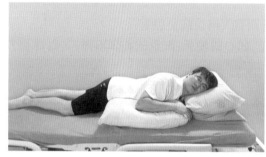

图 10-11　右肺上叶后段

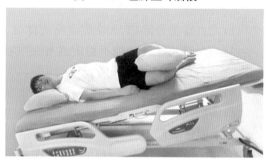

图 10-12　左肺舌段

6）右肺中叶（图 10-13）　仰卧位，将身体向左侧稍倾斜，在右侧从肩到髋部垫枕头支持，胸部朝下与地面成 15° 夹角

7）双肺下叶上段（图 10-14）　俯卧位，在腹下垫枕头

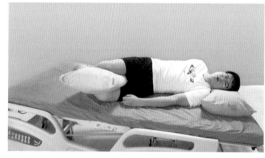

图 10-13　右肺中叶

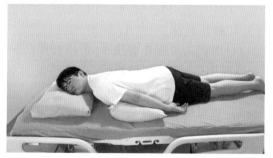

图 10-14　双肺下叶上段

8）右肺下叶内侧段和左肺下叶外侧段（图 10-15）　右侧卧位，胸部朝下与地面呈 20° 夹角

9）右肺下叶外侧段（图 10-16）　向左侧卧，胸部朝下与地面呈 20° 夹角

10）双肺下叶前面基底段（图 10-17）　仰卧位，胸部朝下与地面呈 20° 夹角

（4）体位安置妥当后，嘱结核病患者咳嗽和深呼吸，同时咳嗽时拍击病变部位，使脓痰受震动以促进引流，引流过程中严密观察患者生命体征及自觉症状。

（5）评估引流后效果，观察咳出痰液的颜色、性质和量，询问患者有无不适。

（6）为患者取舒适卧位，协助患者漱口、清洁口鼻，必要时吸痰。

（7）整理用物，洗手、记录。

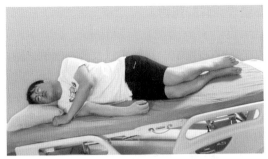

图 10-15　右肺下叶内侧段和左肺下叶外侧段

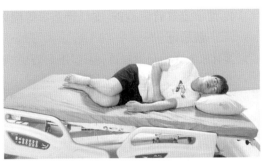

图 10-16　右肺下叶外侧段

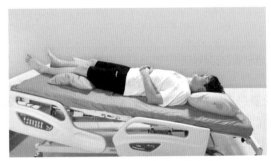

图 10-17　双肺下叶前面基底段

(三) 注意事项

1. 体位引流过程中密切观察患者病情变化,出现异常,立即停止引流,配合医生处理。

2. 引流过程中注意患者舒适度,采用患者易于接受,又易于引流的体位。头低足高位引流时间最好安排在空腹或餐后 1~2h,防止胃食管反流导致误吸。

3. 根据病情、病变部位和患者体力选择引流频率,一般 1~3 次 /d,15~20min/ 次。

第十二节　雾化吸入技术

雾化吸入是一种以呼吸道和肺为靶器官的直接给药方法,具有用药量少、起效快、应用方便及全身不良反应少等优点,是呼吸系统疾病重要的治疗手段。雾化吸入是应用雾化装置将药液以气雾状喷出,经口或鼻吸入,从而达到治疗效果的给药方法,常用的雾化吸入法有:氧气雾化吸入法、超声波雾化吸入法和手压式雾化器雾化吸入法。

一、目的与禁忌证

(一) 目的

1. 湿化气道　用于因呼吸道湿化不足所致的痰液黏稠及气管切开术后的气道湿化。

2. 预防、减轻、控制呼吸道感染　雾化吸入抗感染、祛痰药物以预防感染,消除炎症,减轻呼吸道黏膜水肿。

3. 改善通气　雾化吸入解痉平喘药物,以解除支气管痉挛。

4. 纤维支气管镜检查、支气管造影等吸入黏膜表面麻醉药物。

(二) 禁忌证

雾化吸入无绝对禁忌证,但选用吸入药物时应注意既往用药史、过敏史以及药物配伍禁忌。

二、操作流程

(一) 氧气雾化吸入法

氧气雾化吸入是借助高速氧流,破坏药液表面张力,使药液形成气雾状,由呼吸道吸入的方法。耐药肺结核患者大多存在肺组织的损害,造成呼吸面积的减少而缺氧,氧气雾化以氧气为驱动力,可一定程度上改善患者肺部缺氧症状,有助于治疗。

1. 操作前准备

(1)患者评估

1)评估患者的年龄、病情、意识、用药史、过敏史及合作程度等。

2)评估患者呼吸道是否通畅、面部及口腔有无感染等。

(2)环境准备:建议结核病患者氧气雾化吸入在负压病房进行,若无负压病房,建议单人间,若无单人间,建议床间距 ≥ 1m。

(3)用物准备:见表 10-29。

表 10-29 用物准备

项目	内容
设备	氧气装置一套(湿化瓶内勿加水)、氧气雾化吸入器(面罩型或口含嘴型)
物品	生理盐水、弯盘、快速手消毒剂、一次性注射器
药品	雾化药液(遵医嘱准备)

2. 操作步骤

(1)使用前检查氧气装置及雾化器各部件是否完好,有无松动、脱落、漏气等异常情况。

(2)无菌技术配置雾化药物。

(3)医护人员操作前洗手,操作时应严格执行防护措施,佩戴医用防护口罩、护目镜(必要时戴面屏)、一次性帽子,穿隔离衣,戴手套。

(4)推治疗车至患者床旁,核对患者,向患者讲解雾化吸入的目的、方法、注意事项及配合要点。

(5)将雾化器的接气口连接于氧气筒或中心吸氧装置的输氧管上,流量调至 6~8L/min。再次核对,协助患者取舒适卧位(建议半坐卧位)。

(6)雾化器首选口含嘴,将吸嘴含入口中,紧闭口唇,吸气后屏气 1~2s,用鼻呼气,直至药液吸完为止。当无法配合时,可选择面罩雾化器,将面罩妥善固定于口鼻部,深呼吸,直至药液吸完为止。

(7)雾化完毕后取下口含嘴/面罩,关闭流量表,分离氧气雾化吸入器,再次核对,协助患者清理口腔及面部,取舒适卧位,整理床单位。

(8)洗手,签字并记录。

3. 注意事项

(1)雾化吸入前 1h 不应进食,以防雾化过程中气流刺激引起呕吐,雾化过程中密切观察有无药物不良反应的发生。

(2)雾化前应洗脸,不宜抹油性面霜,以免药物吸附在皮肤上;雾化后用温开水漱口并清洁面部。

(3)为避免传染,雾化期间陪护及其他人员应回避,雾化完毕后,对房间进行空气消毒30min,并开窗通风后方可进入。

(4)雾化过程中观察患者面色、呼吸及咳嗽、咳痰状况及有无药物不良反应。

(5)氧气雾化时,湿化瓶内勿盛水,以免液体进入雾化器内稀释药液从而影响疗效。

(6)使用面罩式雾化器时,氧流量不能调节过低,同时面罩不可密封口鼻,以免造成 CO_2 潴留。

(7)雾化器的连接管必须使用专用接头连接,防止氧流量大时脱落,注意用氧安全,室内避免火源。

(二)超声波雾化吸入法

超声波雾化吸入器是利用超声波定向压强,使水槽底部晶体换能器发生超声波声能以震动雾化管底部的透声膜,从而作用于雾化罐内的液体,使药液成为气溶胶微粒随呼吸进入气道而达到治疗作用。

1. 操作前准备　患者评估、环境准备同氧气雾化吸入法,用物准备见表 10-30。

表 10-30　用物准备

项目	内容
设备	超声波雾化器、雾化吸入器(面罩型或口含嘴型)
物品	生理盐水、弯盘、快速手消毒剂、一次性注射器
药品	雾化药液(遵医嘱准备)

2. 操作步骤

(1)使用前检查雾化器各部件是否完好,有无松动、脱落,连接雾化器主件与附件,雾化器水槽加适量灭菌注射用水或冷蒸馏水(须浸没罐底的透声膜,不超过水位线)。

(2)无菌技术配置雾化药物。

(3)医护人员操作前洗手,操作时应严格执行防护措施,佩戴医用防护口罩、护目镜(必要时戴面屏)、一次性帽子,穿隔离衣,戴手套。

(4)推治疗车至患者床旁,核对患者,向患者讲解雾化吸入的目的、方法、注意事项及配合要点。

(5)再次核对,协助患者取舒适体位(坐位或卧位),将药液注入雾化器的贮药瓶,打开电源开关,预热 3~5min,调整所需时间,使药物雾化成细雾喷出。

(6)将面罩妥善固定于患者口鼻部,指导患者深呼吸,直至药液吸完为止,若为口含嘴雾化器,指导患者将口含嘴含入口中,紧闭口唇,吸气后屏气 1~2s,用鼻呼气,直至药液吸完为止。

(7)雾化完毕后取下面罩/口含嘴,关闭雾化开关,再关闭电源开关,分离雾化吸入器,再次核对,协助患者清理口腔及面部,取舒适卧位,整理用物及床单位,雾化器洗净晾干备用。

(8)洗手,签字并记录。

3. 注意事项

(1)雾化过程中因吸入气体湿度大,氧含量低,部分重症患者可能有心慌或憋气等反应,可同时予氧气吸入,以减轻不适。

(2)超声雾化吸入时水槽内无水,雾化罐内无药禁止开机。使用中如水槽温度达50℃应关机或更换灭菌注射用水,若要加水入水槽,须先关机,再加水。

(3)水槽底部的晶体换能器和雾化罐底部的透声膜薄且质脆,在操作及清洗过程中,动作轻柔,防止损坏。

(4)治疗过程中,如须加入药液,直接从盖上小孔内添加,不必关机。

(5)如连续使用雾化器时,中间应间隔30min。

(三)手压式雾化器雾化吸入法

手压式雾化器雾化吸入法是利用拇指按压雾化器顶部,使药液从喷嘴喷出形成雾滴作用于口腔及气管、支气管黏膜,而被吸收的治疗方法。

1. 操作前准备

(1)患者评估、环境准备同氧气雾化吸入法。

(2)用物准备:遵医嘱准备手压式雾化器(内含药物)。

2. 操作流程

(1)使用前检查雾化器各部件是否完好,有无松动、脱落等异常情况。

(2)医护人员操作前洗手,操作时应严格执行防护措施,戴医用防护口罩、护目镜(必要时戴面屏)、一次性帽子,穿隔离衣,戴手套。

(3)推治疗车至患者床旁,核对患者,向患者讲解雾化吸入的目的、方法、注意事项及配合要点。

(4)取下雾化器保护盖,充分摇匀药液,再次核对。

(5)将雾化器倒置,接口端放入口中,嘱患者深吸气,吸气开始时按压气雾瓶顶部,使之喷药,随着患者深吸气,药物经口吸入,吸气末尽可能延长屏气时间,再呼气,反复1~2次。

(6)再次核对,取出雾化器,协助者清理口腔、取舒适卧位,整理床单位。

(7)洗手,签字并记录。

3. 注意事项

(1)每次1~2喷,两次使用间隔时间不少于3~4h,告知患者不要随意增加或减少用量或缩短用药间隔时间。

(2)喷雾器塑料外壳定期用温水清洁,使用后放在阴凉处(小于30℃)保存。

(3)雾化过程中密切观察有无药物不良反应的发生。

第十三节　结核性伤口换药技术

结核性伤口是由结核分枝杆菌侵犯机体局部组织,导致受侵部位或邻近的皮肤、淋巴结、软组织坏死,最终导致皮肤破溃形成创面。伤口深部多为结核性脓肿,常伴窦道形成,脓肿与窦道相通,累及组织层次深。临床一般在规范抗结核治疗后手术将病灶及窦道内坏死物进行清除,但由于感染重、组织缺损较大、术后渗出液多等问题,极易造成病程迁延创面经久不愈。因此,掌握正确的伤口换药技术对结核性伤口后期的恢复具有重大的意义。

一、伤口的评估

(一) 整体性评估

1. 皮肤受损的原因、类型。

2. 伤口持续时间。

3. 影响伤口愈合的因素,包括全身性因素和局部性因素。

(二) 伤口的评估

根据伤口的情况进行深入评估,主要包括以下几项。

1. 伤口类型、解剖位置、组织受损程度、基底颜色、组织的类型和比例、边缘、周围皮肤情况、是否感染。

2. 伤口大小(长、宽、深、潜行、窦道、瘘管)、伤口渗液量、性质和气味。

3. 伤口疼痛程度。

二、操作流程

(一) 操作前准备

1. 患者评估

(1)评估患者疼痛程度、心理状态及合作程度。

(2)评估影响伤口愈合的相关因素。

(3)评估患者对伤口愈合的认识程度。

2. 环境准备 在具备人机共存空气消毒设备的操作间进行,有条件可在具备负压通风系统的单间内进行,光线充足、安静整洁、温湿度适宜,必要时屏风或围帘遮挡。

3. 用物准备 见表 10-31。

表 10-31 用物准备

项目	内容
设备	伤口冲洗器
物品	无菌换药碗、无菌镊子、无菌止血钳、无菌方纱、剪刀包、碘伏棉球、生理盐水棉球、外科手套、胶布、速干手消毒液、治疗巾、橡胶单、敷料、伤口记录单、伤口消毒液

注:根据伤口情况可准备清洗液、引流物取样杯或拭子、探针、空针、亲水敷料等。

(二) 操作步骤

1. 核对患者信息,解释操作目的及换药过程。

2. 医护人员操作前洗手,操作时应严格执行防护措施,戴医用防护口罩、护目镜(必要时戴面屏)、一次性帽子,穿隔离衣,必要时佩戴双层手套。

3. 充分暴露伤口,铺治疗巾,揭开外层敷料,并观察渗液的颜色、性质和量。内层敷料用镊子揭开,如遇内层敷料粘紧伤口,须用生理盐水浸湿后再揭开。

4. 评估伤口类型、部位、大小、伤口基底颜色及渗液量,做好记录。

5. 清洗伤口 非感染伤口清洁由内向外清洗;感染性伤口,先根据细菌培养结果选择合适的消毒、抗菌清洗液,由外向内清洗,再用生理盐水清洗干净伤口;有坏死组织的伤口,根据伤口情况,可采用保守性锐器清创或自溶清创等方法清除坏死组织,注意保护重要的肌腱及血管,用生理盐水清洗干净,待干。

6. 彻底切除结核病灶后,必要时配合使用负压封闭引流促进伤口愈合。

7. 观察伤口周围皮肤状况,选择合适的敷料,妥善固定与包扎。

8. 整理用物,分类、清洁、浸泡、消毒用具,按照医疗废物处理条例相关规定进行处置。

三、注意事项

1. 污染敷料揭取应遵循从上至下。

2. 评估观察伤口有无感染、伤口内有无潜行、窦道及瘘管等存在。

3. 根据伤口类型选择不同的清洗液和消毒液,无菌伤口清洗消毒应从里向外,感染伤口则相反。感染伤口按要求进行细菌培养及药敏试验。

4. 冲洗伤口时保持适当的压力,避免损伤组织,同时做好个人防护,防止冲洗液喷溅到眼睛。

5. 准确记录伤口内各种组织的比例、使用的敷料及伤口愈合阶段。

6. 筛查营养不良或有潜在营养不良患者,及时报告医生,共同制订营养支持方案。

7. 换药室内加强空气、物体表面的清洁消毒,有条件可配置动态空气消毒机,每日定时3次对房间进行空气消毒。对室内物体表面,每日用 1 000mg/L 含氯消毒液擦拭,擦洗顺序为由内至外,由上至下。

四、健康教育

1. 指导患者保持伤口敷料清洁干燥,腹部伤口以腹带保护,减少因咳嗽等动作造成伤口张力过大。

2. 强调休息、充足营养及平衡膳食的重要性,以促进伤口愈合。

3. 鼓励患者坚持抗结核治疗、规范换药,促进伤口早期愈合。

(付 莉 代 莉 何玲娟 姚 蓉 徐 艳 黄 敏)

第十一章 常见标本采集

耐药结核病患者常见的标本有痰液、血液、尿液、大便及胸水等，在标本中检测出结核分枝杆菌是诊断结核病的"金标准"，也是判断结核病活动性、传染性及治疗效果的重要依据，标本检验结果直接影响到耐药结核病的诊断和治疗。因此，规范标本采集，获取高质量检验标本至关重要。

第一节 痰标本的采集

痰液是气管、支气管、肺泡所产生的分泌物，主要成分是黏液和炎性渗出物，当呼吸道黏膜和肺泡受刺激时，分泌物增多，痰量也增多。痰液标本是结核病患者最常检测的临床标本，从痰液中查找结核分枝杆菌能为结核病的快速诊断、治疗提供依据。

一、痰标本分类

临床常用的痰液标本包括常规痰标本、痰培养标本、24h 痰标本。

1. 常规痰标本检查痰液中的致病菌（包括结核分枝杆菌）、虫卵或癌细胞。

2. 痰培养标本检查痰液中的致病菌（包括结核分枝杆菌），培养阳性后进一步行菌种鉴定、药物敏感性试验、分子生物学检测等。

3. 24h 痰标本检查 24h 痰量，观察痰液的性状，协助诊断或做浓集结核分枝杆菌检查。

二、痰标本采集

（一）操作前准备

1. 评估与解释

（1）评估

1）基本情况评估：意识状态、口腔清洁度、有无义齿、咳痰能力等。

2)病情评估:有无咳血、胸痛、呼吸困难等症状,有无慢性阻塞性肺疾病、支气管扩张等病史。

(2)解释:向患者及家属详细讲解痰标本采集的目的、方法及注意事项。

2. 患者准备

(1)知晓采集痰标本的目的、注意事项,掌握咳嗽排痰的方法。

(2)保持口腔清洁,取下活动义齿,用清水漱口。

(3)规范佩戴医用外科口罩。

3. 环境准备　通风良好、远离人群、具备呼吸道隔离条件的区域或具备人机共存的空气消毒设备的留痰室,有条件者配备负压通风系统。

4. 护士准备　着装整洁,洗手,戴医用防护口罩、一次性手套、防护面罩/护目镜、穿一次性隔离衣。

5. 用物准备　检验条形码、手消毒液、医用垃圾桶等,根据检验目的不同备相应痰杯。

(二) 操作步骤

见表 11-1。

表 11-1　痰标本采集操作步骤

步骤	说明
1. 用物准备　核对医嘱,将检验条形码贴于痰瓶/痰盒外壁上	核对
2. 核对　携用物至留痰室,根据检验项目核对患者及检验信息,向患者及家属解释标本采集的目的、配合方法及注意事项	核对患者及解释
3. 采集方法	
▲常规痰标本	
(1)能自行排痰者:指导患者清水漱口后深呼吸 2~3 次,在第 4 次吸气末屏气,收腹用力咳嗽,从气道深处咳出痰液,打开痰盒,靠近嘴边收集痰液,拧紧盒盖	采集量 ≥ 3~5ml 晨起并漱口 新鲜痰液,勿混入鼻咽部分泌物
(2)少痰或无法咳痰者:协助患者取适当的体位,遵医嘱雾化、叩背排痰或按吸痰法收集痰液	让痰液松动
(3)无痰者:可行纤支镜刷检从病灶处采集标本	操作者注意自我防护
▲痰培养标本	
(1)自行排痰者:清洁口腔,晨痰最佳,深吸气后用力咳出呼吸道深部痰液于无菌容器中,咳痰困难者可用生理盐水雾化后再咳痰	无菌操作,痰量>1ml
(2)辅助留痰者:①婴幼儿采用无菌拭子刺激咽部引起咳嗽反射直接采取或用无菌吸引管插入鼻咽部吸取;②人工气道者用负压吸引法吸取痰液	
▲ 24h 痰标本	
24h 痰全部集于广口痰盒,即从晨起漱口后(7 时)第一口痰至次日晨起漱口后(7 时)第一口痰结束	

步骤	说明
4. 确认标本（黏液痰、脓液痰、干酪痰、血丝痰）装入生物安全密封袋	确认标本质量,再次核对
5. 洗手,记录	记录痰液颜色及性状,24h 痰记录量
6. 送检	

三、注意事项

1. 痰标本采集前,须判断患者是否有能力配合完成咳痰。

2. 为提高痰标本阳性率,应根据需求及时采集痰标本并送检,尽量确保实验室 2h 内进行检测;不能及时送达或待处理标本应置于 4℃冰箱保存(疑为肺炎链球菌和流感嗜血杆菌等培养菌不在此列),以免杂菌生长,但不能超过 24h。

3. 患者应在医护人员指导下留取合格痰标本。

四、健康教育

1. 向患者充分说明口腔清洁、深咳、避免口咽部菌群污染的意义,指导患者如何正确留取痰标本。

2. 向患者提供口头、书面或视频等形式的采样指导,以保证患者充分理解口腔清洁、深咳、避免口咽部菌群污染的意义和方法。

3. 晨痰抗酸杆菌涂片的阳性检出率高于其他时间段。

第二节　血标本的采集

血液由血细胞和血浆组成,在体内通过循环系统与机体所有的组织器官发生联系,在维持机体新陈代谢、内外环境平衡及功能调解等方面起着重要的作用,血液系统的变化也伴随着组织器官的调节变化。因此,血液检查可反应耐药结核病患者各系统功能变化,为判断患者病情进展及药物治疗提供参考。血标本采集主要包括静脉血、动脉血标本。

一、静脉血标本

静脉血标本是自静脉抽取的血标本,常用静脉包括四肢浅静脉、颈外静脉、股静脉,真空采血法是目前最常用的采血方法。

（一）静脉血标本及检验项目分类

1. 静脉血标本分类,见表 11-2。

表 11-2　静脉血标本分类

分类	目的
血浆标本	含有多种凝血因子,用于成分测定、内分泌激素、血栓和止血项目等检测
全血标本	用于血液学检查,是诊断病情的常用辅助检查手段之一。例如:血细胞计数、分类,血氨检测等
血清标本	血清学诊断可成为结核病的快速辅助诊断手段
血培养	用于检测血中的病原菌

2. 静脉血标本的检验项目分类

(1)血常规检查:通过对红系、白系、血小板系的综合分析,为诊断、治疗、复查提供依据。

(2)生化检查:通过肝功能、血脂、血糖、肾功能、尿酸等的检测,了解各脏器/系统功能或观察药物对脏器/系统的损害,便于指导临床用药。

(3)血培养:检查血液中的致病菌,进行药物敏感性试验,指导临床用药。

(4)结核分枝杆菌免疫学检查:如 γ- 干扰素、结核抗体能协助诊断是否有活动性结核病,T 淋巴细胞亚群能判断结核病患者免疫功能。

(二) 静脉血标本采集

1. 操作前准备

(1)评估与解释

1)评估:①一般评估,包括患者的病情、意识、年龄、心理状态、配合度、有无晕针史等;②病史评估,有无血液传染病、出血性疾病等;③采集部位血管情况、皮肤是否完整等。

2)解释:采集血标本的目的、方法、注意事项及配合要点。

(2)患者准备:知晓采集目的、方法与配合要点,规范佩戴医用外科口罩。

(3)环境准备:光线充足、整洁、通风良好,必要时准备屏风等遮挡物品。

(4)护士准备:着装整洁、洗手,戴医用防护口罩,必要时戴防护面罩/护目镜、穿一次性隔离衣。

(5)用物准备:检验条形码、真空采血管/血培养瓶、一次性采血针、一次性止血带、棉签、胶布、消毒液、锐器盒、一次性垫巾、医用手套、手消毒液、医用垃圾桶。

2. 操作步骤

见表 11-3。

表 11-3　静脉血标本采集操作步骤

步骤	说明
1. 贴条形码　核对医嘱、条形码及标本容器,无误后贴条形码于标本容器上	核对
2. 核对　携用物至床旁,核对患者信息、条形码及标本容器,解释标本采集目的及配合方法,洗手	操作前核对
3. 选择静脉　协助患者取舒适体位,嘱患者握拳,选择合适静脉,将一次性垫巾置于穿刺部位下	禁止拍打手臂
4. 消毒皮肤　消毒穿刺处皮肤,直径>5cm,二次消毒,待干>30s,穿刺上方5~7.5cm 处系止血带	止血带使用时间<1min

步骤	说明
5. 二次核对	操作中核对
6. 采血	
1）穿刺：取下采血针护针帽，按静脉注射法行静脉穿刺	皮肤完整、无输液
2）采血：见回血后进针少许并固定针柄，将采血针另一端刺入真空管，采至需要量	采血后立即 180° 颠倒混匀 5~8 次
3）将血液注入标本容器： ①血培养标本：A. 打开血培养瓶盖，用 75% 乙醇常规消毒瓶口，自然待干 60s；B. 将采血针另一端刺入培养瓶，采至需要量，轻轻颠倒 ②全血标本：将采血针另一端刺入真空采血管，让血液沿管壁缓慢流入有抗凝剂的真空管内，采至需要量，轻摇颠倒，使血液与抗凝剂充分混匀 ③血清标本：将采血针另一端刺入干燥的真空采血管，让血液沿管壁缓慢流入真空管内，采至需要量	血培养：成人 8~10ml，儿童 ≤ 总血量 1% 采集 全血标本：3~5ml 血清标本：3~5ml 防溶血、防震荡
7. 采血后 采血毕，拔出针头，按压穿刺处	
8. 核对 再次核对条形码、患者信息等	操作后核对
9. 用物处理 按照《医疗卫生机构医疗废物管理办法》处理用物	
10. 送检	

（三）注意事项

1. 严格执行查对制度及无菌技术操作原则。

2. 采血前 ①空腹血：至少禁食 8h，不宜超过 16h；②血培养：尽量在高热、寒战时、抗生素使用前采集；③输液：宜在输液结束 3h 后采集，对于输注成分代谢缓慢且严重影响检测结果（如脂肪乳剂）的宜在下次输注前采集。紧急情况必须在输液时采血，宜在输液对侧或同侧输液点的远端采血并告知检验人员。

3. 采血时防止溶血，血培养每次采集 2~3 套，每套从不同的穿刺点进行采集。

4. 采血后按压时间 5min，有凝血障碍者延长按压时间。

5. 标本转运

（1）静脉血标本采集后宜及时送检，若不能及时送检应将标本置于温度 4℃ 左右的冷藏箱中保存并送检。

（2）血培养标本室温保存 <2h，切勿冷藏。

（四）健康教育

1. 宣教解释

（1）宣教：向患者说明检验目的及配合方法，佩戴口罩。

（2）解释：饮食、运动、情绪、体位、药物等对检验结果的影响。

2. 按压方法用棉签沿血管走向局部按压 5min，不宜曲肘按压，增加额外压力，导致出血、血肿、疼痛等发生。

附：真空采血法是目前最常用的采血方法，是运用真空负压原理通过采血针将人体静脉血液转移至标本盛装容器的器械组合。采血针主要包括直式采血针和碟翼式采血针。真空采血管采集顺序:血培养瓶(需氧→厌氧)→无添加剂管(红色、金黄色管)→凝血试管(蓝色)→其他有抗凝剂管(黑→绿→紫→灰),详见表11-4。

表11-4 真空采血管信息

管盖颜色	添加剂	作用方式	采集血液类型	适用检测范围	要求
红色	无/血凝活化剂	促进血液凝固	血清	临床生化、免疫学检测	抽血后不需要摇动
紫色	EDTA	螯合钙离子	全血、血浆	血液学检测、交叉配血	抽血后立即颠倒混匀5~8次
黑色	柠檬酸钠1:4	螯合钙离子	全血	红细胞沉降率检测	抽血后立即颠倒混匀5~8次
浅蓝色	柠檬酸钠1:9	螯合钙离子	全血、血浆	凝血功能、血小板功能检测	抽血后立即颠倒混匀5~8次
黄色	分离胶促凝剂	促进血液凝固,分离血清	血清	临床生化、免疫学检测	可将血球与血清快速很好的分开,减少影响实验的因素
绿色	肝素	灭活凝血因子Ⅹa、Ⅱa	全血、血浆	血氨、血液流变学检测	抽血后立即颠倒混匀5~8次
灰色	氟化物和抗凝剂	抑制葡萄糖酵解	全血、血浆	葡萄糖检测	抽血后立即颠倒混匀5~8次
细菌培养瓶	—	—	需氧/厌氧	血液、体液需氧/厌氧细菌培养	标本5~10ml,勿摇,厌氧瓶勿注入空气

注:乙二胺四乙酸(Ethylenediamine tetraacetic acid,EDTA)

二、动脉血标本

动脉血是自动脉采集的血标本,通过对人体动脉血中氧分压(PaO_2)和二氧化碳分压($PaCO_2$)、pH值以及电解质等指标的测定,评价患者呼吸困难、酸碱平衡状态,对临床氧疗、调节机械通气参数以及纠正酸碱平衡、电解质紊乱有重要的意义。常用的采血部位有桡动脉(新生儿首选)、肱动脉、股动脉、足背动脉。

(一) 动脉血标本采集

(1)评估与解释

1)评估:①一般情况,包括病情、生命体征、意识状态及配合度等;②病史,有无血液性传染疾病、出血性疾病;③氧疗情况,采血前至少停止吸氧30min,若不能停氧,应注明吸氧浓度,若改变吸氧浓度则要稳定20~30min后采集,机械通气患者采血前30min呼吸机设置参数应保持不变;④皮肤情况,穿刺部位皮肤是否完整;⑤血管情况,选取扪及搏动最明显处动脉。

2)解释:向患者及家属解释动脉血标本采集的目的、方法、注意事项及配合要点。

（2）患者准备：知晓动脉血标本采集目的及配合要点，规范佩戴医用外科口罩，取舒适体位，充分暴露穿刺部位。

（3）环境准备：光线充足、整洁、通风良好，必要时准备屏风等遮挡物品。

（4）护士准备：着装整洁、戴医用防护口罩，必要时戴护目镜或面屏，穿一次性隔离衣。

（5）用物准备：检验条形码、动脉采血器、消毒液、棉签、弯盘、医用手套、手消毒液、锐器盒、医用垃圾桶。

（二）操作步骤

见表 11-5。

表 11-5　动脉血标本采集操作步骤

步骤	说明
1. 贴条形码　核对医嘱、条形码及标本容器，无误后贴条形码于标本容器上	核对
2. 核对　携用物至床旁，核对患者信息、条形码及动脉采血器，解释标本采集目的及配合方法，洗手	操作前核对
3. 选择动脉　选择穿刺部位，扪及动脉搏动明显处	
4. 消毒皮肤　消毒皮肤，直径>5cm，二次消毒，待干	
5. 二次核对	操作中核对
6. 采血　在动脉搏动最明显处，以 45°~90° 缓慢进针，食指离穿刺点 1cm，避免污染。动脉采血器（调节至需要采血量）进入动脉后血液自动涌入采血器，采集 1~2ml 后拔针	禁止强力抽取
7. 采集后　按压穿刺点，拔针后立即将采血器针头刺入橡皮塞，弃掉针头，立即螺旋拧上安全针座帽，颠倒混匀 5 次，手搓样品管 5s 以保证抗凝剂完全作用	标明体温、吸氧浓度
8. 核对　再次核对条形码、患者信息，告知注意事项，洗手、记录	操作后核对
9. 送检	

（三）注意事项

1. 严格执行查对制度和无菌技术操作原则。

2. 采血时采血器内不可有空气，以免影响检验结果。

3. 采血后穿刺处按压止血 5~10min，凝血功能异常者延长按压时间，以免出血或血肿。

4. 立即送检，PaO_2、$PaCO_2$ 与乳酸送检必须控制在 15min 内，其余检测项目要求在 1h 内完成。

（四）健康教育

1. 宣教与解释

（1）宣教：向患者说明检查目的及配合方法，佩戴口罩。

（2）解释：运动、饮热水、洗澡对检验结果的影响。

2. 按压方法采血后应加压止血，避免血肿，有凝血障碍者延长按压时间。

3. 穿刺处禁止热敷或揉搓穿刺处。

第三节　尿液标本的采集

尿液是由血液经肾小球滤过,肾小管和集合管重吸收、排泄和分泌后产生的最终代谢产物。泌尿系结核患者可以从尿液涂片找到抗酸杆菌,能为泌尿系结核病的快速诊断提供依据。

一、尿液标本的分类

临床上常采集的尿液标本包括尿常规标本、尿培养标本、12h 或 24h 尿标本,尿液标本的采集分类见表 11-6。

1. 尿常规标本　检查尿液中有无结核分枝杆菌、细胞及管型,特别是各种有形成分的检查和尿蛋白、尿糖等的测定。

2. 尿培养标本　尿培养结核分枝杆菌阳性是诊断泌尿系结核的关键,主要采集清洁尿标本(如中段尿、导管尿、膀胱穿刺尿等),适用于结核分枝杆菌培养、菌种鉴定、药物敏感性试验等检测。

3. 12h 或 24h 尿标本　12h 尿标本用于细胞、管型等有形成分计数。24h 尿标本用于体内代谢产物尿液浓缩查结核分枝杆菌或成分定量分析,如蛋白、糖、肌酐等。

表 11-6　常见尿液标本的分类

分类	目的	采集要点	采集容器	采集量
尿常规	检测尿液的性状及尿中有形成分	晨尿、随机尿	清洁干燥尿液杯	30~50ml
尿培养	病原微生物检测、鉴定及药物敏感试验	中段尿	无菌采集杯	5~10ml
12h 或 24h 尿标本	尿液成分定量分析或尿液浓缩查结核分枝杆菌	12h 或 24h 尿标本	带刻度集尿瓶,3L ≤ 容积 ≤ 5L	12h 或 24h 全部尿液

二、尿标本采集

(一) 操作前准备

1. 评估与解释

(1)评估

1)一般评估:患者的意识、自理能力、治疗情况(培养标本尤其要评估抗生素使用情况)、生理期(女性)、配合度等。

2)病史评估:有无肾衰、前列腺、盆腔炎、尿失禁、全身出血性疾病等。

3)手术史:近期有无泌尿系统手术。

4)用药评估:是否服用抗结核药物(如:异烟肼、链霉素可造成尿糖检验假阳性,利福平可引起尿白细胞测定假阳性)、磺胺类等药物。

(2)解释:向患者及家属解释采集尿标本的目的、方法、注意事项及配合要点。

2. 患者准备　了解标本采集目的、方法及注意事项,规范佩戴医用外科口罩并清洁外阴。

3. 环境准备　整洁、安静、温湿度适宜,必要时屏风或围帘遮挡。

4. 护士准备　着装整洁,洗手,戴医用防护口罩,必要时戴护目镜 / 面屏、穿一次性隔离衣。

5. 用物准备　检验条形码、一次性手套、手消毒液、医用垃圾桶,根据检验目的的不同,备采集容器(如尿常规标本备一次性常规标本容器,24h 尿标本备集尿瓶等)、防腐剂(见表 11-7)。

表 11-7　常用防腐剂

防腐剂	作用	用法	临床应用
甲醛	防腐、固定尿中有机成分	每 100ml 加入 400g/L 甲醛 0.5ml	管型、细胞检查但不适于尿糖等化学成分检查
硼酸	在 24h 内可抑制细菌生长,可有尿酸盐沉淀	每升尿液中加入约 10g 硼酸	蛋白质、尿酸、皮质醇、雌激素、类固醇等检查,不适于 pH 值检查
甲苯	保持尿液化学成分不变	每 100ml 尿液加 0.5ml 甲苯	尿糖、尿蛋白检查
盐酸	保持尿液在酸性环境中,防止激素氧化	每升尿液加 10ml 浓盐酸	钙、磷酸盐、肾上腺素等,不用于常规筛查

(二)操作步骤

见表 11-8。

表 11-8　尿液标本采集操作步骤

步骤	要点说明
1. 贴条形码　核对医嘱及条形码,无误后贴于相应采集容器上	核对
2. 核对　携用物至患者旁,根据检验项目核对患者及检验信息,向患者及家属解释标本采集的目的、配合方法及注意事项	核对患者
3. 方法	
▲常规尿标本	
(1)自行留取标本者:采集标本前清洁双手,清洗会阴(男性患者将包皮翻开,充分暴露龟头);手持采集容器的外侧,采集中段尿液	新鲜晨尿检验结果较准确
(2)留置导尿的患者:①遵医嘱行导尿术,留取尿标本;②保留尿管者,夹闭导尿管不超过 30min;用酒精棉球消毒清洁导管近端采样部位周围外壁,用注射器无菌采集 5~10ml 尿液	严格无菌 婴幼儿使用尿标本收集袋
▲尿培养标本	
(1)中段尿留取法:清洗、消毒外阴,排尿弃去前段,收集中段尿 5~10ml 于无菌容器内送检	注意保护隐私、无菌操作

步骤	要点说明
(2)导尿术留取法:按导尿术清洁、消毒外阴、引流尿液,见尿后弃去前段尿,接中段尿 5~10ml 于带盖无菌容器送检	严格无菌、避免污染确保膀胱充盈
▲ 24h 尿标本采集	
(1)贴检验标签于采集容器上,集尿瓶及采集容器上注明留取尿液的起止日期、时间	严格按医嘱规定时间执行
(2)留取 24h 尿标本,嘱患者于晨 7 时排空膀胱开始收集,至次晨 7 点的最后一次尿液,将 24h 的全部尿液盛于集尿瓶内	集尿瓶置于阴凉处
(3)检测 24h 尿蛋白时须测定 24h 总尿量并记录,充分混匀尿液从中采集 20~50ml;检测尿沉渣时避免震荡尿液,留取容器底部尿液沉渣 5~10ml	标本容器应带盖、清洁、干燥
4. 再次核对 核对医嘱和标本,洗手并记录	操作后查对
5. 整理用物,送检	常规消毒处理

三、注意事项

1. 标本质量
(1)尿标本必须新鲜,避免经血、白带、精液、粪便或其他异物混入标本。
(2)尿培养采集过程中应严格无菌操作,不推荐从集尿袋采集。
(3)标本颜色、性状、量如有异常及时告知医生。

2. 收集 24h 尿液的集尿瓶应加盖置阴凉处,容积在 3~5L,必要时按检验要求添加化学防腐剂。

3. 标本转运及常规检查 在尿标本采集后应立即或不超过 2h 送检,如不能及时送检,宜冷藏(2~8℃冰箱内)并及时送检,但不超过 24h。

四、健康教育

1. 采集标本前正常饮食、饮水,勿暴饮暴食。
2. 采集标本前务必清洁双手和会阴。

第四节 大便标本的采集

粪便由食物残渣、消化道分泌物、细菌和水等组成。粪便标本的检验结果可有效评估患者的消化系统功能,为协助诊断、治疗疾病提供可靠依据。采集粪便标本的方法因检验目的不同而有差别,粪便标本常分四种:常规标本、细菌培养标本、隐血标本和寄生虫及虫卵标本。

一、大便标本的分类

临床上常用的大便标本检查包括常规标本、细菌培养标本、隐血标本、寄生虫及虫卵标本。

1. 常规标本通过显微镜有形成分的检查,对肠道疾病做出初步判断。

2. 细菌培养标本检查肠道病原菌感染、结核分枝杆菌等,为临床诊断用药提供依据。

3. 隐血标本采用化学或免疫学方法检查粪便微量出血的试验,对消化道出血,特别是消化道肿瘤的诊断与鉴别诊断具有重要价值。

4. 寄生虫及虫卵标本可采用单克隆抗体检查虫卵抗原,对虫卵形态不典型或高度怀疑寄生虫感染的患者进行确诊。

5. 大便标本的分类见表 11-9。

表 11-9　常见大便标本的分类

分类	目的	采集容器
常规标本	检查大便的性状、颜色、细胞等	干燥清洁采集杯
细菌培养标本	检查大便中的致病菌	无菌培养杯
隐血标本	检查大便中肉眼不能察觉的微量血液,协助诊断有无胃肠道出血	干燥清洁采集杯
寄生虫及虫卵标本	检查粪便中的寄生虫成虫、幼虫、虫卵及计数	根据检查寄生虫种类而定

二、大便标本采集

(一) 操作前准备

1. 评估与解释

(1)评估

1)一般评估:排便情况,饮食情况,女性是否处于经期。

2)病情评估:临床诊断、意识状态、合作程度。

(2)解释:向患者及家属解释大便标本采集的目的、方法、注意事项及配合要点。

2. 患者准备　了解标本采集目的、方法并配合,规范佩戴医用外科口罩。

3. 环境准备　整洁、安静、温湿度适宜,必要时屏风或围帘遮挡。

4. 护士准备　着装整洁,戴医用防护口罩,必要时戴护目镜 / 面屏、穿一次性隔离衣。

5. 用物准备　检验条形码、手套、手消毒液、医用垃圾桶,根据大便检验目的的不同备相应的大便标本采集容器。

(二) 操作步骤

见表 11-10。

表 11-10 大便标本采集操作步骤

步骤	说明
1. 用物准备 核对医嘱,将检验条形码贴于标本容器上	核对
2. 核对 携用物至患者处,核对患者及检验信息,向患者及家属解释标本采集的目的、配合方法及注意事项	核对患者
3. 采集大便标本	标本应新鲜
▲常规标本	
(1)自然排便法:患者排便于干燥清洁便盆,挑取中央部分或有黏液、脓血部分的粪便放入粪便采集杯内	3~5g
(2)无法排便者:采取肛拭子法,先用肥皂水将肛门周围洗净,将蘸有无菌生理盐水的棉拭子轻轻地插入肛门括约肌上方约 6~7cm(儿童为 2~3cm)。棉拭子与直肠黏膜表面接触,轻轻旋转拭子,将带有粪便标本的棉拭子插入采集杯内	注意保护患者隐私
▲细菌培养标本	
患者在消毒便盆内自然排便后,用无菌棉签取黏液脓血部分或中央部分粪便 2~5g 置于无菌培养容器	无菌容器
▲隐血标本按常规标本采集法采集	
▲寄生虫及虫卵标本	
(1)检查寄生虫卵:嘱患者排便于便盆中,在粪便的黏液、脓血处多处采集	
(2)检查蛲虫:用软黏透明纸拭子在患者半夜 12 点或清晨排便之前,于肛门周围皱褶处拭取标本,并立即送检;或在患者睡前或清晨刚睡醒解便前,将透明胶带贴在肛门处,取下并将粘有虫卵的透明胶带面粘贴在载玻片上,或者将胶带对合,立即送检	
(3)检查阿米巴滋养体:用热水将便器加温至接近人的体温;排便后,将标本立即连同便器送检	挑取脓血和稀软部分
4. 操作后再次核对,洗手,记录	再次核对
5. 整理用物,送检	常规消毒处理

三、注意事项

1. 标本质量

(1)不可混入尿液、经血、消毒剂等;不应从卫生纸、衣裤、纸尿裤等上采集,灌肠后的粪便不宜作为检查标本。

(2)标本颜色、性状、量有异常时及时告知医生。

2. 采集点位 正常粪便从表面、深处多点取样;异常粪便从黏液、脓血等病变处采集。

3. 采集量一般采集指头大小(3~5g),稀水便 ≥2ml,查孵化毛蚴 ≥30g。

4. 标本送检 标本采集后建议 1h 内送检;查阿米巴滋养体应立即送检,寒冷季节需保温(接近体温)送检。

四、健康教育

1. 检查前不宜改变饮食习惯,但须停止服用影响检验结果的药物和食物。

2. 标本采集容器应清洁、干燥,避免在坐式马桶或蹲式便盆内进行采集。

第五节　胸水标本的采集

结核性胸膜炎是由人型结核分枝杆菌感染及其他相应物质进入胸膜腔而引起的胸膜炎症,通常依靠对胸水鉴别诊断获取细菌学证据进行诊断。因此,规范胸水标本的采集对结核性胸膜炎的诊断具有重要意义。

一、胸水常见检验项目分类

1. 常规检查

(1)通过细胞计数分析,可鉴别漏出液与渗出液。

(2)结核性渗出液中早期以中性粒细胞为主,随后以单个淋巴细胞为主。

(3)检出恶性肿瘤细胞是诊断原发性/继发性癌肿的重要依据。

(4)阿米巴病胸腔积液中可找到阿米巴滋养体。

2. 生化检查　可提示胸膜是否发生感染,如腺苷脱氢酶、乳酸脱氢酶活性可反应胸膜炎症程度。

3. 细菌学检查　进行革兰染色或抗酸染色涂片镜检,查找病原菌,必要时行细菌培养,培养后的细菌可作药物敏感试验供临床用药参考。

二、胸水标本采集

(一)操作前准备

1. 评估与解释

(1)评估:了解患者生命体征、意识状态、血小板、凝血功能及心电图。

(2)解释:向患者及家属解释胸水标本采集的目的、方法、注意事项及配合要点。

2. 患者准备

(1)了解胸水标本采集的目的、方法、注意事项及配合要点。

(2)规范佩戴医用外科口罩。

3. 环境准备在具备人机共存空气消毒设备的操作间进行,有条件可在具备负压通风系统的单间内进行;光线充足、环境安静整洁、温湿度适宜,必要时屏风或围帘遮挡。

4. 人员准备　着装整洁,修剪指甲,洗手,戴医用防护口罩、防护面屏,穿一次性隔离衣,戴手套。

5. 用物准备　治疗盘、0.5%碘伏、一次性手套、检验条形码、手消毒液、棉签、无菌纱布、无菌容器(根据检验需求)、生物安全袋、医疗垃圾桶。

（二）操作步骤

见表 11-11。

表 11-11 胸水标本采集操作步骤

步骤	说明
1. 用物准备,核对医嘱 将检验条形码贴于标本容器上	核对
2. 核对 携用物至操作间,根据医嘱核对患者及检验信息	再次核对,测量生命体征
3. 方法	
▲胸腔穿刺采集:同第十章第五节胸腔穿刺术及护理	
▲胸腔闭式引流采集:护士先夹闭引流袋上端引流管,消毒引流袋下方端口处,待干;打开端口开关,让引流的胸水直接流入无菌的标本容器内,采集适量,关闭端口开关	无菌操作
4. 确认标本,将采集后的标本装入生物安全密封袋	操作后查对
5. 协助患者休息	
6. 送检,记录	洗手,整理用物

三、注意事项

1. 尽可能在抗菌药物使用前采集。

2. 标本采集后应立即送检,若不能及时送检,不可冷藏,室温保存不得超过 24h。根据检验项目,需抗凝时采用 EDTA-Na$_2$ 或肝素进行抗凝。

四、健康教育

1. 胸腔穿刺处皮肤保持清洁干燥,防止引流管扭曲、打折和脱落。

2. 指导患者食用富含粗纤维、高热量、高蛋白的饮食,合理安排休息与活动,避免劳累和受凉,预防呼吸道感染。

（韦汉芬　付 莉　余巧林　陈雪宇　曾涛涛）

附表 1 营养风险筛查 2002

评估项目	评估内容	分数
营养状况指标	正常营养状况	0
	3 个月内体重减轻>5% 或最近 1 周进食量(与需要量相比)减少 25%~50%	1
	2 个月内体重减轻>5% 或 BMI 为 18.5~20.5kg/m² 或最近 1 个星期进食量(与需要量相比)减少 50%~75%	2
	1 个月内体重减轻>5%(或 3 个月减轻>15%)或 BMI<18.5kg/m²(或血清白蛋白<35g/L)或最近 1 周进食量(与需要量相比)减少 75%~100%	3
疾病状态	骨盆骨折或者慢性病患者合并有以下疾病:肝硬化、慢性阻塞性肺疾病、长期血液透析、糖尿病、肿瘤	1
	腹部重大手术、卒中、重症肺炎、血液系统肿瘤	2
	颅脑损伤、骨髓抑制、加护病患(APACHE>10 分)	3
年龄	年龄 ≥70 岁加算 1 分	1

注意:如果患者因为存在严重胸腹水而得不到准确的 BMI 测值,则以血清白蛋白水平替代(<30g,可直接评为 3 分)。

对于表中没有明确列出诊断的疾病参考以下标准,依照调查者的理解进行评分。

1 分:慢性疾病患者因出现并发症而住院治疗。患者虚弱但不需卧床。蛋白质需要量略有增加,但可通过口服补充来弥补。

2 分:患者需要卧床,如腹部大手术后。蛋白质需要量相应增加,但大多数人仍可以通过肠外或肠内营养支持得到恢复。

3 分:患者在加强病房中靠机械通气支持。蛋白质需要量增加而且不能被肠外或肠内营养支持所弥补。但是通过肠外或肠内营养支持可使蛋白质分解和氮丢失明显减少。

计分说明:评分包括三个部分的总和,即疾病严重程度评分 + 营养状态评分 + 年龄评分(若年龄>70 岁加 1 分)。总评分 ≥3 分表明患者有营养不良或有营养风险,即应该使用营养支持;总评分<3 分表明患者不存在营养不良风险,可不必进行营养支持治疗,定期评估。

附表 2　简明疼痛评估量表

1. 大多数人一生中都有过疼痛经历(如轻微头痛、扭伤后痛、牙痛)。
除这些常见的疼痛外,现在您是否还感到有别的类型的疼痛?
(1)是　　　(2)否
2. 请您在下图中标出您的疼痛部位,并在疼痛最剧烈的部位以 "X" 标出。

3. 请选择下面的一个数字,以表示过去 24 小时内您疼痛最剧烈的程度。
(不痛)0　1　2　3　4　5　6　7　8　9　10(最剧烈)
4. 请选择下面的一个数字,以表示过去 24 小时内您疼痛最轻微的程度。
(不痛)0　1　2　3　4　5　6　7　8　9　10(最剧烈)
5. 请选择下面的一个数字,以表示过去 24 小时内您疼痛的平均程度。
(不痛)0　1　2　3　4　5　6　7　8　9　10(最剧烈)
6. 请选择下面的一个数字,以表示您目前的疼痛程度。
(不痛)0　1　2　3　4　5　6　7　8　9　10(最剧烈)
7. 您希望接受何种药物或治疗控制您的疼痛?

8. 在过去的 24 小时内,由于药物或治疗的作用,您的疼痛缓解了多少?
请选择下面的一个百分数,以表示疼痛缓解的程度。
(无缓解)0　10%　20%　30%　40%　50%　60%　70%　80%　90%　100%(完全缓解)
9. 请选择下面的一个数字,以表示过去 24 小时内疼痛对您的影响。
(1)对日常生活的影响
(无影响)0　1　2　3　4　5　6　7　8　9　10(完全影响)
(2)对情绪的影响
(无影响)0　1　2　3　4　5　6　7　8　9　10(完全影响)
(3)对行走能力的影响
(无影响)0　1　2　3　4　5　6　7　8　9　10(完全影响)
(4)对日常工作的影响(包括外出工作和家务劳动)
(无影响)0　1　2　3　4　5　6　7　8　9　10(完全影响)
(5)对与他人关系的影响
(无影响)0　1　2　3　4　5　6　7　8　9　10(完全影响)
(6)对睡眠的影响
(无影响)0　1　2　3　4　5　6　7　8　9　10(完全影响)
(7)对生活兴趣的影响
(无影响)0　1　2　3　4　5　6　7　8　9　10(完全影响)

　　注:包含了疼痛部位、强度、镇痛治疗方案及疗效、疼痛对患者的影响等 9 个方面,共 15 个小问题,通过对日常生活、情绪、行走能力、正常工作、与他人关系、睡眠和生活兴趣 7 个方面评估疼痛对患者的影响,以 0~10 分计分,数值越大,表明疼痛越剧烈。

附表 3　简化 McGill 疼痛问卷

Ⅰ. 疼痛分级指数（PRI）				
疼痛性质		疼痛程度		
A. 感觉项	无	轻	中	重
1. 跳痛	0	1	2	3
2. 刺痛	0	1	2	3
3. 刀割痛	0	1	2	3
4. 锐痛	0	1	2	3
5. 痉挛牵扯痛	0	1	2	3
6. 绞痛	0	1	2	3
7. 烧灼痛	0	1	2	3
8. 持续固定痛	0	1	2	3
9. 胀痛	0	1	2	3
10. 触痛	0	1	2	3
11. 撕裂痛	0	1	2	3
B. 情感项				
1. 软弱无力	0	1	2	3
2. 厌烦	0	1	2	3
3. 害怕	0	1	2	3
4. 罪、惩罚感	0	1	2	3

Ⅱ. 视觉模拟评分法（VAS）

0　1　2　3　4　5　6　7　8　9　10

无痛　　　　　　　　　　　　　剧痛

Ⅲ. 现时疼痛程度（PPI）

0 无痛　　1 轻度不适　　2 不适　　3 难受　　4 可怕的　　5 极痛苦

注：由 3 部分组成。第 1 部分包括 11 个感觉类和 4 个情感类代表词，每个项目均需要患者进行强度等级排序选择：0 为无痛，1 为轻度痛，2 为中度痛，3 为严重痛，计算出 PRI。第 2 部分为 VAS 线形图，使用 VAS 疼痛测量尺进行评分，测量尺长 10cm，根据测量尺上位置评定患者 VAS 疼痛评分。第 3 部分为目前 PPI，即 0~5 分疼痛强度：0 分为无痛，1 分为轻度不适，2 分为不适，3 分为痛苦，4 分为很痛苦，5 分为极为痛苦，记录 PPI 分数。PRI、VAS、PPI 三项分数相加计算总评分，评分越高表示疼痛情况越严重。

附表 4　整体疼痛评估量表

A. 疼痛	**0 代表无痛,10 代表最痛**
1. 我目前的疼痛	0 □ 1 □ 2 □ 3 □ 4 □ 5 □ 6 □ 7 □ 8 □ 9 □ 10 □
2. 过去一周,我最轻的疼痛	0 □ 1 □ 2 □ 3 □ 4 □ 5 □ 6 □ 7 □ 8 □ 9 □ 10 □
3. 过去一周,我最严重的疼痛	0 □ 1 □ 2 □ 3 □ 4 □ 5 □ 6 □ 7 □ 8 □ 9 □ 10 □
4. 过去一周,我感到的平均疼痛	0 □ 1 □ 2 □ 3 □ 4 □ 5 □ 6 □ 7 □ 8 □ 9 □ 10 □
5. 过去 3 个月,我感到的疼痛	0 □ 1 □ 2 □ 3 □ 4 □ 5 □ 6 □ 7 □ 8 □ 9 □ 10 □
B. 情绪感受	**0 代表非常不同意,10 代表非常同意**
6. 过去一周,我因疼痛感到害怕	0 □ 1 □ 2 □ 3 □ 4 □ 5 □ 6 □ 7 □ 8 □ 9 □ 10 □
7. 过去一周,我因疼痛感到沮丧	0 □ 1 □ 2 □ 3 □ 4 □ 5 □ 6 □ 7 □ 8 □ 9 □ 10 □
8. 过去一周,我因疼痛筋疲力竭	0 □ 1 □ 2 □ 3 □ 4 □ 5 □ 6 □ 7 □ 8 □ 9 □ 10 □
9. 过去一周,我因疼痛而焦虑	0 □ 1 □ 2 □ 3 □ 4 □ 5 □ 6 □ 7 □ 8 □ 9 □ 10 □
10. 过去一周,我因疼痛而紧张	0 □ 1 □ 2 □ 3 □ 4 □ 5 □ 6 □ 7 □ 8 □ 9 □ 10 □
C. 临床表现	**0 表示非常不同意,10 表示非常同意**
11. 过去一周,疼痛影响我睡眠	0 □ 1 □ 2 □ 3 □ 4 □ 5 □ 6 □ 7 □ 8 □ 9 □ 10 □
12. 使我感觉不舒服	0 □ 1 □ 2 □ 3 □ 4 □ 5 □ 6 □ 7 □ 8 □ 9 □ 10 □
13. 使我不能独立完成某些事情	0 □ 1 □ 2 □ 3 □ 4 □ 5 □ 6 □ 7 □ 8 □ 9 □ 10 □
14. 使我无法工作	0 □ 1 □ 2 □ 3 □ 4 □ 5 □ 6 □ 7 □ 8 □ 9 □ 10 □
15. 我需要服用更多的药物	0 □ 1 □ 2 □ 3 □ 4 □ 5 □ 6 □ 7 □ 8 □ 9 □ 10 □
D. 日常行为	**0 表示非常不同意,10 表示非常同意**
16. 疼痛使我不能去商场购物	0 □ 1 □ 2 □ 3 □ 4 □ 5 □ 6 □ 7 □ 8 □ 9 □ 10 □
17. 无法做家务劳动	0 □ 1 □ 2 □ 3 □ 4 □ 5 □ 6 □ 7 □ 8 □ 9 □ 10 □
18. 无法和家人、朋友愉快相处	0 □ 1 □ 2 □ 3 □ 4 □ 5 □ 6 □ 7 □ 8 □ 9 □ 10 □
19. 无法锻炼包括散步	0 □ 1 □ 2 □ 3 □ 4 □ 5 □ 6 □ 7 □ 8 □ 9 □ 10 □
20. 无法参与最喜欢的业余爱好	0 □ 1 □ 2 □ 3 □ 4 □ 5 □ 6 □ 7 □ 8 □ 9 □ 10 □

注:包括疼痛、情绪感受、临床表现、日常行为 4 个维度,共 20 个条目,均采用 0~10 分 11 级评分制,0 分表示无痛或非常不同意,10 分代表最痛或非常同意,总分 0~200 分,总分越高说明疼痛的主、客观影响越严重。

附表 5　临床访谈问题

①睡眠问题的特点:模式、何时开始、既往史、过程、持续时间、严重程度
②对白天的影响:疲倦、劳累、瞌睡、易怒、注意力分散以及其他症状
③睡眠质量描述
④医学和精神病学史(评估潜在影响因素)
⑤自我疗法:非处方药物、中草药、保健品、乙醇(酒精)或街头毒品
⑥兴奋剂的使用情况

附表 6　睡　眠　日　记

问题	评级
1. 昨晚你是几点睡觉的?	时间
2. 你从上床到睡着需要多久?	分钟
3. 晚上睡着后,你会醒来几次?	次
4. 晚上你醒着的时间有多久?	分钟
5. 今天早上你最后一次醒来时几点?	时间
6. 今天早上你是几点起床的?	时间
7. 昨晚你是否采取了什么措施帮助自己入睡? 如果有,是什么?	药物、酒精等
8. 昨晚你睡的怎么样? (1=非常好,2=好,3=一般,4=不好,5=非常不好)	评级
9. 今天早上你觉得自己的精力怎么样? (1=非常好,2=比较好,3=还好,4=一般,5=不好)	评级
10. 写出昨天所有你瞌睡的时间	时间和持续时间

注:由患者本人或家人协助完成为期 2 周的睡眠日记,记录每日上床时间,估计睡眠潜伏期,记录夜间觉醒次数以及每次觉醒的时间,记录从上床开始到起床之间的总卧床时间,根据早晨觉醒时间估计实际睡眠时间,计算睡眠效率 = [(实际睡眠时间 / 卧床时间)×100%]。

附表 7　简易睡眠质量测试

项目	正确	错误
1. 睡觉时身体和大脑都在休息和放松		
2. 如果白天经常作不经意间打瞌睡,那么需要的可能就不是好好休息一晚这么简单了		
3. 如果晚上打鼾很严重,白天又经常犯困,那么他可能已经存在睡眠障碍		
4. 打开车窗或收音机能让昏昏欲睡的驾驶员保持清醒		
5. 发作性嗜睡病是一种睡眠障碍,以突然发生的睡眠为特点		
6. 失眠的主要原因是忧虑		
7. 不安腿综合征是睡眠不足的原因之一		
8. 身体有着适应不同睡眠时间的本能,如倒班工作,跨时区旅游		
9. 随着年龄的增长,人们所需的睡眠越来越少		
10. 更多的人在清晨或下午 3 点左右开车时犯困,而不是在晚上		

附表 8　匹兹堡睡眠质量指数量表

项目	评分			
	0分	1分	2分	3分
1. 近 1 个月,晚上上床睡觉通常在( )点钟				
2. 近 1 个月,从上床到入睡通常需要( )分钟	□≤15min	□16~30min	□31~60min	□≥60min
3. 近 1 个月,通常早上( )点起床				
4. 近 1 个月,每夜通常实际睡( )小时				
5. 近 1 个月,有没有因下列情况影响睡眠而烦恼?				
a. 入睡困难(30min 内不能入睡)	□无	□<1 次 / 周	□1~2 次 / 周	□≥3 次 / 周
b. 夜间易醒或早醒	□无	□<1 次 / 周	□1~2 次 / 周	□≥3 次 / 周
c. 夜间去厕所	□无	□<1 次 / 周	□1~2 次 / 周	□≥3 次 / 周
d. 呼吸不畅	□无	□<1 次 / 周	□1~2 次 / 周	□≥3 次 / 周
e. 咳嗽或鼾声高	□无	□<1 次 / 周	□1~2 次 / 周	□≥3 次 / 周
f. 感觉冷	□无	□<1 次 / 周	□1~2 次 / 周	□≥3 次 / 周
g. 感觉热	□无	□<1 次 / 周	□1~2 次 / 周	□≥3 次 / 周
h. 做噩梦	□无	□<1 次 / 周	□1~2 次 / 周	□≥3 次 / 周
i. 疼痛不适	□无	□<1 次 / 周	□1~2 次 / 周	□≥3 次 / 周
j. 其他影响睡眠的事情	□无	□<1 次 / 周	□1~2 次 / 周	□≥3 次 / 周
如有,请说明:				
6. 近 1 个月,总的来说,您认为您的睡眠质量:	□很好	□较好	□较差	□很差
7. 近 1 个月,您用药物催眠的情况:	□无	□<1 次 / 周	□1~2 次 / 周	□≥3 次 / 周
8. 近 1 个月,您常感到困倦吗?	□无	□<1 次 / 周	□1~2 次 / 周	□≥3 次 / 周
9. 近 1 个月您做事情的精力不足吗?	□没有	□偶尔有	□有时有	□经常有

注:评分说明如下

共包括 19 个自评和 5 个他评条目,其中第 19 个自评条目和第 5 个他评条目不参与计分,条目 2、5、6、7、8、9 按 4 级计分法,计 0~3 分。参与计分的条目共组成 7 个维度,分别为主观睡眠质量、入睡时间、睡眠时间、睡眠效率、睡眠障碍、催眠药物、日间功能。①主观睡眠质量为条目 6 计分;②入睡时间为条目 2 和 5a 得分累加,累加后 0 计 0 分,1~2 计 1 分,3~4 计 2 分,5~6 计 3 分;③睡眠时间为条目 4 计分;④睡眠效率:1. 床上时间 = 条目 3 (起床时间) - 条目 1 (上床时间);2. 睡眠效率 = 条目 4 (睡眠时间) / 床上时间 ×100%,结果睡眠效率> 85% 计 0 分,75%~84% 计 1 分,65%~74% 计 2 分,<65% 计 3 分;⑤睡眠障碍为条目 5b 至 5j 累加计分,累加后 0 计 0 分,1~9 计 1 分,10~18 计 2 分,19~27 计 3 分;⑥催眠药物为条目 7 计分;⑦日间功能为条目 8 和 9 得分累加,累加后得分为 0 计 0 分,1~2 计 1 分,3~4 计 2 分,5~6 计 3 分。总分为 7 个维度相加,为 0~21 分,≤7 分表示睡眠质量较好;>7 分表示存在睡眠障碍;得分越高睡眠质量越差。

附表 9　Epworth 嗜睡量表

情况	瞌睡的可能			
从每一行中选一个最符合你情况的数字,用√表示:0= 从不打瞌睡;1= 轻度可能打瞌睡;2= 中度可能打瞌睡;3= 很可能打瞌睡				
1. 坐着阅读书刊	0	1	2	3
2. 看电视	0	1	2	3
3. 在公共场所坐着不动(例如在剧场或开会)	0	1	2	3
4. 作为乘客在汽车中坐 1 小时,中间不休息	0	1	2	3
5. 在环境许可时,下午躺下休息	0	1	2	3
6. 坐下与人谈话	0	1	2	3
7. 午餐不喝酒,餐后安静地坐着	0	1	2	3
8. 遇堵车时停车数分钟	0	1	2	3

注:由 8 个问题组成,试验者对白天特定场景中瞌睡程度进行评估,不打瞌睡为 0 分,轻度瞌睡为 1 分,中度瞌睡为 2 分,重度瞌睡 3 分。满分为 24 分,0~8 分表明正常,9~12 分表明白天轻度嗜睡,13~16 分为中度嗜睡,大于 16 分表明重度嗜睡。

附表 10　抑郁自评量表

条目	偶尔 A	有时 B	经常 C	持续 D
1. 我觉得闷闷不乐,情绪低沉				
2. 我觉得一天之中早晨最好				
3. 我一阵阵地哭出来或是想哭				
4. 我晚上睡眠不好				
5. 我的胃口跟以前一样				
6. 我跟异性交往时像以前一样开心				
7. 我发现自己体重下降				
8. 我有便秘的烦恼				
9. 我的心跳比平时快				
10. 我无缘无故感到疲劳				
11. 我的头脑像往常一样清楚				

续表

条目	偶尔 A	有时 B	经常 C	持续 D
12. 我觉得经常做的事情并没有困难				
13. 我感到不安,心情难以平静				
14. 我对未来抱有希望				
15. 我比以前更容易生气激动				
16. 我觉得决定什么事很容易				
17. 我觉得自己是个有用的人,有人需要我				
18. 我的生活过的很有意思				
19. 假如我死了别人会过得更好				
20. 平常感兴趣的事情我照样感兴趣				

注:正向计分题按 1、2、3、4 分计;反向计分题按 4、3、2、1 计分。反向计分题号:2、5、6、11、12、14、16、17、18、20。各条目得分相加得到总分,总分乘以 1.25 再取整数部分,即得标准分。按照中国常模,SDS 标准分的分界值为 53 分,其中 53~62 分为轻度抑郁,63~72 分为中度抑郁,72 分以上为重度抑郁,低于 53 分属正常群体。

附表 11　汉密尔顿焦虑量表

条目		说明	得分
1. 焦虑心境	0 分	无	
	1 分	症状轻微	
	2 分	有肯定症状,但不影响生活与活动	
	3 分	症状重,需加处理,或已影响生活和活动	
	4 分	症状极重,严重影响其生活	
2. 紧张	0 分	无	
	1 分	症状轻微	
	2 分	有肯定症状,但不影响生活与活动	
	3 分	症状重,需加处理,或已影响生活和活动	
	4 分	症状极重,严重影响其生活	
3. 害怕	0 分	无	
	1 分	症状轻微	
	2 分	有肯定症状,但不影响生活与活动	
	3 分	症状重,需加处理,或已影响生活和活动	
	4 分	症状极重,严重影响其生活	

条目		说明	得分
4. 失眠	0分	无	
	1分	症状轻微	
	2分	有肯定症状,但不影响生活与活动	
	3分	症状重,需加处理,或已影响生活和活动	
	4分	症状极重,严重影响其生活	
5. 认知功能	0分	无	
	1分	症状轻微	
	2分	有肯定症状,但不影响生活与活动	
	3分	症状重,需加处理,或已影响生活和活动	
	4分	症状极重,严重影响其生活	
6. 抑郁心境	0分	无	
	1分	症状轻微	
	2分	有肯定症状,但不影响生活与活动	
	3分	症状重,需加处理,或已影响生活和活动	
	4分	症状极重,严重影响其生活	
7. 肌肉系统症状	0分	无	
	1分	症状轻微	
	2分	有肯定症状,但不影响生活与活动	
	3分	症状重,需加处理,或已影响生活和活动	
	4分	症状极重,严重影响其生活	
8. 感觉系统症状	0分	无	
	1分	症状轻微	
	2分	有肯定症状,但不影响生活与活动	
	3分	症状重,需加处理,或已影响生活和活动	
	4分	症状极重,严重影响其生活	
9. 心血管系统症状	0分	无	
	1分	症状轻微	
	2分	有肯定症状,但不影响生活与活动	
	3分	症状重,需加处理,或已影响生活和活动	
	4分	症状极重,严重影响其生活	

条目	说明		得分
10. 呼吸系统 症状	0分	无	
	1分	症状轻微	
	2分	有肯定症状,但不影响生活与活动	
	3分	症状重,需加处理,或已影响生活和活动	
	4分	症状极重,严重影响其生活	
11. 胃肠道 症状	0分	无	
	1分	症状轻微	
	2分	有肯定症状,但不影响生活与活动	
	3分	症状重,需加处理,或已影响生活和活动	
	4分	症状极重,严重影响其生活	
12. 生殖泌尿 系统症状	0分	无	
	1分	症状轻微	
	2分	有肯定症状,但不影响生活与活动	
	3分	症状重,需加处理,或已影响生活和活动	
	4分	症状极重,严重影响其生活	
13. 植物系统 症状	0分	无	
	1分	症状轻微	
	2分	有肯定症状,但不影响生活与活动	
	3分	症状重,需加处理,或已影响生活和活动	
	4分	症状极重,严重影响其生活	
14. 会谈时行 为表现	0分	无	
	1分	症状轻微	
	2分	有肯定症状,但不影响生活与活动	
	3分	症状重,需加处理,或已影响生活和活动	
	4分	症状极重,严重影响其生活	

注:该量表采用五级评分法,0分表示无,1分表示轻,2分表示中等,3分表示重,4分表示极重。总分>29分,可能为严重焦虑;总分>21分,肯定有明显焦虑;总分>14分,肯定有焦虑;总分>7分可能有焦虑;总分<6分,无焦虑症状。

附表 12 汉密尔顿抑郁量表

条目		说明	得分
1. 抑郁情绪	0分	无	
	1分	只在问到时才诉述	
	2分	在访谈中自发地表达	
	3分	不用言语也可以从表情、姿势、声音或欲哭中流露出这种情绪	
	4分	患者的自发言语和非语言表达(表情,动作)几乎完全表现为这种情绪	
2. 有罪感	0分	无	
	1分	责备自己,感到自己已连累他人	
	2分	认为自己犯了罪,或反复思考以往的过失和错误	
	3分	认为目前的疾病,是对自己错误的惩罚,或有罪恶妄想	
	4分	罪恶妄想伴有指责或威胁性幻觉	
3. 自杀	0分	无	
	1分	觉得活着没有意义	
	2分	希望自己已经死去,或常想到与死有关的事	
	3分	消极观念(自杀念头)	
	4分	有严重自杀行为	
4. 入睡困难	0分	无	
	1分	主诉有入睡困难,上床半小时后仍不能入睡	
	2分	主诉每晚均有入睡困难	
5. 睡眠不深	0分	无	
	1分	睡眠浅,多噩梦	
	2分	半夜(晚12点钟以前)曾醒来	
6. 早醒	0分	无	
	1分	有早醒,比平时早醒1小时,但能重新入睡	
	2分	早醒后无法重新入睡	
7. 工作和兴趣	0分	无	
	1分	提问时才诉述	
	2分	自发地直接或间接表达对活动、工作或学习失去兴趣	
	3分	活动时间减少或成效下降	
	4分	因目前的疾病而停止工作	

条目	说明		得分
8. 阻滞	0分	无	
	1分	精神检查中发现轻度阻滞	
	2分	精神检查中发现明显阻滞	
	3分	精神检查进行困难	
	4分	完全不能回答问题（木僵）	
9. 激越	0分	无	
	1分	检查时有些心神不定	
	2分	明显心神不定或小动作多	
	3分	不能静坐,检查中曾起立	
	4分	搓手、咬手指、扯头发、咬嘴唇	
10. 精神性焦虑	0分	无	
	1分	问及时诉述	
	2分	自发地表达	
	3分	表情和言谈流露出明显忧虑	
	4分	明显惊恐	
11. 躯体性焦虑	0分	无	
	1分	轻度	
	2分	中度,有肯定的上述症状	
	3分	重度,上述症状严重,影响生活或需要处理	
	4分	严重影响生活和活动	
12. 胃肠道症状	0分	无	
	1分	食欲减退,但不需他人鼓励便自行进食	
	2分	进食需他人催促或请求和需要应用泻药或助消化药	
13. 全身症状	0分	无	
	1分	四肢,背部或颈部沉重感,背痛、头痛、肌肉疼痛,全身乏力或疲倦	
	2分	症状明显	
14. 性症状	0分	无	
	1分	轻度	
	2分	重度	
	3分	不能肯定,或该项对被评者不适合	

条目		说明	得分
15. 疑病	0 分	无	
	1 分	对身体过分关注	
	2 分	反复考虑健康问题	
	3 分	有疑病妄想	
	4 分	伴幻觉的疑病妄想	
16. 体重减轻	0 分	无	
	1 分	一周内体重减轻超过 1 公斤	
	2 分	一周内体重减轻超过 2 公斤	
17. 自知力	0 分	知道自己有病,表现为抑郁	
	1 分	知道自己有病,但归咎伙食太差,环境问题,工作过忙,病毒感染或需要休息	
	2 分	完全否认有病	

注:该量表大部分项目采用 0~4 分的 5 级评分法,0 分表示无,1 分表示轻度,2 分表示中度,3 分表示重度,4 分表示极重度。少数项目采用 0~2 分的 3 级评分法,0 分表示无,1 分表示轻～中度,2 分表示重度。总分超过 24 分为严重抑郁,超过 17 分为轻或中度抑郁,小于 7 分无抑郁症状。

附表 13　UCLA 孤独感量表

条目	从不	很少	有时	一直
	1	2	3	4
*1. 你常感到与周围人的关系和谐吗?	4	3	2	1
2. 你常感到缺少伙伴吗?	1	2	3	4
3. 你常感到没人可以信赖吗?	1	2	3	4
4. 你常感到寂寞吗?	1	2	3	4
*5. 你常感到属于朋友们中的一员吗?	4	3	2	1
*6. 你常感到与周围的人有许多共同点吗?	4	3	2	1
7. 你常感到与任何人都不亲密了吗?	1	2	3	4
8. 你常感到你的兴趣与想法与周围的人不一样吗?	1	2	3	4

条目	从不	很少	有时	一直
	1	2	3	4
*9. 你常感到想要与人来往、结交朋友吗?	4	3	2	1
*10. 你常感到与人亲近吗?	4	3	2	1
11. 你常感到被人冷落吗?	1	2	3	4
12. 你常感到你与别人来往毫无意义吗?	1	2	3	4
13. 你常感到没有人很了解你吗?	1	2	3	4
14. 你常感到与别人隔开了吗?	1	2	3	4
*15. 你常感到当你愿意时就能找到伙伴吗?	4	3	2	1
*16. 你常感到有人真正了解你吗?	4	3	2	1
17. 你常感到羞怯吗?	1	2	3	4
18. 你常感到人们围着你但并不关心你吗?	1	2	3	4
*19. 你常感到有人愿意与你交谈吗?	4	3	2	1
*20. 你常感到有人值得你信赖吗?	4	3	2	1

注:该量表共计20个条目,采用4级计分方式,包含11个"孤独"正序条目与9个"非孤独"反序条目(标"*"为反序条目),总分20~80分,得分越高说明孤独感越强。20~34分孤独感等级为轻度;35~49分为中度;50~64分为中重度;65~80分为重度。

附表 14　患者术前护理评估及交接记录单

姓名:　　　　性别:　　　　　　　年龄:　　　　　　　科室:
床号:　　　　术前诊断:　　　　　　拟手术名称:
术前评估及转科记录(术前两小时内填写)
转出时间:　　年　月　日　时　分 生命体征:T:　　℃　P:　　次/分　R:　　次/分　BP:　　/mmHg 意识状态:□清醒　□嗜睡　□未清醒　□其他:＿＿＿　腕带:□有　□无　皮肤:□正常　□异常 肢体活动: 静脉通道:　　　　　　正在输入: 术前抗菌药品: 其他带入手术室物品:　□病历　□其他: 其他特殊情况:　　　□无　□有,具体为: 术前科室护士:　　　　手术室护士:

续表

手术室转出记录（手术室护士填写）
手术名称：
麻醉方式：□全麻　　□局麻　□其他：
转入科室：□原科室　□ ICU　□ PACU　□其他科室：
转出时间：　年　月　日　时　分
转出生命体征：T：　℃（必要时）P：　次 / 分　R：　次 / 分　BP：　/mmHg
转入时间：　年　月　日　时　分
转入生命体征：T：　℃（必要时）P：　次 / 分　R：　次 / 分　BP：　/mmHg
意识状态：□清醒　□嗜睡　□未清醒　□其他：
术中输液量：　ml　术中尿量：　ml
皮肤：　　□正常　□异常
静脉通道：　□无　　□已建立正在输入：
抗菌药物用药：□无　　□完成带出用药：□无　□有：
引流管情况：　□无　　□尿管　□胃管　□胸腔引流管　□腹腔引流管　□其他：
人工气道：　□无　　□有
转运物品：□病历【□手术安全核查表　□手术风险评估表　□手术护理记录单
□手术清点记录　□应用保护性约束知情同意书　□侵入性操作同意书
□压疮危险因素评估表　□临床输血护理记录表　□难免压疮申报表】
□其他：
特殊交班：
手术室护士：　　　　　　　　　　　　　接收科室护士：

附表 15　手术室压力性损伤斯卡特触发点评估表

患者姓名：　　　　科室：　　　　　　床号：　　　　住院号：		
项目	范围	"是"或"否"
年龄	62 岁或超过 62 岁	
血清蛋白或身体质量指数 BMI	血清蛋白<35g/L BMI<19 或>40	
麻醉评分 ASA	ASA 大于或等于 3 级	
预估手术时间	手术时间大于 3h 或 180min	
如果有多于两个或两个以上的"是"，说明是手术压力性损伤高发危险患者，即用 Munro 评分表进行评估		
其他评估说明： 预估手术时间是从患者进入手术室到出手术室时间 BMI 计算公式：体重（kg）÷ 身高（m）²		
评估人：　　　　年　　月　　日		

231

附表 16　手术压力性损伤 Munro 评估表

<table>
<tr><td rowspan="18">手术前评估</td><td>项目</td><td colspan="3">术前风险因素评分</td><td>得分</td></tr>
<tr><td rowspan="2">活动度</td><td>1</td><td>2</td><td>3</td><td></td></tr>
<tr><td>没有受限,或轻微受限,可以自主活动</td><td>非常受限,需要协助移动</td><td>完全受限,需要完全依靠他人</td><td></td></tr>
<tr><td rowspan="2">营养状况
(空腹时间)</td><td>1</td><td>2</td><td>3</td><td></td></tr>
<tr><td>≤12h</td><td>>12h~<24h</td><td>>24h</td><td></td></tr>
<tr><td rowspan="2">身体质量指数
(BMI)</td><td>1</td><td>2</td><td>3</td><td></td></tr>
<tr><td>$<30kg/m^2$</td><td>$30kg/m^2$~$35kg/m^2$</td><td>$>35kg/m^2$</td><td></td></tr>
<tr><td rowspan="2">体重降低</td><td>1</td><td>2</td><td>3</td><td></td></tr>
<tr><td>体重降低≤7.4%,无改变或不知晓</td><td>体重降低7.5%~9.9%</td><td>体重降低≥10%</td><td></td></tr>
<tr><td rowspan="2">年龄</td><td>1</td><td>2</td><td>3</td><td></td></tr>
<tr><td>39 岁以下</td><td>40~59 岁</td><td>60 岁及以上</td><td></td></tr>
<tr><td rowspan="7">健康不利因素</td><td colspan="3">每项不利因素评 1 分,最低 0 分,最高 6 分</td><td></td></tr>
<tr><td colspan="3">吸烟(近期)</td><td></td></tr>
<tr><td colspan="3">高血压前期或高血压(血压>120/80mmHg)</td><td></td></tr>
<tr><td colspan="3">血管 / 肾脏 / 心血管 / 周围血管疾病</td><td></td></tr>
<tr><td colspan="3">哮喘 / 肺部 / 呼吸系统疾病</td><td></td></tr>
<tr><td colspan="3">有过压疮病史 / 目前有压疮</td><td></td></tr>
<tr><td colspan="3">糖尿病 / 胰岛素依赖型糖尿病</td><td></td></tr>
<tr><td colspan="5">术前评分:</td></tr>
<tr><td colspan="5"></td></tr>
<tr><td rowspan="6">手术中评估</td><td>5~6 分:低风险</td><td>7~14 分:中度风险</td><td>≥15 分:高风险</td><td colspan="2">风险程度:</td></tr>
<tr><td colspan="2">风险评估人:</td><td colspan="3">日期 / 时间:</td></tr>
<tr><td>项目</td><td colspan="3">术中风险因素评分</td><td>得分</td></tr>
<tr><td rowspan="2">身体状态 / 麻醉评分</td><td>1</td><td>2</td><td>3</td><td></td></tr>
<tr><td>健康或是轻度系统疾病,无功能性的限制</td><td>中度或重度的系统性疾病,无功能性的影响</td><td>中重度系统性疾病,有严重的功能受限,威胁生命或麻醉评分>3 分</td><td></td></tr>
<tr><td rowspan="2">麻醉类型</td><td>1</td><td>2</td><td>3</td><td></td></tr>
</table>

<table>
<tr><td></td><td>监护局麻、局麻</td><td>神经阻滞</td><td>全麻</td><td></td></tr>
</table>

续表

手术中评估	体温	1	2	3	
		36.1℃~37.8℃,体温保持恒温	<36.1℃或>37.8℃,且体温波动范围<2℃	<36.1℃或>37.8℃,且体温波动范围>2℃	
	低血压	1	2	3	
		没有或血压变化≤10%	高低起伏或11%~20%的血压变化	持续性或21%~50%的血压变化	
	潮湿程度	1	2	3	
		保持干燥	有一些潮湿	潮湿	
	手术床表面/移动情况	1	2	3	
		不使用毯子固定体位	使用体位协助物	剪切力/加压力/改变体位	
	体位	1	2	3	
		膀胱截石位	侧卧位	平卧位/俯卧位	
	术中部分评分:				
	术前风险评分:				
	术中风险(术前+术中)评分总分:				
	13分:低风险	14~24分:中度风险	≥25分:高风险	风险程度:	
	风险评估人:		日期/时间:		
手术后评估	项目	术后风险因素评分			得分
	整个围手术期的时间	1	2	3	
		≤2h	>2h但<4h	>4h	
	失血量	1	2	3	
		≤200ml	201ml~400ml	>400ml	
	术后部分评分:				
	术中风险(术前+术中)评分总分:				
	术后风险评分总计:				
	15分:低风险	16~28分:中度风险	≥29分:高风险	风险程度:	
	风险评估人:		日期/时间:		

附表 17　Caprini 血栓风险评估量表

高危评分	病史	实验室检查	手术
1分/项	年龄 41~60(岁)		计划小手术
	肥胖(BMI ≥ 25kg/m²)		
	异常妊娠		
	妊娠期或产后(1 个月)		
	口服避孕药或激素替代治疗		
	卧床的内科患者		
	炎症性肠病史		
	下肢水肿		
	静脉曲张		
	严重的肺部疾病,含肺炎(1 个月内)		
	肺功能异常,COPD		
	急性心肌梗死		
	充血性心力衰竭(1 个月内)		
	败血症(1 个月内)		
	大手术(1 个月内)		
	其他高危因素		
2分/项	年龄 61~74(岁)		中心静脉置管
	石膏固定(1 个月内)		腹腔镜手术(>45min)
	患者需要卧床大于 72h		大手术(>45min)
	恶性肿瘤(既往或现患)		关节镜手术
3分/项	年龄 ≥ 75(岁)	抗心磷脂抗体阳性	
	深静脉血栓/肺栓塞病史	凝血酶原阳性	
	血栓家族史	凝血因子 V Leiden 阳性	
	肝素引起的血小板减少 HIT	狼疮抗凝物阳性	
	未列出的先天或后天血栓形成	血清同型半胱氨酸酶升高	
5分/项	脑卒中(1 个月内)		
	急性脊髓损伤(瘫痪)(1 个月内)		
总分			
合计评分			

　　备注:权衡抗凝与出血风险后采取个体化预防,对中危伴出血患者,首选物理预防,待出血风险降低后加用药物预防。对有争议、疑难、特殊病例或未尽事宜者请 VTE 管理委员会会诊。

附表 18　焦虑自评量表

	无或很少	少部分	相当多	绝大部分或全部
1. 我觉得比平常容易紧张或着急				
2. 我无缘无故的感到害怕				
3. 我容易心理烦乱或觉得惊恐				
4. 我觉得我可能将要发疯				
5. 我觉得一切都很好,也不会发生什么不幸				
6. 我手脚发抖打颤				
7. 我因为头痛,颈痛和背痛而苦恼				
8. 我感觉容易衰弱和疲乏				
9. 我觉得心平气和,并且容易安静坐着				
10. 我觉得心跳得很快				
11. 我因为一阵阵头晕而苦恼				
12. 我有晕倒发作,或觉得要晕倒似的				
13. 我吸气呼气都感到很容易				
14. 我的手脚麻木和刺痛				
15. 我因为胃痛和消化不良而苦恼				
16. 我常常要小便				
17. 我的手脚常常是干燥温暖的				
18. 我脸红发热				
19. 我容易入睡并且一夜睡得很好				
20. 我做噩梦				

　　评分说明:包括正向评分 15 题、反向评分 5 题共 20 个条目,每条目分 4 级评分;20 个条目相加即得到量表粗分,粗分乘以 1.25 后取整数部分,得到标准分;以标准分 <50 分为无焦虑,50~59 分为轻度焦虑,60~69 分为中度焦虑, ≥ 70 分为重度焦虑。

附表 19 八 段 锦

坐式八段锦

步骤	内容
第一式激奋元阳	自身体两侧抬起双臂,掌心向下,随后交叉至腹部前面。下降至腹部时,交叠前臂,然后反掌,重新向上举双臂至最高处,掌心向内,最后将双臂放回到身体两侧
第二式醒脑明目	侧平举双臂,然后按摩攒竹穴、太阳穴等头面部重要穴位。再将双手掌交叠在颈后,以稳固颈椎。后仰颈部,颈部与手掌相互用力
第三式双手托天	侧平举双臂,掌心向下,双手缓慢置于腹部前,十指交叉,掌心向上。然后在十指交叉的基础上反掌向上,双臂伸到最高处
第四式回头望月	将头部转向左侧,同时配合上肢作扩展运动 2 次。再将头部转向右侧,手部动作同前
第五式通络理筋	横举双臂平肩,掌心向下。然后将双臂置于腹部前,做环抱状。再上举左臂,下伸右臂,两臂同时伸展,掌心向外,头部上仰。接着恢复至怀抱状,再上举右臂,下伸左臂,两臂同时伸展,掌心向外,头部上仰
第六式扩胸守气	横举双臂平肩,然后双手握拳做扩胸运动。在双手握拳的基础上,左臂向左侧平举,右臂屈曲,同时拉伸,头部转向左侧。再双手握拳作扩胸运动,右臂向右侧平举,左臂屈曲,同时拉伸,头部转向右侧
第七式补肾固腰	横举双臂平肩,掌心向下。向左侧扭转腰部,同时上举双臂做拉伸运动;右侧反之
第八式气归丹田	轮流空掌拍打双臂肌肉,最后气收丹田

注意事项:1. 训练频率为每天 2 次,每次 20~30min,每个疗程 3 个月,须长期锻炼。2. 训练强度以无明显疲惫感、呼吸较轻松、可正常说话为宜。

站式八段锦

步骤	内容
双手托天理三焦	吸气时,双手从体侧上举托天,手心朝上,手指相对,百会(穴)上顶,眼随两手,并要求脚跟离开地面(提踵);呼气时,双手从体前下落还原,脚跟回落
左右开弓似射雕	吸气时,左脚向左跨出成马步,两手握空拳交叉于胸前,左拳在里,右拳在外,拳心均向里,左拳向左平推,拇、食指朝上呈八字撑开,眼看左手,同时右拳向右胸前平拉呈射箭状,手心朝里;呼气时,还原成预备势。向右侧练习时,要领相同,只是方向相反
调理脾胃单举手	吸气时,调理脾胃,手捧于腹前上提到胸时,左掌外旋上举托天,指尖朝右,右掌内旋下按于右胯旁,指尖朝前,眼看左掌;呼气时,左掌回落,还原成预备势。重复动作,要领同上,只是方向相反。
五劳七伤往后瞧	预备动作,两脚开立。做动作时两脚不动,吸气时,头颈肩腰向左慢转,眼看左后方,双臂侧上举呼气时,还原成预备动作,左右交换练习动作相同,方向相反

步骤	内容
摇头摆尾去心火	左脚向左跨一大步呈马步桩,双掌分按于大腿内侧。吸气时,头和上体向左膝前俯,再向右膝方向摆动,臀部随上体转动而摆动;呼气时,头与上体还原。左右交换练习时,动作要领同上,只是方向相反
两手攀足固肾腰	吸气时,两臂从两侧上举至头顶上方,手心朝前上体稍后仰呼气时,上体前俯,两腿伸直,两手指攀两足尖,并抬头目视前方3~5m处,稍停后,上体还原成预备势
攒拳怒目增气力	左腿向左侧跨出一大步呈马步桩,两手握拳于腰,拳心向上。吸气时,左拳向前冲拳,拳心向下,瞪大双眼;呼气时,左拳收回。左右交换练习,动作要领同上
背后七颠百病消	两掌掌心贴于肾俞穴处。吸气时,百会上顶脚跟离开地面,接着做身体上下连续抖动七次,抖动时呼吸自然,脚跟不触及地面;呼气时,脚跟轻轻着地,两手还原于体侧,配合呼气,意念下引至脚掌涌泉穴,全身放松
结束势	两臂经体侧上举至头顶上方,配合吸气;然后两臂经体前徐徐下按于腹前,配合呼气重复多次后,还原到预备势

附表20　24式简化太极拳

序号	步骤	内容
1	起势	太极起势要自然,含胸拔背头顶悬。屈膝松腰向前看,松肩垂肘气沉丹田
2	左右野马分鬃	野马分鬃抱球起,一前一按斜上举。弓步向前似猫行,虚实转换要清晰
3	白鹤亮翅	白鹤亮翅展翅娇,左按右挑至眉梢。右实左虚足尖点,沉肩坠肘要记牢
4	左右搂膝拗步	搂膝拗步斜中行,一手按膝一手拥。坐腕舒掌朝前打,分清虚实转换灵
5	手挥琵琶	手挥琵琶抱在胸,左前右后身前迎。右实左虚足跟点,沉肩坠肘要记清
6	倒卷肱	坠身退步倒卷肱,撤步足尖点地行。退步之后成虚步,转腰松胯手前拥
7	左右揽雀尾	手前举要撑圆,将手用劲在掌中。挤手着力在手背,按手劲起在腰功
8	单鞭	左手推出拉单鞭,右手钩子在后边。弓步足跟先着地,虚实转换记心间
9	左右云手、单鞭	云手三进上下翻,一左一右在面前。左步横跨数二次,再拉单鞭又一遍
10	高探马	高探马上拦手穿,左拦右穿马上边。足尖点地虚步,沉肩垂肘要记全
11	右蹬脚	右蹬脚式腿上功,力发腰部要记清。左足站立身要稳,右脚提起向前蹬
12	双峰贯耳、转身左蹬脚	双峰贯耳两笔圆,二拳钳形在眼前。提膝弓步向前迈,转身左脚蹬一番
13	左下势独立、右下势独立	下势独立随峰连,一钩一掌往前穿
14	左右穿梭	摇化单臂向上送,一托一推手左右穿梭上功。弓步向前两斜角,左右穿梭
15	海底针	海底金针手下插,左按右插顶勿斜。左虚右实足尖点,气沉丹田松腰胯

续表

序号	步骤	内容
16	闪通臂	闪通臂上托架功，右架左推向前拥。提膝弓步向前迈，松胯松腰记心中
17	转身搬拦捶	转身搬拦捶向前，右搬左拦莫等闲。右脚外撇左脚进，弓步捶打护肘间
18	如封似闭	如封似闭护正中，前后仰俯不可行。向后下按足尖跷，向前双手朝前拥
19	十字手	十字手法变无穷，两臂环抱交在胸。右脚要向左脚靠，松腰垂肘腰要松
20	收势	收势下按不可匆，太极合手式完成

注意事项：1. 训练频率为每天 2 次，每次 20~30min，须长期锻炼；2. 训练强度以无明显疲惫感、呼吸较轻松、可正常说话为宜。

附表 21　阿森斯失眠量表

问题	选项（选择最符合的一项）
1. 入睡时（关灯到进入睡眠的时间）	①没有问题　②轻微延迟 ③明显延迟　④严重延迟或基本没睡
2. 夜间觉醒	①没有问题　②轻微影响 ③明显影响　④严重影响或基本没睡
3. 最终醒来时间较通常时间早醒	①没有问题　②轻微提早 ③明显提早　④严重提早或基本没睡
4. 总睡眠时间	①没有问题　②轻微不足 ③明显不足　④严重不足或基本没睡
5. 总体睡眠质量（无论睡眠时间长短）	①满意　②轻微不满 ③明显不满　④严重不满或基本没睡
6. 白天的情绪状态	①没有问题　②轻微影响 ③明显影响　④严重影响
7. 白天的身体状态（体力和脑力等）	①没有问题　②轻微影响 ③明显影响　④严重影响
8. 白天的睡意	①没有问题　②轻微思睡 ③明显思睡　④严重思睡

注：共 8 个条目，每个条目从无到严重分为 0~3 分的四级评分，总分 0~24 分，分数越高表示睡眠越差。总分<4 分，表示无失眠；总分 4~6 分，为可疑失眠；总分>6 分，则为失眠。

附表22　耐药结核病患者居家随访记录表

姓名：_____　性别：__　年龄：___　病案号：_____　开始服药时间：_____

本次随访时间			
随访方式			
耐药情况	①单耐　②多耐　③泛耐		
化疗方案			
症状和体征	①没有症状　②咳嗽咳痰　③低热盗汗　④咯血或血痰 ⑤胸痛　⑥恶心纳差消瘦　⑦头痛、失眠　⑧视物模糊 ⑨皮肤瘙痒、皮疹　⑩耳鸣、听力下降		
家庭居住环境评估	单独的居室	①是　②否	
	通风情况	①良好　②一般　③差	
生活方式评估	吸烟	①有　②无	
	饮酒	①有　②无	
	运动	①每天一次　②每周3~5次　③无	
服药依从性评估	Morisky用药依从性问卷评分	①依从性较低　②依从性中等 ③依从性较高	
	服药率	(实际服药次数÷应该服药次数)×100%	
健康知识掌握情况	1. 服药记录卡的填写		①掌握　②未掌握
	2. 服药的方法及药物自我管理法		①掌握　②未掌握
	3. 耐药结核病治疗疗程		①掌握　②未掌握
	4. 不规律服药的危害		①掌握　②未掌握
	5. 药物不良反应的自我识别及处理方法		①掌握　②未掌握
	6. 耐药结核病感染控制措施(包括痰液的处理、咳嗽礼仪、戴口罩法、洗手法、居家环境的清洁与消毒、外出自我防护等)		①掌握　②未掌握
	7. 心理不适/睡眠的自我调节方法		①掌握　②未掌握
	8. 运动锻炼(呼吸方式训练、呼吸肌训练、呼吸操、胸廓扩展运动、步行、骑车、太极拳、八段锦等)		①掌握　②未掌握
	9. 复诊流程及注意事项		①掌握　②未掌握
下次随访时间			
随访人			

附表 23　耐药结核病患者服药卡

姓名：＿＿＿　性别：＿＿　年龄：＿＿　病案号：＿＿　开始服药日期：＿＿　下次门诊随访日期：

日期 药物名称																								

药物用法

药名	药物剂量	每天几次	每次几片	注意事项

服药卡使用说明：

1. "药物"栏：填写患者所用药品名称（药物默认口服药品，肌注或静点药物在药物名称后画 oim 或 oiv）。

2. "日期"栏：在相应位置标注者出院后首次自行服药的日期、服药天数。

3. 表格下方的对话框请选择性填写提示语如"请在今日复诊""请空腹查血""请于今日复查 ××"。

4. 表格背面为患者备忘录。

5. 遇有更改治疗方案，在服药卡停用药物处做标记，同时在"药物"栏加上新调整的药物。

6. 患者出院前 1~3 天由主管护士完善服药卡交于患者并指导如何应用。

7. 表格由护士填写后交与患者，同时告知患者服药后在相应位置打"√"确认服药行为，每次门诊随访时携带服药卡交给护士，护士认真清点耐药结核患者每次应服用的药物种类及数量，计算当次时间点的服药率（实际服药次数／应服药次数）× 100%（不是服药片数）。

对服药依从性较好的患者，复诊时在治疗足迹卡中给予鼓励确认。

备忘录：

_____

_____

附表 24　Morisky 服药依从性量表

序号	问题	答案选项
1	你是否有忘记服药经历?	是□否□
2	你是否有时不注意服药?	是□否□
3	当你自觉症状改善时,是否曾停药?	是□否□
4	当你服药自觉症状更坏时,是否曾停药?	是□否□
5	您最近一次的抗结核药物是不是按时按量服用?	是□否□
6	当您感觉结核病症状已经减轻或者消失时,您会不会减少或者停止服药?	是□否□
7	对很多人来说坚持每天服用抗结核药物确实很麻烦,您会不会觉得坚持按时按量服用抗结核药物有困难?	是□否□
8	您大约多久会有 1 次忘记服用抗结核药物的经历?	从来不　偶尔　有时 经常　所有时间

注:该表共包含 8 个条目,其中条目 1~7 的选项为"是"和"否",条目 5 回答"是"计 1 分,"否"计 0 分,其余条目回答"否"计 1 分,"是"计 0 分;条目 8 采用 Likert5 级评分法,回答"从来不"计 1 分,"偶尔"计 0.75 分,"有时"计 0.5 分,"经常"计 0.25 分,"所有时间"计 0 分。量表总分 0~8 分,得分<6 分为依从性较低,≥6 分且<8 分为中等,8 分为依从性较高。

附表 25　耐药结核病患者治疗足迹卡

姓名:_____　性别:____　年龄:____　病案号:_____　开始服药日期:_____

第 1 月 从这一刻起,您迈向健康的足迹在这里记录。出发,意味着健康的开始。♥	第 2 月 记得按时就诊哦,我们每月都期待见到越来越健康的您。♥	第 3 月 ☺	第 4 月 不要害怕,您的家人朋友和您一起努力!	第 5 月	第 6 月 积极治疗,呵护您和您的家人!
第 7 月	第 8 月 努力行动是治愈的良方,加油,前进!	第 9 月 ♥	第 10 月 好好吃药,增加营养!	第 11 月	第 12 月 漫漫抗结核路,坚持就是胜利!
第 13 月	第 14 月 ☺	第 15 月 积极锻炼,强身健体,提高身体素质!	第 16 月 ♥	第 17 月	第 18 月 我坚持,我骄傲! ♥

第 19 月	第 20 月	第 21 月 健康的希望,指引我们前进!	第 22 月	第 23 月	第 24 月 滚蛋吧,结核君!
第 25 月 只要路是对的,就不怕路远!	第 26 月	第 27 月	第 28 月 坚持就是胜利,曙光就在前头!	第 29 月	第 30 月
第 31 月	第 32 月 成功与不成功之间有时候距离很短,只要后者再向前几步。	第 33 月	第 34 月	第 35 月	第 36 月 彩虹总在风雨后!

附表 26　华西心晴指数问卷

条目	得分
1. 情绪低落到无论怎样都无法开心?	
2. 对什么事情都没有兴趣?	
3. 过于紧张?	
4. 控制不住地担忧或担心?	
5. 不安以致难以平静下来?	
6. 害怕再次突然出现严重恐惧或惊恐感?	
7. 责备自己?	
8. 没有希望?	
9. 活着没意思?	
10. 您觉得您近一月的不良情绪对您生活的影响是以下哪种情况: A. 无影响　B. 影响很小　C. 有一些影响 D. 影响较大　E. 影响很大	
11. 害怕再次突然出现严重恐惧或惊恐感? 在最近一月中,导致您上述各种情绪问题(如心情不好、担忧等)主要原因是(可多选): A. 身体健康问题(如疼痛,长期慢性疾病——糖尿病、哮喘、高血压等,手术,肿瘤放、化疗等) B. 恋爱婚姻家庭问题(亲人去世、家庭成员遭受疾病困扰、恋爱或婚姻失败、子女难以教育等) C. 职业或学业问题(升学压力、经济问题、职业压力等) D. 人际关系紧张 E. 其他	

注:共包括 11 个条目,1~9 题从 "A"~ "E" 分别计 0~4 分,10、11 题不纳入计分,结果供临床医务人员参考。总分在 0~36 分,总分 ≤8 分表示无不良情绪;9~12 分表示有轻度不良情绪;13~16 分表示有中度不良情绪;17 分及以上或 / 和第九项 ≥2 分表示有重度不良情绪。

参考文献

1. 杨妮, 苏茜, 肖月, 等. 2 158例MTB/HIV双重感染患者治疗转归及影响因素分析 [J]. 中国防痨杂志, 2021, 43 (03): 274-279.

2. 唐神结. 耐药结核病防治手册 [M]. 北京: 人民卫生出版社, 2009.

3. 王黎霞, 成诗明, 陈明亭, 等. 2010年全国第五次结核病流行病学抽样调查报告 [J]. 中国防痨杂志, 2012, 34 (08): 485-508.

4. 刘宇红, 王甦民, 那希宽. 比例法测试结核分枝杆菌药物敏感性的探讨 [J]. 中华结核和呼吸杂志, 2002, 23 (2): 89-92.

5. 武洁, 桂晓虹, 李静, 等. 比例法与绝对浓度法检测结核分枝杆菌药敏试验的比较 [J]. 中华检验医学杂志, 2011, 34 (2): 137-138.

6. 陈忠南, 赵丽丽, 易松林, 等. BACTEC MGIT960在结核分枝杆菌药物敏感性试验中的临床研究 [J]. 中国人兽共患病学报, 2013, 29 (2): 166-169.

7. 王洁, 陆俊梅, 黄晓辰, 等. 微量MIC检测判断结核分枝杆菌药敏的方法学研究 [J]. 中华检验医学杂志, 2010, 33 (4): 315-319.

8. 徐园红, 崔振玲, 胡忠义, 等. 四川地区200例随机临床分枝杆菌分离株耐药状况的分析研究 [J]. 中华微生物学和免疫学杂志, 2012, 32 (6): 555-560.

9. 中华医学会结核病学分会, 非结核分枝杆菌病实验室诊断专家共识编写组. 非结核分枝杆菌病实验室诊断专家共识 [J]. 中华结核与呼吸杂志, 2016, 39 (6): 438-443.

10. 王芝, 崔振玲, 马晓莉, 等. 微量MIC检测结核分枝杆菌药物敏感性的应用评价研究 [J]. 现代预防医学, 2014, 41 (8): 1487-1489.

11. 杨翰, 杨静芬, 伍浩, 等. 微孔板法在一线抗结核药物敏感性试验中的应用价值 [J]. 中国防痨杂志, 2020, 42 (4): 380-384.

12. 金文国, 胡忠义. 显微镜观察药物敏感性检测技术及其在结核病诊断和耐药性检测中的应用 [J]. 中华预防医学杂志, 2008, 42 (2): 134-136.

13. 胡忠义, 倪莲娣, 靳安佳, 等. 噬菌体生物扩增法快速检测结核分枝杆菌方法学研究 [J]. 中华结核和呼吸杂志, 2004, 27 (12): 801-805.

14. 莫森, 刘冲, 陈立艺, 等. 外周血淋巴细胞circRNA在脊柱结核患者中表达的初步筛选及功能分析 [J]. 广西医科大学学报, 2019, 36 (05): 749-754.

15. 余卫业, 谭卫国, 陆普选. 耐药肺结核的分类、分型及影像学表现 [J]. 新发传染病电子杂志, 2019,

4 (1): 42-47.

16. 杨铭, 梁宗安, 时正雨, 等. 四川地区 346 例耐药肺结核患者临床特征分析 [J]. 临床肺科杂志, 2020, 25 (3): 420-426.

17. 中华医学会结核病学分会, 结核病病理学诊断专家共识编写组. 中国结核病病理学诊断专家共识 [J]. 中华结核和呼吸杂志, 2017, 40 (6): 419-425.

18. 柳澄. 肺结核基本病理改变的 MSCT 表现 [J]. 中国中西医结合影像学杂志, 2013, 11 (03): 117-119.

19. 赵长成. X 线胸片在肺结核诊断的应用价值分析 [J]. 影像研究与医学应用, 2020, 4 (12): 247-248.

20. 何德高. X 线胸片诊断肺结核影像临床价值分析 [J]. 影像视觉, 2016, 17 (7): 18-20.

21. 康冠楠, 侯莉莉, 刘晓飞. 多层螺旋 CT 扫描对于肺结核诊断应用价值分析 [J]. 影像研究与医学应用, 2020, 4 (1): 185-186.

22. 中华医学会放射分会传染病放射学专业委员会. 肺结核影像学及分级诊断专家共识 [J]. 新发传染病电子杂志, 2018, 3 (2): 118-127.

23. 马璐瑶, 郑秋婷, 陆普选, 等. 基于文献分析的耐多药肺结核影像学研究进展 [J]. 新发传染病电子杂志 2021, 6 (1): 65-72.

24. 周婕, 党丽云, 沈聪, 等. 耐多药肺结核患者胸部影像学特征分析 [J]. 实用放射学杂志, 2018, 34 (9): 1348-1350.

25. 韩火平, 陈新. 耐药性肺结核病影像学特征性改变的临床研究 [J]. 中国医学创新, 2020, 17 (17): 32-35.

26. 中华医学会. 中国耐多药和利福平耐药结核病治疗专家共识 (2019 年版)[J]. 中华结核与呼吸杂志, 2019, 42 (10): 733-749.

27. 初乃惠, 聂文娟. 耐药肺结核全口服化学治疗方案中国专家共识 (2021 年版)[J]. 中国防痨杂志, 2021, 43 (09): 859-866.

28. 中华医学会结核病学分会. 抗结核药物性肝损伤诊治指南 (2019 年版)[J]. 中华结核和呼吸杂志, 2019, 42 (5): 343-356.

29. 章志俊, 谭守勇, 邝浩斌, 等. 耐多药结核病患者并发营养不良与肺部感染相关性探讨 [J]. 中国防痨杂志, 2016, 38 (6): 461-464.

30. 中华医学会结核病学分会,《中华结核和呼吸杂志》编辑委员会. 气管支气管结核诊断和治疗指南 (试行)[J]. 中华结核和呼吸杂志, 2012, 35 (08): 581-587.

31. 中华医学会呼吸病学分会. 良性中心气道狭窄经支气管镜介入诊治专家共识 [J]. 中华结核和呼吸杂志, 2017, 40 (06): 408-418.

32. 万欢英, 高蓓莉, 项轶. 呼吸内镜基本操作与临床应用 [M]. 北京: 人民卫生出版社, 2015.

33. 沈兴利, 张子凡, 孙柏峰, 等. 脊柱结核手术治疗研究进展 [J]. 脊柱外科杂志, 2018, 16 (04): 253-257.

34. 北京医师协会呼吸内科专科医师分会咯血诊治专家共识编写组. 咯血诊治专家共识 [J]. 中国呼吸与危重监护杂志, 2020, 19 (01): 1-11.

35. 赵拓文. 肺结核咯血责任血管分布规律的统计分析 [D]. 南昌: 南昌大学, 2020.

36. 胡汉, 沈鸣雁, 於水芳. 大咯血标准化急救流程的建立与实施 [J]. 中华急诊医学杂志, 2018, 27 (12): 1403-1404.

37. 肖和平. 耐药结核病化学治疗指南 [M]. 北京: 人民卫生出版社, 2019.

38. 王秀华. 现代结核病护理学 [M]. 北京: 中国医药科技出版社, 2017.

39. 周梦雯, 谭守勇, 李春燕, 等. 四种营养风险筛查工具对 PTB 患者的适用性评价 [J]. 中国防痨杂志, 2017, 39 (6): 626-629.

40. 中华医学会, 中华医学会杂志社, 中华医学会全科医学分会等. 咳嗽基层诊疗指南 (实践版 2018)[J]. 中华全科医师杂志, 2019, 18 (3): 220-227.

41. 张宗久, 王辰, 高润霖, 等. 中国国家处方集: 化学药品与生物制品卷 [M]. 2 版. 北京: 科学出版社, 2020.

42. 万丽, 赵晴, 陈军, 等. 疼痛评估量表应用的中国专家共识 (2020 版)[J]. 中华疼痛学杂志, 2020, 16 (03): 177-187.

43. 王云, 王兆霞, 王培, 等. 北京市癌症疼痛护理专家共识 (2018 版)[J]. 中国疼痛医学杂志, 2018, 24 (09): 641-648.

44. 张鹏, 李雁鹏, 吴惠涓, 等. 中国成人失眠诊断与治疗指南 (2017 版)[J]. 中华神经科杂志, 2018, 51 (05): 324-335.

45. 中国防痨协会. 耐药结核病化学治疗指南 (2019 年简版)[J]. 中国防痨杂志, 2019, 41 (10): 1025-1073.

46. 《中国防痨杂志》编委会, 中国医疗保健国际交流促进会结核病防治分会全国耐药结核病协作组. 耐药结核病化疗过程中药品不良反应处理的专家共识 [J]. 中国防痨杂志, 2019, 41 (6): 591-603.

47. 中华医学会结核病学分会. 抗结核新药贝达喹啉临床应用专家共识 (2020 年更新版)[J]. 中华结核和呼吸杂志, 2021, 44 (2): 81-87.

48. 中华医学会结核病学分会, 利奈唑胺抗结核治疗专家共识编写组. 利奈唑胺抗结核治疗专家共识 [J]. 中华结核和呼吸杂志, 2018, 41 (1): 14-19.

49. 首都医科大学附属北京胸科医院, 中国防痨协会临床试验专业分会, 《中国防痨杂志》编辑委员会. 氯法齐明治疗结核病的临床应用指南 [J]. 中国防痨杂志, 2020, 42 (5): 409-417.

50. 施可恩. 常州地区抗结核药物不良反应现状及相关影响因素分析 [D]. 苏州: 苏州大学, 2017.

51. 马玉炯, 张倩, 兀威. 抗结核药物不良反应研究进展 [J]. 山东医药, 2019, 59 (32): 111-113.

52. 王秀华, 聂菲菲. 结核病护理新进展 [M]. 北京: 北京科学技术出版社, 2017.

53. 羊海涛, 陆伟, 竺丽梅. 耐药结核病的治疗与控制 [M]. 北京: 军事医学科学出版社, 2014.

54. 唐神结, 许绍发, 李亮. 耐药结核病学 [M]. 北京: 人民卫生出版社, 2014.

55. 王彩琳. 睡眠障碍及熬夜对肺结核患者机体免疫功能的影响 [D]. 延安: 延安大学, 2020.

56. 窦芳, 恽艳琴, 陈钰, 等. 某院 2 100 例药品不良反应报告回顾性分析 [J]. 药物流行病学杂志, 2019, 28 (10): 673-676.

57. 曹伟新, 李乐之. 外科护理学 [M]. 4 版. 北京: 人民卫生出版社, 2010.

58. 刘勇, 胡豇, 宋跃明. 实用骨关节结核病学 [M]. 北京: 科学出版社, 2018.

59. 丁淑贞, 丁全峰. 骨科临床护理 [M]. 北京: 中国协和医科大学出版社, 2016.

60. 《耐药脊柱结核临床诊疗专家共识》编写组. 耐药脊柱结核临床诊疗专家共识 [J]. 中国防痨杂志, 2019, 41 (04): 377-382.

61. 张琴. 骨科手术患者下肢深静脉血栓预防的护理 [J]. 实用临床护理学电子杂志, 2020, 5 (01): 153.

62. 李洪伟, 江南, 王旭, 等. 耐多药肺结核外科手术方法的探讨与评估 [J]. 中国初级卫生保健, 2016, 30 (12): 89-91.

63. 易小青, 傅爱凤, 付爱明, 等. 体位干预对胸外科电视胸腔镜术后患者离床活动的影响 [J]. 现代临床护理, 2013, 12 (05): 55-57.

64. 许静涌, 杨剑, 康维明, 等. 营养风险及营养风险筛查工具营养风险筛查 2002 临床应用专家共识 (2018 版)[J]. 中华临床营养杂志, 2018, 26 (3): 131-135.

65. 郭莉. 手术室护理实践指南 [M]. 北京: 人民卫生出版社, 2017.

66. 刘春英. 手术室护理质量管理 [M]. 北京: 中国医药科技出版社, 2018.

67. 张秀华. 脊柱外科围手术期护理技术 [M]. 北京: 人民卫生出版社, 2011.

68. 傅华. 健康教育学 [M]. 3 版. 北京: 人民卫生出版社, 2019.

69. 孙国涛, 李靖, 邱凤霞. 国内健康教育领域研究现状、热点与前沿知识图谱分析 [J]. 现代预防医学, 2018, 45 (08): 1436-1440.

70. 中华医学会结核病学分会重症专业委员会. 结核病营养治疗专家共识 [J]. 中华结核和呼吸杂志, 2020, 43 (1): 17-26.

71. 姜丽, 张晓强, 刘伶俐, 等. 结核病患者营养素缺乏临床特征研究进展 [J]. 中国防痨杂志. 2020, 42 (7): 741-745.

72. 张胜康, 童照威, 唐寒梅, 等. 必须重视结核病患者的营养治疗 [J]. 中国防痨杂志, 2020, 12 (42): 1272-1275.

73. 付颖瑜, 郑劲平, 等. 深入浅出谈呼吸疾病临床营养 [M]. 北京: 中国协和医科大学出版社, 2020.

74. 杨剑, 蒋朱明, 于康, 等. 营养不良评定 (诊断) 标准沿革及目前存在问题的思考 [J]. 中华外科杂志, 2019, 57 (5): 331-336.

75. 刘玉强, 王瑜, 邱服斌. 营养筛查与评估工具在恶性肿瘤中的临床价值及发展现状 [J]. 中国医师进修杂志, 2019, 42 (2): 190-192.

76. 杨剑, 蒋朱明, 于康, 等. GLIM 营养不良评定 (诊断) 标准共识 (2018) 的探讨和分析 [J]. 中华临床营养杂志, 2019, 27 (1): 1-5.

77. 刘西花, 李晓旭, 刘姣姣. 心肺康复 [M]. 济南: 山东科学技术出版社, 2019.

78. 芦鸿雁, 俞翠玲. 康复护理常规与技术规范 [M]. 银川: 阳光出版社, 2019.

79. 白春学, 蔡柏蔷, 宋元林. 现代呼吸病学 [M]. 上海: 复旦大学出版社, 2014.

80. 刘慧红. 呼吸内科常见病诊治学 [M]. 吉林: 吉林科学技术出版社, 2019.

81. 朱利月, 梁崎. 心肺疾患康复治疗技术 [M]. 北京: 人民卫生出版社, 2019.

82. 杨海英, 董虹, 何珂, 等. 耐药结核患者心理压力的调查研究 [J]. 河北医药, 2015, 37 (5): 754-756.

83. 邢海冬, 鞠晓嫚. 电话随访对耐多药肺结核治疗的干预效果观察 [J]. 实用临床护理学电子杂志, 2019, 4 (27): 111.

84. 沈斌, 孙丽芳. 小组合作负责制对居家耐多药肺结核患者自我疾病管理能力影响的研究 [J]. 浙江中西医结合杂志, 2018, 28 (8): 687-689.

85. 张晓燕, 喻琰. 耐多药结核病的病房管理 [J]. 中国医药导刊, 2013, 15 (S): 279-280.

86. 王黎霞, 成诗明, 何广学. 中国结核感染预防控制手册 [M]. 北京: 中国协和医科大学出版社, 2010.

87. 綦迎成, 孟桂云. 结核病感染控制与护理 [M]. 北京: 人民军医出版社, 2013.

88. 刘宇红, 李亮. 结核病流行和预防控制 [M]. 北京: 科学技术出版社, 2017.

89. 何广学, 宋渝丹. 我国医疗卫生机构和结核病防治工作者结核感染控制的现状及建议 [J]. 中国防痨杂志, 2014, 36 (8): 643-645.

90. 潘玉波, 王巍. 医院感染发展趋势与防范策略 [J]. 中国感染控制杂志, 2010, 9 (2): 141-143.

91. 谷继荣. 环境及物体表面消毒在预防和控制医院感染中的作用 [J]. 中国感染控制杂志, 2012, 11 (3): 231-233.

92. 陈娜, 付军. 九家结核病定点医疗机构结核感染控制现状调查 [J]. 中国防痨杂志, 2015, 37 (12): 1197-1200.

93. 凌继红, 张银苹. 风管内照法紫外线动态空气杀菌效果. 天津大学学报 (自然科学与工程技术版) [J], 2013, 9 (46): 807-809.

94. 韩颖, 胡必杰. 上层空间紫外线照射杀菌系统控制肺结核空气传播的进展 [J]. 中华医院感染学杂志, 2012, 20 (20): 4678-4680.

95. 谢媛琪, 林小田. 结核病区医务人员医用防护口罩佩戴现状及影响因素分析 [J]. 护理学杂志, 2015, 1 (30): 82-84.

96. 卢水华, 陆伟. 重组结核杆菌融合蛋白 (EC) 临床应用专家共识 [J]. 中国防痨杂志, 2020, 42 (08): 761-768.

97. 何翼君, 张浩然, 辛赫男, 等. 结核菌素皮肤试验的应用及其优化 [J]. 中国防痨杂志, 2021, 43 (03): 204-210.

98. 万学红, 卢雪峰, 等. 诊断学 [M]. 9 版. 北京: 人民卫生出版社, 2018.

99. 吴建军. 结核病防治定点医疗机构工作指南 [M]. 成都: 四川科学技术出版社, 2021.

100. 钟球. 学校结核病筛查技术手册 [M]. 北京: 人民卫生出版社, 2018.

101. 邓小明, 王月兰, 冯艺, 等.(支) 气管镜诊疗镇静/ 麻醉专家共识 (2020 版)[J]. 国际麻醉学与复苏杂志, 2021, 42 (08): 785-794.

102. 王广发, 黄珺君, 章巍. 成人诊断性可弯曲支气管镜检查术应用指南 (2019 年版)[J]. 中华结核和呼吸杂志, 2019 (08): 573-590.

103. 李雪, 郑淑梅, 屈梅香. 影像科碘对比剂输注安全专家共识 [J]. 介入放射学杂志, 2018, 27 (08): 707-712.

104. 曹冬冬, 况卫丰, 张丽婷, 等. 耐药结核性脑膜炎动态脑脊液细胞学研究 [J]. 中国现代神经疾病杂志, 2021, 21 (05): 358-363.

105. 武淑萍, 杨晶, 杨阳. 老年呼吸专科护理技术 [M]. 北京: 科学出版社, 2019.

106. 许庆珍, 程兰, 李从玲, 等. 胸腔闭式引流液更换时间与胸腔感染的临床研究 [J]. 临床肺科杂志, 2021, 26 (02): 182-186.

107. 尤黎明, 吴瑛. 内科护理学 [M]. 6 版. 北京: 人民卫生出版社, 2017.

108. 刘大为. 实用重症医学 [M]. 北京: 人民卫生出版社, 2010.

109. 周永坤, 张云杰, 张毅. 临床穿刺与引流 [M]. 济南: 山东科学出版社, 2003.

110. 魏丽丽, 韩斌如. 规范化早期活动流程在重症蛛网膜下腔出血脑室外引流患者中的应用 [J]. 中国护理管理, 2020, 20 (004) 613-618.

111. 中华医学会神经外科学分会, 中国神经外科重症管理协作组. 神经外科脑脊液外引流中国专家共识 (2018 版)[J]. 中华医学杂志, 2018, 98 (21): 1646-1649.

112. 田野, 谭洪文, 吴漫, 等. 心包穿刺置管引流治疗大量心包积液的疗效分析 [J]. 中国循环杂志, 2012, 27 (03): 195.

113. 李小寒, 尚少梅. 基础护理学 [J]. 6 版. 北京: 人民卫生出版社, 2017.

114. 解东成, 陈红伟, 王圣杰, 等. 改良脑室外引流术治疗重症结核性脑膜炎并难治性脑积水的初步探讨 [J]. 中国感染控制杂志, 2021, 20 (08): 720-724.

115. 杜光, 赵杰, 卜书红. 雾化吸入疗法合理用药专家共识 (2019 年版)[J]. 医药导报, 2019, 38 (02): 135-146.

116. 汪晖, 吴欣娟, 马玉芬, 等. 呼吸道传染病产生气溶胶高风险护理操作防护专家共识 [J]. 中华护理杂志, 2020, 55 (12): 1784.

117. 宁宁, 廖灯彬, 刘春娟. 临床伤口护理 [M]. 北京: 科学出版社, 2013.

118. 贾赤宇. 结核性创面: 一个被忽视且值得重视的临床问题 [J]. 中华损伤与修复杂志 (电子版), 2014, 9 (4): 355-359.

119. 胡爱玲, 郑美春, 李伟娟. 现代伤口与肠造口临床护理实践 [M]. 北京: 中国协和医科大学出版社, 2018.

120. 张秀明, 李炜煊, 陈桂山. 临床检验标本采集手册 [M]. 北京: 人民军医出版社, 2011.

121. 刘成玉, 罗春丽. 临床检验基础 [M]. 5 版. 北京: 人民卫生出版社, 2012.

122. 府伟灵. 中国临床实验室血液标本分析前标准共识 [M]. 北京: 人民卫生出版社, 2014.

123. 中华人民共和国卫生部, 中国人民解放军. 临床护理实践指南 [M]. 北京: 人民军医出版社, 2011.

124. 中华医学会儿科学分会呼吸学组呼吸道感染协作组, 《中国实用儿科杂志》编辑委员会. 儿童呼吸道感染微生物检验标本采集转运与检测建议 (细菌篇)[J]. 中国实用儿科杂志, 2018, 33 (9): 663-669.

125. 中华预防医会医院感染控制分会. 临床微生物标本采集和送检指南 [J]. 中华医院感染学杂志, 2018, 28 (20): 3192-3200.

126. 尹丹, 高丽红. 血气分析采集技术的研究进展 [J]. 实用临床护理学电子杂志, 2019, 4 (04): 197-198.

127. 陈效友. 重视结核性胸膜炎的综合诊断 [J]. 中国防痨杂志, 2020, 42 (11): 1137-1141.

128. World Health Organization. Global tuberculosis report 2021 [M]. Geneva: World Health Organization, 2021.

129. NAIR D, CAPOOR M R, RAWAT D, et al. Standardization of first and second-line antitubercular suscep-

tibility testing using BacT Alert 3D system: a report from a tertiary care centre in India [J]. Braz J Infect Dis, 2009, 13 (6): 422-426.

130. SIDDIQI S, AHMED A, ASIF S, et al. Direct drug susceptibility testing of Mycobacterium tuberculosis for rapid detection of multidrug resistance using the Bactec MGIT 960 system: a multicenter study [J]. J Clin Microbiol, 2012, 50 (2): 435-440.

131. HARRIES A D, KUMAR AMV. Challenges and progress with diagnosing pulmonary tuberculosis in low-and middle-income countries [J]. Diag-nostics (Basel), 2018, 8 (4): 78.

132. SHI R, OTOMO K, YAMADA H, et al. Temperature-mediated heteroduplex analysis for the detection of drug-resistant gene mutations in clinical isolates of Mycobacterium tuberculosis by denaturing HPLC, SURVEYOR nuclease [J]. Microbes Infect. 2006, 8 (1): 128-135.

133. MARTIN A, MORCILLO N, LEMUS D, et al. Multicenter study of MTT and resazurin assays for testing susceptibility to first-line anti-tuberculosis drugs [J]. International Journal of Tuberculosis & Lung Disease, 2005, 9 (8): 901-906.

134. MARTIN A, PAASCH F, DOCX S, et al. Multicentre laboratory validation of the colorimetric redox indicator (CRI) assay for the rapid detection of extensively drug-resistant (XDR) Mycobacterium tuberculosis [J]. Journal of Antimicrobial Chemotherapy, 2011, 66 (4): 827-833.

135. LIMAYE K, KANADE S, NATARAJ G, et al. Utility of Microscopic Observation of Drug Susceptibility (MODS) assay for Mycobacterium tuberculosis in resource constrained settings [J]. Indian Journal of Tuberculosis, 2010, 57 (4): 207-212.

136. BWANGA F, HAILE M, JOLOBA M L, et al. Direct Nitrate Reductase Assay versus Microscopic Observation Drug Susceptibility Test for Rapid Detection of MDR-TB in Uganda [J]. Plos One, 2011, 6 (5): e19565.

137. MINION J, PAI M. Bacteriophage assays for rifampicin resistance Detection in Mycobacterium tuberculosis: updated meta-analysis [J]. Int J Tuberc Lung Dis, 2010, 14 (8): 941-951.

138. HEMVANI N, PATIDAR V, CHITNIS D S. A simple and economical in-house phage technique for the rapid detection of rifampin, isoniazid, ethambutol, streptomycin, and ciprofloxacin drug resistance in Mycobacterium tuberculosis, directly on decontaminated sputum samples [J]. International Journal of Infectious Diseases, 2012, 16 (5): e332-e336.

139. HESSVIK N P, LLORENTE A. Current knowledge on exosome biogenesis and release [J]. Cell Mol Life Sci, 2018, 75 (2): 193-208.

140. LI X, HUANG S, YU T, et al. MiR-140 modulates the inflammatory responses of Mycobacterium tuberculosis-infected macrophages by targeting TRAF6 [J]. J Cell Mol Med, 2019, 23 (8): 5642-5653.

141. SHI G, MAO G, XIE K, et al. MiR-1178 regulates mycobacterial survival and inflammatory responses in Mycobacterium tuberculosis-infected macrophages partly via TLR4 [J]. J Cell Biochem, 2018, 119 (9): 7449-7457.

142. ZHANG G, LIU X, WANG W, et al. Down-regulation of miR-20a-5p triggers cell apoptosis to facilitate mycobacterial clearance through targeting JNK2 in human macrophages [J]. Cell Cycle, 2016, 15 (18): 2527-2538.

143. HUANG S, HUANG Z, LUO Q, et al. The expression of lncRNA NEAT1 in human tuberculosis and its anti-tuberculosis effect [J]. Biomed Res Int, 2018, 2018: 1-8.

144. LI M, CUI J, NIU W, et al. Long non-coding PCED1B-AS1 regulates macrophage apoptosis and autophagy by sponging miR-155 in active tuberculosis [J]. Biochem Biophys Res Commun, 2019, 509 (3): 803-809.

145. ZHAO Z, ZHANG M, YING J, et al. Significance of genetic polymorphisms in long non-coding RNA AC079767. 4 in tuberculosis susceptibility and clinical phenotype in Western Chinese Han popula-

tion [J]. Sci Rep, 2017, 7 (1): 965.

146. YANG X, YANG J, WANG J, et al. Microarray analysis of long non-coding RNA and mRNA expression profiles in human macrophages infected with Mycobacterium tuberculosis [J]. Sci Rep, 2016, 6 (1): 38963.

147. ZHANG X, ZHANG Q, WU Q, et al. Integrated analyses reveal has-circ-0028883 as a diagnostic biomarker in active tuberculosis [J]. Infect Genet Evol, 2020, 83: 104323.

148. CHEN L L. The expanding regulatory mechanisms and cellular functions of circular RNAs [J]. Nat Rev Mol Cell Biol, 2020, 21 (8): 475-490.

149. WU J, HU S, ZHANG L, et al. Tumor circulome in the liquid biopsies for cancer diagnosis and prognosis [J]. Theranostics. 2020, 10 (10): 4544-4556.

150. LI Y, GE YZ, XU L, et al. Circular RNA ITCH: a novel tumor suppressor in multiple cancers [J]. Life Sci, 2020, 254: 117176.

151. LI Y, ZHENG Q, BAO C, et al. Circular RNA is enriched and stable in exosomes: a promising biomarker for cancer diagnosis [J]. Cell Res, 2015, 25 (8): 981-984.

152. HUANG Z, SU R, DENG Z, et al. Identification of differentially expressed circular RNAs in human monocyte derived macrophages response to Mycobacterium tuberculosis infection [J]. Sci Rep, 2017, 7 (1): 13673.

153. QIAN Z, LIU H, LI M, et al. Potential diagnostic power of blood circular RNA expression in active pulmonary tuberculosis [J]. EBioMedicine, 2018, 27: 18-26.

154. YI X H, ZHANG B, FU Y R, et al. STAT1 and its related molecules as potential biomarkers in Mycobacterium tuberculosis infection [J]. J Cell Mol Med, 2020, 24 (5): 2866-2878.

155. YI Z, GAO K, LI R, et al. Dysregulated circRNAs in plasma from active tuberculosis patients [J]. J Cell Mol Med, 2018, 22 (9): 4076-4084.

156. TAGLIANI E, ANTHONY R, KOHL T A, et al. Use of a whole genome sequencing-based approach for Mycobacterium tuberculosis surveillance in Europe in 2017-2019: an ECDC pilot study [J]. Eur Respir J, 2021, 57 (1): 2002272.

157. CRYPTIC CONSORTIUM and the 100, 000 GENOMES PROJECT, ALLIX-BÉGUEC C, ARANDJELOVIC I, et al. Prediction of Susceptibility to First-Line Tuberculosis Drugs by DNA Sequencing [J]. N Engl J Med. 2018, 379 (15): 1403-1415.

158. WORLD HEALTH ORGANIZATION. World Health Organization treatment guidelines for multidrug-and rifampicin-resistant tuberculosis 2018 update [M]. Geneva: World Health Organization, 2018.

159. BORISOV S E, DHEDA K, ENWEREM M, et al. Effectiveness and safety of bedaquiline-containing regimens in the treatment of MDR-and XDR-TB: a multicentre study [J]. Eur Respir, 2017, 49 (5): 1700387.

160. MONDONI M, REPOSSI A, CARLUCCI P, et al. Bronchoscopic techniques in the management of patients with tuberculosis [J]. Int J Infect Dis, 2017, 64: 27-37.

161. CHESSON A, HARTSE K, ANDERSON W M, et al. Practice parameters for the evaluation of chronic insomnia: An American academy of sleep medicine report [J]. Sleep, 2000, 23 (2): 237-241.

162. EDINGER J D, ARNEDT J T, BERTISCH S M, et al. Behavioral and psychological treatments for chronic insomnia disorder in adults: an American Academy of Sleep Medicine clinical practice guideline [J]. Clin Sleep Med, 2021, 17 (2): 255-262.

163. WANG Z G, WANG Q, WANG W J, et al. Randomized clinical trial to compare the effects of preoperative oral carbohydrate versus placebo on insulin resistance after colorectal surgery [J]. British Journal of Surgery, 2010, 97 (3): 20-27.

164. ITOU K, FUKUYAMA T, SASABUCHI Y, et al. Safety and efficacy of oral rehydration therapy until 2h before surgery: a multicenter randomized controlled trial [J]. Journal of Anesthesia, 2012, 26 (1): 20-27.

165. HUSTED H, OTTE K S, KRISTENSEN H, et al. Low risk of thromboembolic complications after fast-track hip and knee arthroplasty [J]. Acta Orthopaedica, 2010, 81 (5): 599-605.

166. WHITEHEAD D. Exploring health promotion and health education in nursing [J]. Nurs Stand, 2018, 33 (08): 38-44.

167. CEDERHOLM T, JENSEN G L. To create a consensus on malnutrition diagnostic criteria: A report from the Global Leadership Initiative on Malnutrition (GLIM) meeting at the ESPEN Congress 2016 [J]. Clinical Nutrition, 2017, 36 (1): 7-10.

168. VAN BOKHORST-DE VAN DER SCHUEREN M A, GUAITOLI P R, JANSMA E P, et al. Nutrition screening tools: Does one size fit all? A systematic review of screening tools for the hospital setting [J]. Clinical Nutrition, 2014, 33 (1): 39-58.

169. CEDERHOLM T, BOSAEUS I, BARAZZONI R, et al. Diagnostic criteria for malnutrition-an ESPEN consensus statement [J]. Clin Nutr, 2015, 34 (3): 335-340.

55检